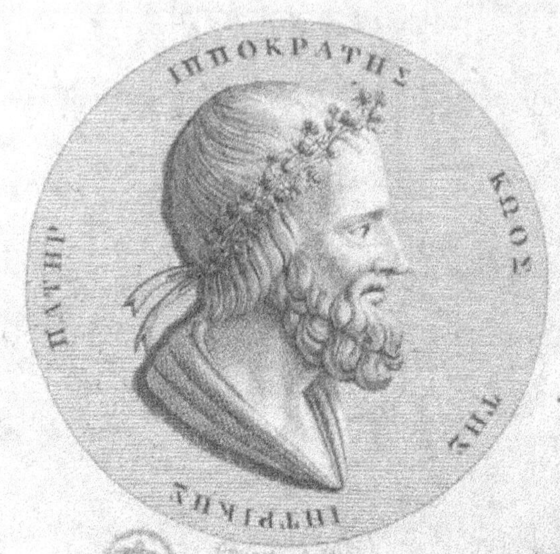

Σοφὸς ὁ πολ-
-λὰ εἰδὼς φυᾷ
μαθόντες, δὲ, λάβροι
παγγλωσσίᾳ, κόρακες ὣς,
ἄκραντα γαρυέμεν.
ΠΙΝΔ. ΟΛ. ΕΙΔ. Β.

TRAITÉS

D'HIPPOCRATE,

DU RÉGIME

DANS LES MALADIES AIGUËS;

DES AIRS, DES-EAUX ET DES LIEUX,

Traduits sur le texte grec, d'après la collation des Manuscrits de la Bibliothèque du Roi, avec une Dissertation sur les Manuscrits; les Variantes, et des Observations Analytiques sur la doctrine d'Hippocrate: un Mémoire sur la naissance des Sectes dans les divers âges de la Médecine; une Carte Géographique de la Grèce et le Portrait d'Hippocrate;

PAR M. LE CHEVALIER DE MERCY,

Docteur en Médecine de la Faculté de Paris, Professeur particulier de Médecine Grecque, et Membre de plusieurs Sociétés Savantes.

DÉDIÉS AU ROI.

A PARIS,

DE L'IMPRIMERIE DE J.-M. EBERHART,

IMPRIMEUR DU COLLÉGE ROYAL DE FRANCE,

rue du Foin Saint-Jacques, n° 12.

1818.

AU ROI.

SIRE,

La carrière des armes concourt à l'Illustration des Empires ; mais les Sciences et les Beaux-Arts, en consacrant tous les genres de gloire et de vertu, assurent le bonheur des Nations civilisées. La postérité témoin des services importans ren-dus au genre humain, par la culture des lettres, a fait retentir, jusqu'à nous, les noms de François 1er, de Charles-Quint et de Léon X. *Le burin de l'Histoire a également gravé sur le marbre et l'airain les noms des Rois Législateurs :* Saint Louis *et* Louis XII, *sont dignes de notre admiration.* L'Europe, *voulant rendre témoignage à l'antique loyauté des Rois de France, a choisi le digne successeur de* Henri IV *pour cimenter son Auguste Alliance.* Comme ce bon Roi, *votre Majesté a fondé son Règne sur l'amour de ses peuples. Le beau Siècle de* Louis XIV, *à jamais mémorable par les chefs-d'œuvre de notre littérature, a été le juste*

appréciateur du mérite des anciens.
Racine, Boileau, Fénélon, se sont
formés sur les modèles de l'antiquité.
Votre Majesté qui unit à la pourpre
Royale les dons d'Apollon, ne dé-
daigne point le titre d'Aristarque:
Pindare, Virgile, Horace sont vos
auteurs favoris.

Le meilleur des Rois aimera
Hippocrate, ce philosophe qui fut le
bienfaiteur de l'humanité. Le plus
célèbre des Médecins doit recevoir,
dans le dix-neuvième Siècle, les
honneurs de la réhabilitation. Chaque Nation s'est emparée de cette
tâche très-louable, en mettant au
jour les sentences de l'Oracle de
Cos.

Puissent mes efforts me conduire à la réussite de cette noble entreprise ; puisse le ciel accomplir le vœu que j'ai formé pour le bonheur de l'humanité. C'est à ce titre que j'invoque le suffrage DE VOTRE MAJESTÉ, et que je réclame son Auguste Protection.

J'ai l'honneur d'être avec le plus profond respect,

SIRE,

DE VOTRE MAJESTÉ,

Le très-humble, très-obéissant,
et très-fidèle Sujet,

LE CHEVALIER DE MERCY.

PRÉFACE.

Une question importante c'est de savoir : 1°. si , dans l'état actuel de nos connoissances , nous possédons une édition correcte des œuvres d'Hippocrate ? 2°. si une version plus exacte que les précédentes , est nécessaire à l'étude de la pratique médicale ? 3° enfin , jusqu'à quel point il faut s'en rapporter aux systêmes ou aux découvertes modernes , pour le perfectionnement de l'art de guérir.

Cette préface servira particulièrement à éclaircir ces différents points de doctrine ; et un mémoire annexé à ce volume, sur la nécessité de créer une chaire d'Hippocrate, achevera de convaincre le lecteur, s'il lui reste encore des doutes sur l'utilité de l'entreprise d'une nouvelle édition d'Hippocrate.

1°. *De la necessité de donner cette nouvelle édition.*

Triller avoit eu le projet de publier une nouvelle édition de toutes les œuvres d'Hippocrate : mais, à en juger par un échantillon qu'il donna, en 1728, elle auroit été plus faite pour prouver sa vaste érudition, que son génie critique (1).

Triller annonce dans une préface, sous le modeste titre d'épître adressée au docteur Freind, qu'il se propose de corriger le texte ; et il fait à ce sujet des obser-

____

(1) Je cite sur l'autorité de M. le docteur Coray.

vations critiques sur les premier et troisième livres des Épidémies, traduits et
commentés par son savant ami. Il juge
d'abord du mérite des éditions et des
traductions : ainsi, selon ce critique,
l'édition grecque des Aldes est mauvaise; celle de Froben est meilleure
quoiqu'elle ne soit pas exempte de
fautes; celle de Mercuriali seroit préférable, si les nombreuses leçons insérées
à la marge du texte, ne jetoient le
lecteur dans des doutes inextricables.
Zuinger auroit mieux réussi dans son
entreprise s'il eût suivi un autre plan :
mais ses tables sont si multipliées et les
objets y sont tellement rassemblés, qu'il
est presqu'impossible de consulter facilement Hippocrate. D'ailleurs, si l'auteur avoit suivi son plan, combien ne
lui auroit-il pas fallu de temps pour
achever son ouvrage! ensorte qu'il est
permis de douter s'il l'eût jamais fini.

a 2

Foës mérite à juste titre la préférence, sur tous ses devanciers, par l'élégance de son style et l'exactitude de sa version; enfin, soit qu'on le considère comme traducteur ou comme critique, il réunit toujours au degré le plus éminent, ces deux qualités fort rares surtout pour bien expliquer Hippocrate. Triller avoue lui-même qu'avec cet excellent guide, il est parvenu à corriger le texte; et à rétablir différens passages, altérés. Mais Foës auroit quelquefois été trop timide et d'autres fois trop confiant, de façon qu'il a reçu mal à propos des leçons qu'il eût mieux fait d'insérer dans les variantes, et *vice versâ*; ce reproche est fondé comme j'aurai occasion de le prouver bientôt.

Van-der-Linden auroit bien mérité de la science et des Lettres grecques, s'il eût mis la dernière main à son ouvrage, qu'il a défiguré (ajoute encore le même critique) par la version sans couleur de Jean Cornarius.

Cette version éxacte a toujous mérité par sa concision d'être placée en regard du texte; à la vérité, elle n'est rien moins qu'élégante: mais on ignore pourquoi le même auteur s'est permis d'après Casaubon de chapitrer Cornarius qu'il regarde comme un très-mauvais critique? L'édition de Froben, 1538, quoique contenant des fautes, n'est pas sans mérite. Enfin l'infatigable Chartier, dont la vie a été traversée par mille chagrins vient fermer en quelque sorte la liste des traducteurs. Si Triller avoit voulu consulter les notes de Chartier, il se seroit convaincu du soin que prit ce dernier de voir les manuscrits. Au reste, je suis bien éloigné de penser que Chartier ait fait un ouvrage inutile , comme quelques auteurs ne cessent de le dire : Van-Swieten a été plus juste à l'égard

de notre compatriote; il a profité des
travaux du savant médecin de Paris, et
lui a assigné le rang honorable de
traducteur d'Hippocrate et de Galien
dans ses doctes commentaires sur les
Aphorismes de Boerhaave. C'est sans
doute un assez beau titre pour être
transmis à la postérité, et pour arra-
cher à l'envie le triomphe éphémère
dont elle a joui pendant la vie de l'auteur. A la vérité le texte de Chartier
n'est pas toujours très-pur; mais il étoit
de toute impossibilité que l'on s'atten-
dît à une scrupuleuse exactitude avec
d'aussi immenses travaux. Pour moi, je
ne puis me refuser de louer un auteur
dont le nom se rattache, à si juste titre,
à la mémoire d'Hipocrate.

Il est donc bien évident que si de
toutes les éditions complètes des œuvres
d'Hippocrate, celle de Foës étoit la
meilleure, quoiqu'elle laissât encore

beaucoup à désirer, il eût été nécessaire, même du propre aveu de Triller,
de retoucher et de corriger le texte,
puisque l'auteur, incertain sur la plupart des manuscrits, auroit souvent
pris pour variantes, des leçons fautives
et les auroit insérées dans le texte.

Ainsi le nouvel éditeur avoit préféré
Van-der-Linden, qu'il dit avoir été guidé
encore plus sûrement par son savoir
en médecine, que par l'excellence de
sa critique. Je loue la hardiesse de Van-
der-Linden ; il a le premier, après Galien, fait au texte des coupes heureuses,
lesquelles sont d'un usage commode pour
citer Hippocrate.

Au reste, ses notes eussent probablement complété son ouvrage et désarmé
la critique. Triller jugeoit donc indispensable de donner une édition d'Hippocrate, plus correcte que les précédentes ; mais il avoue lui-même n'a-

voir eu, à sa disposition, aucun manuscrit. On ne pouvoit donc s'attendre qu'il
remplît exactement la tâche de traducteur d'Hippocrate.

M. le docteur Coray, dont les doctes
veilles ont enrichi le monde savant,
auroit eu bien plus de droit à notre
reconnoissance, s'il eût voulu se char-
ger de traduire Hippocrate, et surtout
si les immenses recherches auxquelles
il étoit obligé de se livrer pour la traduction de Strabon, lui eussent permis
d'entreprendre ce nouveau travail. Cet
estimable médecin, a prouvé par sa vaste
érudition, notamment dans ses notes
critiques et médicales sur le *Traité des
airs, des eaux et des lieux*, qu'il possède tous les talens nécessaires comme
éditeur et traducteur d'Hippocrate. Je
saisis, avec plaisir, cette occasion de
rendre justice au mérite d'un savant
aussi recommandable, et dont la mo-

destie surpasse encore les profondes connoissances.

Les nombreuses corrections qu'il a
faites au texte *des airs*, *des eaux et des
lieux*, après avoir consulté les divers
manuscrits et les meilleurs éditeurs,
mais surtout Van-der-Linden, prouvent
qu'aucun éditeur d'Hippocrate, sans en
excepter Foes, n'auroit aussi bien
rempli cette tâche difficile. M. le docteur Bosquillon, enlevé à ses nombreux
amis et à la science, avoit eu aussi le
projet de donner une nouvelle édition
d'Hippocrate, en latin avec le texte,
grec; cet habile médecin, et très-savant
helléniste, a prouvé également dans ses
pronostics, que le texte d'Hippocrate
devoit être retouché et corrigé sur les
manuscrits. Il s'est imposé pour premier devoir de rétablir le dialecte
inonien que l'infidélité des copistes a
détruit en partie Je me suis empressé

de louer son travail. Le Traité *des airs , des eaux et des lieux* de M. le docteur Coray m'a guidé dans la même carrière. La version latine de M. Bosquillon , avoit besoin d'être retouchée. Un auteur moderne l'a adoptée, sans y rien changer , pour la mettre en regard d'une version française ; il ne s'est pas apperçu du défaut de rapport en quelques endroits du latin avec le grec : je le prouverai quand il sera temps.

On a toujours été d'accord sur la nécessité de rétablir l'ionisme dans les écrits d'Hippocrate, contemporain d'Hérodote. Fondés sur cette identité , MM. Bosquillon et Coray, ont les premiers donné l'exemple d'une sage hardiesse dans la correction du texte d'Hippocrate.

Ces Savans ont prouvé que l'inattention des éditeurs et des copistes avoit été la source des erreurs qui se sont glissées dans les œuvres du célèbre médecin de Cos , de manière à pouvoir douter de leur légitimité.

Ainsi ils ont pensé devoir réparer cette lacune importante , en rétablissant l'iônisme d'après l'autorité des manuscrits. A ce titre , ils mériteroient déjà notre estime et notre reconnoissance. Initié en quelque sorte aux leçons de ces maîtres habiles , j'ai osé marcher sur leurs traces ; et je crois être parvenu à donner une suite à leurs travaux. D'ailleurs si j'ai su profiter des recherches de mes savans devanciers , il me restoit encore une tâche bien importante et bien longue à remplir.

Tout le monde sait qu'à l'exception du Traité *des airs, des eaux et des lieux*, de M. le docteur Coray , nous ne possédions dans notre langue aucune traduction d'Hippocrate qui méritât d'être

citée , si ce n'est la traduction du
traité des airs , des eaux et des lieux ,
par Dacier. Cet infatigable académi-
cien, dont le nom nous est transmis par
une noble succession de travaux litté-
raires qui honorent nos académies (1) ,
obtint des succès mérités en traduisant
Hippocrate. La version françoise de
Gardeil, est infidèle et de plus incorrecte.
Le Fèbre de Villebrune n'a traduit que
quelques traités; son style lâche et diffus
étoit le moins convenable pour remplir
cette lacune. La comparaison des manuscrits avec les imprimés est le principal
objet que je me suis proposé. Il m'a fallu
un courage et une patience à toute
épreuve, pour venir à bout de ce travail, qui n'est pas aussi ingrat que

____

(1) M. Dacier est aujourd'hui secrétaire perpétuel de l'académie , des inscriptions et belles-
lettres.

quelques personnes mal instruites paroissent le faire présumer. Je citerai
à ce sujet les corrections que j'ai faites
au texte des Aphorismes, des Pronos-
ticts, des Epidémies , des Porrhé-
tiques et du Régime dans les maladies
aiguës. Le dialecte Ionien est celui que
j'ai toujours suivi , d'après l'autorité
des manuscrits ; ayant à ma disposition
ces sources précieuses, il m'eût été impardonnable de ne pas en profiter ; j'y
ai même puisé des éclaircissemens sur
divers passages d'Hippocrate.

Je ne m'arrêterai pas à réfuter les
nombreux sophismes, de certains auteurs , qui feignent de croire qu'on ne
peut retirer aucune utilité de manuscrits
poudreux et abandonnés aux vers ,
et qui veulent absolument dépriser des
travaux qu'ils ne sont pas en état de
faire fructifier par leur assiduité.

Je n'ai pas suivi l'exemple de quelques autres dont il me seroit facile de

relever les fautes, et qui multiplient sans nécessité des éditions que l'incurie et la précipitation renouvellent à des époques assez rapprochées. L'édition grecque d'Hippocrate avec les variantes, les commentaires et des notes pour l'éclaircissement du texte en regard de la version française, doit faire oublier cette instruction parasite assez peu profitable aux élèves.

Il est certain que ceux qui se livrent à des spéculations de librairie, nuisent essentiellement à l'instruction publique, et qu'il conviendroit, ainsi que quelques personnes le desirent, de voir adopter pour l'enseignement de nos écoles de médecine, une édition d'Hippocrate, dont le texte seroit accompagné d'une version française pour familiariser les élèves avec les chefs-d'œuvres du père de la médecine. Cette sage précaution conviendroit surtout pour entretenir le feu sacré, et ne pas perdre le fruit

des premières études puisées à grands
frais dans les Universités. Comme l'a dit
un prince le plus éclairé de son siècle :
« Quand on connoît bien le grec et le
» latin, on sait bien parler le français. (1)»
C'est en effet cette instruction solide,
qui conduit réellement à la perfection
de la science. J'ai donc embrassé la tâche
pénible de traducteur d'Hippocrate,
dans la persuasion de faire un ouvrage
utile à l'art de guérir, et aux progrès des
Lettres grecques.

2°. *De la nécessité d'avoir une traduc-*
tion pour familiariser les élèves avec
l'étude d'Hippocrate.

Mais il ne suffit pas que le Gouvernement m'ait encouragé, il faut encore
recommander aux élèves l'étude d'Hippocrate et leur indiquer les sources où

---

(1) Paroles de Sa Majesté Louis XVIII.

ils doivent puiser, sans trop les détourner de leurs occupations habituelles. Obligés de se livrer à toutes les sciences accessoires, à la théorie de la médecine, ils négligent, en partie, les connoissances pratiques et les dogmes de l'observation. Il seroit facile après avoir jugé de la fidélité d'une traduction, de remplir la lacune qui existe dans l'enseignement médical. Nous avons des traductions d'Hippocrate, mais ne faut-il pas indiquer aux élèves celle qu'ils doivent préférer ? Enfin, il s'agit de savoir, si dans l'état actuel de la médecine, on peut se passer, comme quelques médecins feignent de le croire, d'étudier les ouvrages d'Hippocrate ; que si de tout temps cet auteur célèbre a été reconnu pour le législateur de la science médicale, pourquoi donc vouloir rejeter de l'enseignement ces sentences dont la réunion forme un code, digne d'être consulté des médecins? J'ai prouvé qu'Hippocrate a existé; j'ai traduit ses ouvrages, et refondé, en quelque sorte, sa doctrine. Au reste, ce n'est point ici une suite de traductions plus ou moins fidèles dont il s'agit, mais bien d'un corps de doctrine, tel qu'il a existé dans la famille des Asclépiades de la célèbre école de Cos, et qui a exclusivement pour objet l'étude de la médecine, pratique, dite clinique. Voilà quel est le véritable but de mes travaux. On chercheroit vainement à persuader aux élèves qu'Hippocrate est le père de la médecine; si on ne leur explique ses préceptes, ils ne s'attacheront jamais qu'à des théories vagues et à des raisonnemens spécieux, auxquels ils sont invités par l'espoir des découvertes.

Si la médecine pouvoit marcher d'un pas de géant, sans doute, il y a long-temps qu'elle seroit parvenue à un point de perfection, tel qu'on ne pourroit rien y ajouter ; mais, je le répète, c'est une science de faits et d'expérience, dont on ne peut s'assurer que par une longue succession d'années ; voilà pourquoi depuis Hippocrate, jusqu'à nos jours, la médecine paroît avoir fait si peu de progrès, tandis que la chirurgie s'est beaucoup perfectionnée par les méthodes et les procédés inventés par l'art. Il n'est donc pas étonnant, par exemple, que la taille, cette opération si dangereuse du temps d'Hippocrate, soit devenue une des plus simples de la chirurgie. Mais les méthodes en médecine, ne concernent guère que les classifications ; et les moyens de guérison s'y adaptent tous, plus ou moins parfaitement ; de sorte que, si malheureusement les principes sont faux, les conséquences ne manquent pas d'induire en erreur ceux qui ne sont point éclairés par leur propre expérience. C'est pourquoi l'étude d'Hippocrate doit prévenir ce défaut d'expérience. Mais qu'y a-t-il de moins encourageant que de conseiller aux jeunes gens de lire avidement, des *in-folio* grecs et latins, s'ils veulent connoître Hippocrate ? Ils n'ont ni le temps, ni la volonté, ni l'instruction nécessaire pour remonter aux sources. Voilà ce qui arrive le plus communément. Je crois donc avoir rendu service à la Science, en publiant les écrits d'Hippocrate. Les analyses, les tables et la version française, en regard du texte, sont des moyens faciles de bien expliquer l'auteur, et de ne point perdre un temps précieux, pour éclaircir un passage plus ou moins obscur. Je desire que ce travail utile soit recommandé aux jeunes gens qui fréquentent nos écoles de médecine. Le zèle et l'amour de la Science me font un devoir

de poursuivre l'utile entreprise que j'ai
embrassée : elle est terminée en partie ;
on peut la juger. Les témoignages
honorables que j'ai reçus sont, à la vérité, la garantie de mes droits ; ils sont
d'ailleurs fondés sur l'utilité de l'enseignement médical. En effet, supposé que
le célèbre médecin de Cos n'ait pas existé, ce qu'un sophiste a voulu honteuse-
ment prouver de nos jours, qui pourroit se flatter jamais d'avoir la même
célébrité? Les plus grands médecins, sans
en excepter l'illustre Galien et le fameux
professeur de Leyde, ont créé des systêmes qui, malgré l'autorité de plusieurs
siècles, ont pâli devant le génie d'Hippocrate. Cullen, Stool, Hoffmaan et
Brown ont succombé également sous la
faux du temps : et vous, célèbres chimistes, qui vous étiez vantés de raffermir
les bases de la Science, ne peut-on vous
reprocher la vieillesse précoce de vos

coryphées ? Que sont devenues les belles théories des Staal , des Paracelse, des Vanhelmont ? Mais la doctrine d'Hippocrate a renversé toutes les sectes. Notre auteur ne s'est pas même douté de sa célébrité; il n'étudia que les lois de la nature , et n'ambitionna d'autre gloire que celle de servir l'humanité. J'ai prouvé que les ouvrages de ce célèbre médecin avoient été consultés dans tous les temps , pour la restauration de l'art de guérir (1).

Quelques sophistes osèrent élever des doutes sur l'existence de l'art : voici comment notre philosophe combat leurs hérésies : « Les malades , dit cet habile » maître , guérissent quelquefois sans » médecin , mais ils ne guérissent pas » pour cela sans le secours de la méde-

—————————————————————

(*) Lisez le mémoire qui est à la fin de ce volume.

» cine. S'ils se sont conduits d'après les
» règles , ces règles sont celles de l'art ;
» s'ils se sont livrés aveuglément à la
» fortune, c'est en se rapprochant des
» procédés d'une bonne médecine, que
» la fortune les a dérobés au danger.
» Dans le régime, comme dans l'emploi
» des médicamens, on peut suivre des
» méthodes utiles; on peut en suivre
» de pernicieuses : mais les unes et les
» autres prouvent également la solidité
» de l'art. Celles-ci nuisent, par un emploi
» mal entendu; celles-là, réussissent par
» un emploi convenable; or, ce qui con-
» vient et ne convient pas, étant bien
» distinct , je dis donc que l'art existe :
» car pour qu'il n'existât pas, il fau-
» droit que le nuisible et l'utile fussent
» confondus. »

Cabanis , dans l'ouvrage intitulé : *de
la Certitude de la Médecine* , a fait
une analyse succincte des différens sys-

tèmes qui ont joui de quelque faveur en médecine ; et, malgré la briève concision des preuves qui ne sont guères appuyées que sur le nom des auteurs, on reconnoît la vérité des principes adoptés par ce médecin philosophe ; grand partisan de la doctrine d'Hippocrate. Il suffit, pour s'en convaincre, de lire son excellent ouvrage de *l'Influence du moral et du physique de l'homme.*

3°. *Jusqu'à quel point il faut s'en rapporter aux systèmes et aux découvertes pour le perfectionnement de l'art de guérir ?*

Voici à ce sujet le langage de l'excellent auteur dont nous possédons aussi un ouvrage sur les révolutions de la médecine. Ce médecin philosophe, après avoir déploré amèrement toutes les folies qui ont fait abandonner la vraie route de l'observation, fait remarquer :

« Que cette foule d'opinions incohé-
» rentes renversées les unes par les
» autres sont presque le seul fruit
» qu'aient produit juqu'à ce moment les
» communications prématurées que l'or-
» gueil scientifique vouloit établir entre
» la médecine et les autres sciences ;
» l'examen de toutes les autres hypo-
» thèses, enfantées par le même esprit,
» offre toujours le même tableau (je
» cite textuellement); et combien n'a-
» t-on pas à déplorer des erreurs sur
» lesquelles les praticiens n'ouvrent le
» plus souvent les yeux qu'après qu'elles
» ont fait périr un grand nombre de
» victimes ? Dans les sciences, dont l'ap-
» plication n'est pas directement rela-
» tive à nos premiers besoins, ou dont
» les fautes peuvent être facilement ré-
» réparées , les erreurs des théories
» choquent toujours sans doute tous les
» bons esprits ; car ils voient dans un

» seul mauvais raisonnement le prin-
» cipe de beaucoup de fausses et dan-
» gereuses conséquences qui peuvent en
» sortir comme d'un germe pernicieux.
» Mais ordinairement ces erreurs ne
» sont pas d'une importance grave et im-
» médiate. Le système du monde de
» Ptolomée, prouvoit, et vraisembla-
» blement aussi prolongeoit l'enfance de
» l'astronomie ; mais il n'avoit dans la
» pratique aucun effet dangereux : il y
» suffisoit même aux opérations usuelles.
» La théorie du phlogistique de Staal,
» n'a tué personne que je sache, et
» même les progrès de la chimie ne
» paroissent pas en avoir été beaucoup
» retardés. En médecine ce n'est plus
» la même chose, l'application des
» règles qu'on s'est tracées est directe :
» on ne peut errer impunément dans
» leur choix ; la moindre fausse route
» tire à conséquence, et c'est de la

« vie des hommes qu'il s'agit. Que de
» morts cruelles et prématurées, que
» d'existences débilitées et valétudi-
» naires, ont payé les folies des théori-
» ciens ? car ces folies sont presque tou-
» jours séduisantes; l'étude d'un système
» est plus facile que celle de la nature.
» Dans la pratique, il semble aplanir
» toutes les difficultés; l'esprit se repose
» sur des principes qu'il croit pouvoir
» mettre à la place de l'observation; et,
» quand un assentiment un peu général
» en a fait une sorte de symbole pour
» les esprits foibles et imitateurs, si les
» malheurs s'entassent, si les victimes
» tombent en foule sous cette faux nou-
» velle, associée, pour la destruction, à
» celle de la mort, on en cherche la
» raison dans des circonstances frivoles.
» On seroit presque tenté d'en accuser
» les loix éternelles, sans songer qu'elles
» ne peuvent jamais avoir tort avec

» nous. » Voilà le tableau des calamités, occasionnées par les contempteurs d'Hippocrate.

Cabanis, dont le nom sera toujours autorité en médecine, n'a pas cru devoir affoiblir les couleurs dont il s'est servi pour peindre les désastres qui résultent des innovations dans la pratique de l'art de guérir; il blâmoit donc l'instruction parasite qui vit des autres sciences et ne procure à la médecine que de fausses lueurs d'espérance pour le perfectionnement de l'art. Ce médecin, dont les excellentes vues sont toujours présentées avec la conviction d'un esprit juste, éclairé par une sage philanthropie, étoit en état de dire la vérité sans avoir rien à redouter de la jalousie ni de l'envie; la calomnie même n'auroit pu l'atteindre. Il a mérité comme Hippocrate le titre de philosophe, qui lui fut conféré par les contemporains et que

la postérité a déjà ratifié ; ses écrits
portent tous le cachet de la candeur et
de l'amour de l'humanité. La médecine
ne peut avoir fait de grands progrès
depuis Cabanis, à moins qu'on ne pré-
tende changer ses principes selon le caprice de la mode ; alors cette existence
précaire, loin de rassurer les hommes,
seroit au contraire capable de les ef-
frayer sur les dangereuses conséquences
de l'application d'une science qui ne
seroit rien moins que nécessaire à l'humanité. Je soutiens donc que ces entreprises, si fort vantées de nos jours, et à
l'aide desquelles on rassemble dans de
volumineux écrits, toutes sortes de
discussions sur une foule d'objets inco-
hérens, comme ceux qui appartiennent
à toutes les sciences accessoires à la pratique de la médecine, ne sont réellement
qu'un magasin de modes, où chacun
peut se livrer impunément à toutes les

spéculations, et à tous les caprices de l'imagination. Je soutiens encore que de bonnes analyses et de bons abrégés de médecine, sont bien préférables à toutes ces méthodes inventées par des théoriciens habiles, mais qui, entre les mains de leurs foibles imitateurs, ne peuvent avoir de résultats utiles pour les progrès de l'art de guérir, que je distingue ici de la science proprement dite.

Je dis donc que la médecine pratique est une science de faits appuyés sur l'expérience, et qu'elle ne s'apprend pas à l'aide des raisonnemens ni des théories spéculatives, mais en voyant et en touchant les objets soumis à l'observation: or, l'enseignement médical ne consiste réellement que dans les chaires de clinique et de chirurgie, dans les préparations d'anatomie, de chimie et de matière médicale; et cependant pour devenir praticien, il suffit d'observer les

maladies, de suivre rigoureusement la
marche de leurs symptômes, et de leur
opposer les moyens de guérison suivant
le tempérament, l'âge, le sexe, la saison et la nature des affections. Les
caractères qu'il faut saisir sur les malades, ne s'apprennent point dans les
livres; c'est en remontant aux causes
cachées, que l'on voit la nécessité abusive
de cultiver toutes les sciences accessoires
à la médecine, auxquelles on ne peut
atteindre que par des conjectures plus ou
moins hasardées. Or ces conjectures ont
successivement détourné l'attention des
médecins, qui ont voulu interroger la
nature, sous toutes les formes; et, en
multipliant les doutes, nous voyons successivement s'élever une foule de systêmes et de théories qui ont altéré la
noble origine de l'art de guérir. Ainsi,
les ouvrages d'Hippocrate, basés sur les
lois de la nature, sont aussi immuables

qu'elle, et on ne peut les abandonner,
sans s'exposer à commettre les fautes les
plus graves dans la pratique de la médecine. C'est donc au nom de l'humanité
que je demande le rétablissement d'une
chaire, pour l'enseignement spécial des
aphorismes, qui renferment les premières bases de l'art de guérir.

Le traité du régime dans les maladies
aiguës, les 1er et 3e livres des épidémies
et le traité *des airs, des eaux et des
lieux*, sont des chefs-d'œuvres d'observation, qu'il seroit impardonnable de passer sous silence, pour se livrer à toutes
sortes de discussions étrangères au vrai
but de la science.

Afin de mettre le public dans la con-
fidence d'une cause qui lui est personnelle, et dont j'ai embrassé spécialement
la défense, j'ai rassemblé, dans un mémoire sur la nécessité de créer une chaire
d'Hippocrate, toutes les preuves pui-

sées dans les fastes de la science, et qui attestent les rivalités de toutes les sectes. J'ai prouvé specialement, dans ce mémoire, qu'Hippocrate a été le flambeau de la médecine ; précisément à toutes les époques où les trésors des sciences ont été engloutis. En effet, depuis la perte de la fameuse bibliothèque d'Alexandrie, jusqu'au temps des Arabes, et depuis ces derniers jusqu'au temps où vécut Galien, très-grand admirateur d'Hippocrate, la science retombe encore dans le cahos jusqu'à la renaissance des lettres. Enfin de nouveaux systêmes viennent changer encore la face de la médecine ; les sciences accessoires sont mises à contribution ; on revient sur les ouvrages d'Hippocrate, et successivement ils deviennent pour les médecins l'arche sainte, où sont renfermés les nouveaux germes qui doivent féconder l'humanité. Dieu ne s'intéresseroit-il donc point au bonheur de l'homme qu'il a créé ? n'aurois-je donc traduit Hippocrate, que dans l'espérance vaine de me rendre utile à mes concitoyens ? Que si ma conduite franche et loyale n'est point accueillie, ce ne sera pas moi qu'il faudra accuser de ne pas avoir su défendre la légitimité des droits du père de la médecine. Je ne puis avoir le mérite d'une modestie hypocrite, avec les travaux que j'ai entrepris. Aujourd'hui mon but est rempli; chacun peut juger si la cause que je défends est digne de la considération que l'on doit, j'ose le dire, à celui dont l'unique occupation, depuis dix ans, a été de travailler à relever les autels consacrés, dans tous les temps et chez tous les peuples, au divin fondateur de la Médecine.

Je ne me livrerai point à de vaines déclamations ; j'ai eu le courage de m'élever contre l'abandon des ou-

vrages d'Hippocrate : quelquefois les
réflexions les plus amères , se sont
mêlées à la joie que j'éprouve, en mettant au jour quelque nouveau traité :
m'accuseroit - on d'être l'antagoniste
de la médecine moderne , pour soutenir la doctrine du vieillard de Cos ? Ce
seroit douter de la solidité de notre art.
Si les chefs-d'œuvres de la science pouvoient être oubliés, au moment même
où l'on réorganise nos écoles de médecine, ce seroit un tel abus que je signa-
lerois au public , si j'y étois forcé par
les circonstances. Enfin c'est à mon
honorable maître , professeur de littérature grecque au collège royal (*) que
la science sera redevable de mes succès,
et je me plais à lui en faire hommage.

----

(1) M. Gail, membre de l'institut , conser-
vateur des manuscrits de la bibliothèque du
Roi.

AVIS

AU LECTEUR.

Le rédacteur de l'article Hippocrate, dans
la biographie universelle auroit dû consulter
Cabanis (1) : il se seroit convaincu, que l'épître
d'Hippocrate à Démocrite n'est rien moins qu'a-
pocryphe. Il prétend aussi que la nouvelle édition
d'Hippocrate a été l'objet de critiques assez
bien fondées : cette assertion mérite-t-elle qu'on
y attache de l'importance, après les éloges réitérés de MM. Bosquillon et Clavier, profes-
seurs au collège royal? Je possède les preuves
les plus authentiques qui démentent ces bruits
propagés par un zèle indiscret pour d'impru-
dens amis, qui s'avisent de traduire Hippocrate
aussitôt que mes ouvrages ont paru. Il est bon
que le lecteur soit prévenu de cette espèce de
forfanterie qui tend à mettre au-dessus d'une
entreprise difficile, une bluette littéraire. Je
parle ici des traductions françaises, qui sont
dépourvues de notes, de variantes et du texte
grec. Au reste, comme il faut détruire ces bruits
mensongers, voici un extrait de l'ouvrage de
M. Delandine bibliothécaire de Lyon :

Épidémies, etc. « Par ses traductions élégan-
tes, dignes du texte, agréablement imprimées,

____

(1) Révolution de la Médecine, 1 vol. in-8°.

M. de Mercy a mis en monnoie courante le trésor de science du père de la médecine. »

M. Clavier, dont la perte récente a rempli de deuil le monde savant, a dit : « Le gouvernement a assuré une pension à M. de Mercy; nous avons enfin la certitude de voir terminer cette entreprise (la traduction d'Hippocrate), l'une des plus importantes qui aient été faites depuis long-temps. »

M. Bosquillon : « Des travaux aussi longs et aussi pénibles, et exécutés d'une manière aussi intéressante, annoncent que le traducteur d'Hippocrate est en état de faire revivre la saine doctrine; en protégeant ce jeune docteur, les maîtres de l'art ne peuvent donner de meilleures preuves de leur amour pour l'art qu'ils professent. La faculté s'est empressée de soutenir le zèle de l'auteur et d'encourager son utile entreprise. »

Enfin on lit, dans la préface des aphorismes de M. le docteur Bosquillon : « Des médecins célèbres ont accordé au travail de M. de Mercy, les éloges qu'il méritait; mais des hommes envieux et jaloux de ses succès, l'ont critiqué amèrement sur des objets peu importans, et ont tout tenté pour faire tomber l'ouvrage; un libraire avide, voulant y contribuer, a donné sous format in-32, une traduction des aphorismes, c'est toujours le même plan qui est suivi. »

DE L'EXISTENCE

D'HIPPOCRATE

PROUVÉE PAR LUI-MÊME.

— —

Cᴏᴍᴍᴇ on a supposé que les ouvrages
d'Hippocrate appartenoient à plusieurs
médecins du même nom , je nie formellement cette supposition , pour ce qui
concerne les traités de médecine pratique , à moins qu'on ne veuille tour-
ner en éloge cette supposition , et dire
au sujet d'Hippocrate, ce que Mᵐᵉ Dacier
disoit d'Homère. « J'excuserois volon-
» tiers, dit-elle , ceux qui ont cru que
» c'étoit un ouvrage de plusieurs siècles
» et de plusieurs esprits , comme si un
» seul homme n'avoit pu produire tant
» de merveilles ».

Mais nous avons pour résoudre cette importante question le témoignage de l'un de nos médecins modernes les plus célèbres. Je dois particulièrement faire respecter l'autorité des citations que je vais rapporter comme des preuves authentiques de l'existence d'Hippocrate ; notre auteur déclare lui-même avoir composé plusieurs traités qu'il a rappelés, et que nous reconnoissons tous pour légitimes. Je commence d'abord par justifier les sources où j'ai puisé ; c'est une épître d'Hippocrate à Démocrite. Quelques personnes pourroient bien ne pas se contenter de cette autorité ; voici donc le jugement qu'en a porté Cabanis, dans le livre intitulé : *des Révolutions de la Médecine*.

« Parmi les lettres attribuées à Hippocrate, a dit notre illustre contemporain, il en est plusieurs qui sont évidemment supposées : par exemple celles à

Cratèvas, qui vivoit du temps de Pompée; à Denys d'Halicarnasse, contemporain d'Auguste; à Mecène, favori de ce trop célèbre empereur; à Philopœmen, général de la ligue achéenne : mais les deux lettres de Démocrite à Hippocrate, portent un grand caractère de vérité. Le philosophe lui rappèle leur première entrevue, et les objets de leur entretien.

« J'écrivois alors, dit-il, sur l'ordre de l'univers, sur la direction des poles, sur la marche des astres. Vous eûtes occasion de juger que la folie étoit du côté de ceux qui m'accusoient d'être fou ».

La réponse d'Hippocrate est digne de tous les deux ; elle respire une profonde mélancolie ; il s'y plaint des peines de sa profession ; des faux jugemens auxquels on y est exposé ; de l'injustice du public envers ceux qui l'exercent avec le plus de zèle et de talent. Quoiqu'avancé en âge, il ne fait pas difficulté d'avouer qu'il est encore loin d'avoir porté la théorie et la pratique de son art, au degré de perfection dont elles sont susceptibles, et il déclare que dans le cours d'une longue vie, consacrée à servir ses semblables, et qui n'avoit pas été sans éclat, il a recueilli bien plus de blâme qu'obtenu de succès.

« Cependant, ajoute ensuite notre contemporain, qui mérita mieux qu'Hippocrate d'être heureux? qui jamais a marqué son passage sur cette terre, par plus de bienfaits, par l'exemple journalier de plus de vertus? qui s'est fait des devoirs plus sublimes de sa profession? on les trouve retracés et résumés, pour ainsi dire, dans le serment de son école; il les a rappelés dans plusieurs endroits de ses écrits avec cet accent de vertu et de vérité qui touche; et surtout il les a pratiqués avec un sentiment d'humanité, qui doit faire chérir sa mémoire autant qu'on admire son génie et ses travaux. «

Je n'ai extrait ce morceau qu'à dessein de remplir le double but que je me suis proposé, de démontrer l'existence d'Hippocrate, et de prouver la légitimité des sources où j'ai puisé. Venons maintenant aux preuves : d'abord quant à l'épître d'Hippocrate, les aphorismes 13, 14, 15, 16, 19, §. IV. y sont rappelés : puis le 1er et le 4 de la Ve, et immédiatement les 3e 17e et 20e de la IVe, avec quelques légères nuances dans le sens des deux derniers aphorismes cités dans les variantes. On trouve après, cette citation, ὡς ἔφην ἐν τῷ προγνωςικῷ, et ce passage se trouve d'accord avec la sentence 17e de la IVe section; ainsi, il n'y a donc que le titre de différent à l'égard des aphorismes: mais la citation d'Hippocrate est tellement précise, qu'on ne

peut élever aucun doute sur sa réalité.
Le livre des aphorismes auroit-il originairement été désigné sous la dénomination du pronostic? Nous avons déjà un
traité de ce nom, bien reconnu pour être
d'Hippocrate : à la vérité on n'y trouve
pas le passage qui a exclusivement rapport aux aphorismes; il n'y a donc de douteux que le titre du livre. Hippocrate fait
encore plusieurs citations du livre du
régime dans les maladies aiguës, qu'il
rappèle deux fois sous le titre de traité
sur la tisane. Erotien qui vivoit du temps
de Néron, avoit fait un catalogue des
ouvrages d'Hippocrate ; il comprit sous
ce titre : περὶ πτισάνης, le traité du régime dans les maladies aiguës. Les manuscrits lui ont conservé cette dernière
dénomination, et celle-ci περὶ κνιδίας γνώμας,
c'est-à-dire, *des sentences cnidiennes*,
parce que l'auteur s'est attaché principalement à relever les fautes des méde-

cins de l'école de Cnide. D'autres éditeurs ont intitulé ce même traité, περὶ τῶν ὀξέων νουσημάτων, *des maladies aiguës.*

Parmi les médecins les plus célèbres, de la famille des Asclépiades de Cnide, Galien fait particulièrement mention d'Euryphon, qui doit être l'auteur des sentences *cnidiennes* : Galien prétend qu'il vécut avant Hippocrate ; mais comment supposer que le médecin de Cnide auroit divulgué les fautes de son école, et qu'il en auroit parlé avec si peu de ménagemens : car il est visible qu'ayant vécu avant Hippocrate, il n'auroit fait que critiquer sa propre méthode ; ce qui paroît très-peu probable, même contre toute vraisemblance. L'école de Cnide suivoit une marche tout-à-fait différente de la fameuse école de Cos, dont elle étoit la rivale. Hippocrate devoit donc chercher à faire dominer les principes de son école. C'eût été, comme je

viens de le dire, une folie de la part d'Euryphon, d'avoir fait une critique amère
de la méthode d'enseignement dont il
devoit être l'inventeur, encore que cette
méthode fût vicieuse.

Ainsi on pense généralement que les
Asclépiades de Cnide furent les premiers
qui pratiquèrent la médecine comme
un art populaire, et qui, par leurs
écrits, rendirent publics les principes
de cet art. Les tablettes d'inscriptions
leur servirent à recueillir de simples
descriptions des maladies, sans s'in-
quiéter des expériences séméiotiques,
à l'aide desquelles les médecins de Cos
se distinguoient beaucoup; ajoutons à
cela qu'ils avoient multiplié tellement
les noms des maladies d'après chaque
cas particulier, qu'il en résulta une
quantité prodigieuse d'espèces tont à
fait différentes. C'est ce défaut qu'Hippocrate a signalé spécialement dans la

préface ou introduction qu'il a mise à
la tête du traité sur la tisane ; ce qui
prouve qu'il n'a point agi inconsidérément , mais avec connoissance de cause ,
en critiquant les médecins de Cnide.
l'expérience , qui seule auroit pu suffire pour leur faire juger chaque espèce de maladie, faisoit qu'ils ne distinguoient pas assez clairement les rapports qui existent entre les divers
accidens et la nature même de la maladie , entre les symptômes essentiels et
accidentels; de sorte que l'on conçoit
facilement qu'il devoit en résulter un
grand nombre de maladies. Par exemple , ils avoient quatre espèces de jaunisses , et douze espèces de maladies de
ve sie.

Les cnidiens devoient avoir d'après
cela des remèdes particuliers pour
chaque espèce de maladie : ces remèdes
étoient en grande partie des purgatifs

drastiques, qu'ils ordonnoient, sans avoir égard à la coction, ni à la crise, et sans réfléchir sur la cause des accidens; tandis que les médecins de Cos ne faisoient attention qu'au moyen de découvrir ou de détruire cette cause. L'école d'Hippocrate étoit essentiellement dogmatique; et celle de Cnide, tout à fait empirique. Ce que l'on nommoit *grains cnidiens*, semence de *daphnè mesereum*, différens sucs d'euphorbe, d'ellébore, de scammonée, de tapsie, de coloquinte, étoient leurs purgatifs ordinaires: comme ici, les grains de santé (l'aloës); et les grains d'épurge ou d'euphorbe pour les campagnes; ils ordonnoient aussi très-fréquemment le lait et le petit-lait sans considérer la véritable indication.

Cet extrait, puisé dans l'histoire de la médecine, par Kurt Sprengel, est un tableau fidèle des reproches qui se trou-

vent consignés dans le Traité du régime dans les maladies aiguës ; mais, s'il
restoit encore des doutes sur la légitimité de ce traité, et de ceux qui
sont reconnus spécialement pour être
d'Hippocrate, il suffiroit de transcrire
les passages cités dans son épître, lesquels sont rappelés textuellement dans
le Traité du régime. Il a soin de comprendre dans la même catégorie plusieurs sentences du premier livre des
prorrhétiques; ὡς ἔφην ἐν προρρητικῷ: voilà
donc encore un traité qui lui appartient.
Mais la dernière citation qu'il fait du
livre des maladies des femmes, lui
donne encore des droits à ce traité : et
certes l'importance et l'utilité des préceptes sur un sujet aussi étendu, ne
permettent pas non plus de douter de
l'existence d'Hippocrate. L'analyse de
ce livre prouve les vraies connoissances de l'auteur, sans néanmoins que

l'on ne puisse lui reprocher ici un em-
pirisme assez remarquable.

Quoi qu'il en soit, les passages rapportés textuellement dans le fragment de
l'épître d'Hippocrate à Démocrite font
partie du traité des aphorismes, du premier livre des prorrhétiques, du traité sur
la tisanne ou du régime dans les maladies aiguës, et des maladies des femmes.
On peut tirer en outre des conséquences
assez positives de cet examen: d'abord
le premier livre des prorrhétiques appartient à notre auteur, ainsi que la
quatrième section des aphorismes,
qu'on lui a fortement contestée, sans
excepter les quatre dernières : enfin,
le traité du régime dans les maladies
aiguës, ne seroit composé, suivant quelques critiques, que d'une seule section,
jusqu'à la deuxième partie où il est question des qualités du vin et de l'hydromel.
D'autres critiques s'accordent générale-

ment avec les manuscrits pour supposer
que la fin de ce traité se trouve à l'article
de la fièvre ardente. Ils intitulent même
cet endroit περὶ τῶν νόθων. Mais Hippocrate a annoncé dans sa préface, qu'il
devoit parler des maladies aiguës ; il a
cité particulièrement la pleurésie, la
péripneumonie et la fièvre ardente : or
il est d'accord avec lui-même, et avec
les principes de la logique , quand il
achève de traiter son sujet suivant le
plan qu'il s'est tracé. D'ailleurs cette
observation ne concerne pas seulement
ce traité, mais encore le livre des airs,
des eaux et des lieux. Il est facile de
s'en convaincre en parcourant , avec
quelque attention , toutes les remarques que fait Hippocrate sur les
saisons, sur les qualités des eaux, sur
les coutumes et la manière de vivre des
habitans ; sur la position des villes , et
les maladies qui y règnent habituelle-

ment : on ne peut donc douter que ce
médecin célèbre n'ait été l'un des écrivains les plus féconds de son temps. Je ne
releverai pas ici toutes les objections de
quelques critiques, qui croyent qu'Hippocrate n'avoit pu être très-fécond,
parce que la matière première et les caractères de l'écriture n'étoient point alors
connus. Sans m'abandonner ici à toutes
les discussions qu'exigeroit ce sujet, je
vais citer le témoignage de l'un de nos
plus habiles traducteurs; de M. Bitaubé,
qui a donné une bonne version du père de
la poésie : « il n'y a pas, dit-il dans ses réflexions sur Homère, d'invraisemblance
à ce que Cadmus avec sa troupe, ou si
l'on veut, toute autre colonie phénicienne
ait apporté les lettres dans la Grèce (1).

(1) On a montré que les caractères grecs ne
sont que des lettres phéniciennes retournées de
droite à gauche. (*Note du Traducteur.*)

« D'anciens historiens ont dit que Linus
avoit employé les caractères pélasgiques;
que les lois de Minos avoient été gravées
sur des tables d'airain; qu'on avoit écrit
très-anciennement les oracles dans le
temple de Delphes sur du bois ou du mé-
tal, que l'on suspendoit autour du sanc-
tuaire; Prossapides Athénien, maître
d'Homère, avoit écrit, selon Diodore de
Sicile, avec le caractère pélasgique, à
l'imitation de Linus ». En voilà plus qu'il
n'en faut, à en juger même par analogie,
pour prouver qu'il en a été de même à
l'égard des premiers écrits en médecine.
Les tables votives, suspendues dans les
temples d'Apollon et d'Esculape, ne
laissent point douter de ce fait, attesté
par les historiens et les écrivains anciens.
Mais il y a plus; Hippocrate étoit bibliothécaire de l'école de Cos; notre auteur
cite à tous momens les écrivains anciens;
il parle même d'une manière particu-

lière des écrits des gymnosophistes ou des médecins des gymnases, dans la préface du 2ᵉ livre des Prorrhétiques. Il ajoute encore dans le Traité des maladies aiguës, que les anciens n'ont rien écrit de remarquable sur le régime, quoiqu'il ne leur refuse pas d'avoir bien fait l'énumération des symptômes des maladies. D'ailleurs le dialecte ionien est celui qu'Hippocrate a toujours suivi et qui alors étoit chez les Grecs le langage le plus poli. Nul doute donc que notre auteur, ainsi qu'Hérodote, n'ait fait choix de cet idiôme, parce qu'il étoit le seul cultivé; sans parler du dorien, de l'éolien et de l'attique, que l'on trouve dans Homère. Mais ce fut surtout après la perte fameuse de la bibliothèque d'Alexandrie que les copies se multiplièrent. Si les anciens manuscrits donnent de fréquens exemples d'ionismes, et si ces derniers se trouvent rarement dans des manuscrits plus récens, on ne peut donc nier que l'ionisme ne

soit l'idiôme spécialement adopté dans
les écrits d'Hippocrate. On pourroit
enfin supposer que des faussaires ont
osé faire les citations des livres que
nous possédons sous le nom d'Hippocrate ; mais, quels sont ces livres : considérés par rapport à leur authenticité ?
personne n'a jamais douté de la légitimité
des aphorismes, désignés ici , sous le titre
du Pronostic. Le premier livre des Prorrhétiques, que l'on a attribué à Thessalus,
fils d'Hippocrate , n'est donc rien moins
que supposé : on est généralement d'accord sur le mérite de l'ouvrage, qui a
pour titre : du Régime dans les maladies aiguës ; tous les critiques le re-
regardent comme l'un des meilleurs
traités du père de la médecine. Il n'y
auroit donc que le Traité des maladies
des femmes, qui pourroit faire élever
quelques doutes sur sa légitimité. Mais
si l'on reconnoît , comme il n'en faut pas

douter, que les trois traités, cités dans le même ouvrage, sont légitimes, il faudra bien se décider encore pour le quatrième. Si l'on prétend se rejeter sur l'avidité du gain, qui s'est signalée surtout au temps des Ptolémées, par la supposition de nouveaux traités, après la perte de la bibliothèque d'Alexandrie, il faudroit regarder ces citations faites uniquement pour recommander des ouvrages par l'autorité d'un grand nom : mais cette précaution eût été fort inutile pour les livres dont il s'agit, puisqu'ils sont encore les plus accrédités par les médecins et les littérateurs, soit pour la solidité de la doctrine, soit pour l'élégance du style. Dans la dernière hypothèse, en admettant que le morceau intitulé : περὶ ἐλλεβορισμοῦ seroit supposé, cette conséquence ne frapperoit pas de nullité les traités dont je viens de faire mention,

puisqu'ils sont authentiques. Il n'y auroit donc que ce fragment d'épître
d'Hippocrate à Démocrite qui seroit
sujet à contestation. Cette conclusion
n'est que spécieuse, si l'on considère qu'il
s'agissoit d'un fragment, pour lequel
d'ailleurs, en le rattachant comme on
l'a fait dans une épître d'Hippocrate,
les citations des autres traités eussent été
à-peu-près inutiles, puisque cette épître
est déjà par elle-même assez authentique.
Ces citations ne sont pas faites au ha-
sard; on verra dans l'analyse qu'elles
appartiennent directement au sujet ;
enfin, s'il ne se fût agi que de donner du
relief à un si petit écrit, et en admettant encore qu'un motif de spéculation
auroit présidé à sa rédaction, les passages puisés dans le traité sur la tisane,
et rappelés deux fois, dans cette espèce
de dissertation, auroient fait naître jus-
tement la suspicion, s'ils n'eussent pas

eu un rapport direct avec le sujet ; je
le répète , l'affectation de citer deux fois
le même traité , auroit suffi pour appeler
l'attention des gens intéressés à ne pas
se laisser duper : enfin l'ignorance des
copistes , ne leur auroit pas permis de
faire un tour de force capable de le dis-
puter à la science même d'Hippocrate ,
et surtout à son mérite de praticien. Au
temps des Ptolémées on ne se faisoit pas
scrupule de multiplier les traités : c'est
un fait bien constaté ; les lettres d'Hippocrate , appartiendroient aussi à une
époque bien antérieure aux autres écrits
de ce médecin ; car il faut se rappeler que
le philosophe Démocrite étoit en grande
vénération chez les grecs , et qu'Hippocrate devoit jouir déjà d'une très-grande
réputation , pour avoir été consulté par
les Abdéritains à l'effet de guérir leur
philosophe que le peuple accusoit de
folie. Nous avons donc tout lieu de croire

qu'Hippocrate avoit déjà composé ses
traités de médecine pratique : cette
croyance se change en certitude, lorsque
nous voyons qu'il les a rappelés dans son
épître adressée à ce grand personnage.
Ainsi, il n'y a nulle raison de croire à
l'avidité des copistes, ni à la supposition
de l'épître d'Hippocrate, dont l'authenticité est confirmée par les autres traités.
Afin qu'on ne croie pas que les considérations précédentes sur l'existence d'Hippocrate, me sont dictées aujourd'hui
par un sytême nouveau pour louer ce
grand médecin, je renvoie le lecteur
aux observations publiées en 1815, dans
la préface des Pronostics de Cos; l'on
verra que j'ai suivi le plan d'Hippocrate
dans la publication de ses ouvrages. J'ai
dû commencer par les traités de médecine pratique, parce qu'ils sont les
plus intéressans pour l'art de guérir. Les
traités historiques et philosophiques,

du même auteur, et ceux que l'on attribue à son école ou à ses ancêtres, quoique précieux à tous égards, ne sont pas
d'un usage aussi indispensable que les
précédens. Je veux convaincre les praticiens que la médecine clinique appartient spécialement à Hippocrate qui en
est l'inventeur; et que la théorie de l'art
ne peut jamais déroger aux principes
fondamentaux, sans que le public ne
soit autorisé à mettre en doute l'existence même de la médecine. Voici donc,
en suivant le plan d'enseignement d'Hippocrate, le tableau des ouvrages in-
dispensables à ceux qui se destinent à
devenir des médecins praticiens : les
aphorismes (1) (j'ai publié des commentaires pour mettre en regard la méde-

____

(1) Le premier volume des commentaires sur
les aphorismes, concerne exclusivement les trois
premières sections : il contient la théorie de
l'auteur.

cine ancienne et moderne); le pronostic, où sont exposés les signes des maladies aiguës : le premier livre des prorrhétiques , pour les fièvres aignës épidémiques ; le deuxième livre pour les
affections chroniques ; les pronostics
de Cos , dans lesquels Hippocrate a
puisé pour la composition du livre du
pronostic , et du premier des prorrhétiques. Cet admirable ouvrage , que l'on
présume appartenir exclusivement à l'é-
cole de Cos, auroit-il été publié par Hippocrate? tout doit le faire présumer: c'est,
de l'aveu des médecins anciens et modernes, le meilleur recueil des sentences
aphoristiques sur presque toutes les maladies. Les épidémies, surtout le premier
et le troisième livres, qualifiés par les philosophes, contemporains d'Hippocrate ,
de la plus chaste contemplation de la
nature , sont remarquables par leur extrême concision, la méthode et la clarté

du sujet : c'est un chef-d'œuvre inimitable pour l'observation exacte des faits et la manière de rédiger l'histoire des maladies. Le traité des crises sert de complément à la même doctrine. Le traité du régime dans les maladies aiguës, n'est pas moins remarquable par les excellens préceptes qu'il renferme pour la prescription du régime, et les règles qu'il faut observer particulièrement dans l'usage de la saignée et des purgatifs: le nouveau traité, touchant les purgatifs, mérite particulièrement l'attention des praticiens. Je dois citer enfin le Traité des airs, des eaux et des lieux, comme l'un des meilleurs de l'école d'Hippocrate.

ANALYSE

DU RÉGIME,

DANS LES MALADIES AIGUES (1).

————

HIPPOCRATE suit ici le même plan que dans les Pronostics et les Epidémies ; c'est-à-dire, qu'il commence ce Traité par une préface, dont le principal objet est de prévenir ses disciples sur l'importance des observations qu'il va leur soumettre, et sur l'utilité de ses préceptes. Nous le verrons adopter le même plan pour le Traité des Airs, des Eaux

————

(1) Dans Hippocrate, ce livre est intitulé περὶ πτισάνης, de l'usage de la tisane.

1

et des Lieux. Il discute toujours avec méthode et clarté le sujet qu'il a embrassé.

Notre auteur blâme les médecins Cnidiens, qui s'étoient contentés d'enregistrer les symptômes des maladies, sans en tirer aucune conséquence pour le régime dans les affections aiguës. Ceux qui dans la suite ont traité le même sujet, ajoute Hippocrate, ont montré plus de savoir en médecine, en indiquant les remèdes propres à chaque maladie : mais les anciens eux-mêmes n'ont rien écrit de remarquable sur le régime ; et, pour cette raison, ils sont blâmables aussi bien que les médecins Cnidiens, quoiqu'ils soient beaucoup plus savans. Il sembleroit même que déjà on avoit fait un abus des classifications et des nomenclatures nosologiques, puisqu'elles sont rappelées ici expressément comme une chose de peu d'importance : en effet, la différence de nom ne change point la nature des maladies.

Il faut convenir que l'exactitude la plus rigoureuse est absolument nécessaire dans la dénomination des maladies: je blâme donc ceux qui ont forgé des noms nouveaux, sans se mettre en peine s'ils seront entendus de tout le monde; ou, ce qui est pis encore, s'ils ne fourniront pas des armes au charlatanisme pour imposer au vulgaire, et le rendre tributaire de [a présomption ou de l'ignorance.

Quoi qu'il en soit, Hippocrate, après ce court préambule, entre de suite en matière; il commence par faire observer qu'on n'a possédé, jusqu'à lui, aucunes données certaines sur l'usage de la tisane, dont il distingue plusieurs sortes. La tisane d'orge, qu'Hippocrate préféroit à toute autre boisson dans les maladies aiguës, étoit une décoction d'orge pilé et privé de son écorce : on mettoit une partie d'orge sur quinze parties d'eau.

Les sorbitions ou le gruau d'orge se faisoient avec l'orge nouveau, qu'on mouilloit d'abord, qu'on laissoit sécher pendant une nuit, et qu'on écrasoit sous la meule après l'avoir grillé.

Ce gruau ou crême d'orge se mêloit non seulement avec l'eau ou la tisane d'orge, mais avec le moût, le vin et l'eau miellée ; quelquefois on le délayoit uniquement avec de l'eau qui servoit de boisson ordinaire et pour éteindre la soif : souvent on le mêloit avant de le griller avec un septième de graine de lin, un peu de coriandre et de sel ; ce gruau étoit peu nourrissant, et resserroit le ventre : enfin le *cycéon* étoit composé en général de toutes les farines, mais particulièrement de celle de froment nouveau, auquel on ajoutoit du

miel pour en former des gâteaux , ou
qu'on faisoit cuire dans du lait ou dans
de l'eau , en y ajoutant également du sel
et des aromates , ce qui revient à peu-
près à nos bouillies.

Nous voyons ainsi la différence que
fait Hippocrate entre la tisane entière
ou la crême , ou son suc , mêlé à une
grande quantité d'eau. Il fait d'abord
l'éloge de cette dernière préparation ,
qui convient en général aux malades attaqués des symptômes les plus aigus ;
c'est la seule distinction capable de
bien guider le médecin , dans le traitement des maladies toujours classées
d'après un système plus ou moins trom-
peur. Ainsi la pleurésie , la péripneumonie , la fièvre ardente , sont les
exemples qu'Hippocrate a choisis , afin
d'ôter tout prétexte à ceux qui feroient
difficulté de reconnoître ce qu'il nomme
en général des affections aiguës. Son

principal but fut constamment de favoriser les fonctions de la nature, et d'aider la coction des humeurs par des boissons rafraîchissantes et adoucissantes, et
par d'autres moyens diététiques. Comme
dans toute maladie aigue, les humeurs
sont dans un état d'altération, et que la
nature s'efforce ensuite de les élaborer de
manière à les disposer à l'évacuation; il
faut avoir grand soin de ne pas troubler
cette opération en appliquant les forces
au travail de la digestion. Cette précaution est nécessaire, non seulement dans
les accès des fièvres, mais aussi dans les
paroxysmes des maladies aiguës.

Les fomentations chaudes, les bains, la
saignée et la purgation, sont les moyens
thérapeutiques employés par Hippocrate, suivant le siége des douleurs au
dessus ou au dessous du diaphragme.
Le même principe est observé dans le
traité sur les purgatifs, et dans les

aphorismes. L'ellébore noir et la tithymale, ou épurge mêlés avec du cumin, de la semence de carotte sauvage,
ou du séséli étoient alors en usage. Le
suc de silphium dont Hippocrate se servoit, à la vérité, ne seroit pas toléré
actuellement dans le traitement de la
pleurésie et de la péripneumonie; on
préfère aujourd'hui, avec juste raison,
des médicamens beaucoup plus doux et
dont les effets sont plus certains.

Le régime humectant, tel que celui
qui résulte de l'usage de la tisane et du
gruau, est préférable à une entière
abstinence, surtout quand il s'agit de
fournir aux diverses excrétions, comme
l'expectoration qui est une des plus
abondantes; il faut nécessairement y
avoir égard dans toutes les affections de
poitrine. Mais de tomber dans un excès
contraire, c'est un mal : ainsi, l'abstinence pendant plusieurs jours est préju-

1...

diciable aux malades aussi bien que la réplétion. Cette dernière, lorsqu'elle provient d'alimens trop abondans, est suivie d'inconvéniens beaucoup plus graves; ainsi les malades à qui on avoit donné le *cycéon*, au temps d'Hippocrate, périssoient suffoqués par des congestions de sang, parce qu'il est très-probable qu'on avoit négligé d'abord les saignées : la lividité des côtes, et la suffocation, en sont la preuve; cet état annonce la carnification du poumon, à la suite d'inflammation. Ceux qui sont frappés de la foudre présentent aussi des taches livides, mais dont la cause est différente, puisqu'il y a décomposition du sang. Les anciens nommoient ces malades les *foudroyés*. La boisson, composée avec le gruau, est un véritable aliment, par conséquent elle ne peut être donnée que dans certaines circonstances; son usage étoit toujours interrompu

quand il s'agissoit d'ordonner les purgatifs ; néanmoins la coutume des
anciens étoit de faire prendre aux malades des alimens liquides avant de les
purger ; ils vouloient ainsi prévenir
une trop grande irritation de l'estomac.
C'est pourquoi Hippocrate recommande
de donner des alimens , et d'empêcher
les malades de se fatiguer par aucun
exercice , lorsqu'il s'agit de leur prescrire l'ellébore. Quoique nous agissions
d'une manière différente , le principe
est toujours le même; car on doit rafraîchir , par des boissons relâchantes ,
celui qu'on veut purger.

La crême de la tisane ou le gruau
d'orge ne pouvoit concerner ceux qui
avoient des crudités dans les premières
voies; au contraire, Hippocrate recommandoit que cette crême ou la boisson
qu'on en peut extraire , en la passant à
travers un linge , fut donnée aux malades

qui avoient besoin d'une légère nourriture et seulement après avoir été purgés.

Les règles de précaution que l'auteur
prescrit, dans ce même livre, sur le changement de régime accoutumé, sont
très-excellentes de même que les prescriptions diététiques, dont il recommande l'observation exacte à ceux qui
veulent passer subitement de la tisane
à une nourriture abondante et *vice
versa*, ou à ceux qui, ayant l'habitude
de faire deux repas, veulent la quitter
pour n'en plus faire qu'un. L'application
de ces principes sur la conduite diététique à tenir dans les maladies aiguës,
mérite encore aujourd'hui le suffrage de
tous les véritables médecins, qui ne
peuvent mieux faire que de l'observer;
c'est pour cette raison que les principes
suivans du médecin de Cos sont assez
palpables. Plus on nourrit un corps impur, plus on lui nuit : au moment de

l'augmentation de la maladie, et surtout vers la crise il ne faut rien donner aux fébricitans.

Les malades chez lesquels la fièvre se manifeste avec beaucoup d'impétuosité doivent être assujétis sur-le-champ à une diète très-rigoureuse ; mais il faut en même temps examiner les forces du malade, pour s'assurer s'il est en état de supporter ce régime particulier pour la fièvre, jusqu'au plus haut degré de la maladie. L'augmentation des alimens ne doit être tolérée qu'avec la plus grande circonspection, et l'abstinence totale produit souvent le meilleur effet, lorsque l'état des forces permet d'y avoir recours pendant tout le cours de la maladie ; cependant il faut toujours apporter la plus grande attention dans l'application de ces règles, et les proportionner à la forme et à la marche de chaque maladie, à la constitution et au régime accoutumé du malade, tant pour la prescription des alimens que des boissons.

Dans cette deuxième partie, les différentes sortes de vins rouge blanc ou noir, doux et austère, l'hydromel, l'oxymel et l'eau, sont examinés par rapport à leurs qualités et à l'application directe qu'on en peut faire dans les maladies aiguës. S'il s'agit des inflammations on ne peut guère permettre l'usage du vin, si ce n'est dans quelques cas de fièvres pernicieuses compliquées de phlegmasie particulière; et alors c'est ordinairement le vin d'Espagne que l'on préfère; il est chaud et amer : le vin muscat est doux, il conviendroit dans les douleurs spasmodiques, si d'ailleurs on n'avoit pas à redouter les suites de l'irritation et de l'inflammation. Enfin les vins blancs provoquent les urines; mais il faut s'abstenir de toutes sortes de vins, dès qu'on a à craindre le délire ou une violente douleur de tête, ou lorsque l'expectoration est très-gênée : on voit, ainsi que je viens de le dire, qu'il est assez rare de trouver l'occasion où l'usage du vin peut être de quelque utilité dans les affections très-aiguës ; mais il est constant que dans les fièvres putrides et les rémittentes d'automne et d'hiver, qui tiennent aussi des maladies aiguës ; dans l'hydropisie avec fièvre, un médecin prudent peut tirer de très-grands avantages du vin, en le donnant avec précaution.

Le miel et les préparations auxquelles on le destine communément, facilitent l'expectoration et la liberté du ventre ; mais, dans les affections gastriques chez les bilieux, et notamment dans l'érysipèle, le miel ne convient pas autant que dans la pleurésie ou la péripneumonie. L'oxymel seroit meilleur pour tempérer l'ardeur de la fièvre ; c'est en général une boisson agréable, en y mêlant une

certaine quantité d'eau ; on s'en sert
avec succès dans les maladies aiguës,
et avec bien plus d'avantages que de
l'hydromel. Les préparations scillitiques
sont très-usitées dans les affections du
poumon, mais lorsque la toux est violente, qu'il y a beaucoup d'irritation,
que les crachats sortent difficilement,
elles ne conviennent pas autant que l'hydromel ; nous avons d'ailleurs quantité d'autres boissons : les sirops, le lait
d'amande, les raisins secs, les figues,
les dattes, les jujubes et la gomme ara-
bique (1). L'eau seule passe difficilement,
pèse sur l'estomac, elle est froide et difficile à digérer ; ces inconvéniens doivent
la rendre moins agréable que toutes les
boissons dont je viens de parler. Enfin,
les bains et les lavemens suppléent quel-

---

(1) L'hydromel et l'oxymel conviennent mieux
comme béchiques.

quefois utilement à l'action des médicamens, pour calmer l'irritation, apaiser
les douleurs, faire couler la bile, et rétablir la transpiration ou la liberté du
ventre.

Le bain produit des effets fort différens suivant qu'on le prend froid ou
chaud : son action subite fortifie, et
si elle est prolongée elle débilite et détruit les forces : le froid, en général, est
un excitant qui convient dans les fièvres
nerveuses, accompagnées d'un délire
violent et spasmodique, et toutes les fois
que la prostration des forces n'est point
excessive. Le bain chaud conseillé par
Hippocrate dans la pleurésie et la péripneumonie, n'est pas fort pratiqué de
nos jours; d'abord, à cause de la difficulté de se procurer de suite toutes les
choses nécessaires, et parce qu'il est
douteux que son action ne devienne
pas nuisible par la foiblesse qu'il pro-

cure ; si le malade se refroidit , il peut en éprouver de grands inconvéniens : ces motifs ont empêché d'y avoir recours plus souvent. Quant aux lavemens, ils sont toujours indiqués dans les fièvres ; on les rend plus ou moins relâchans , ou toniques , ou excitans à raison de l'effet qu'on veut produire ; ils nuisent à l'expectoration et aux éruptions cutanées , ainsi qu'à la sueur.

Cette troisième partie du traité du régime , a rapport exclusivement aux maladies aiguës. Le premier exemple cité par Hippocrate , est la fièvre ardente ; il en explique l'origine d'une manière satisfaisante , par l'absorbtion de la bile et des humeurs, et l'irritation vers la partie où l'afflux a lieu. Viennent ensuite les fièvres aiguës, les tumeurs inflammatoires des hypocondres , la catalepsie , l'apoplexie et la paralysie , la squinancie et la peripneumonie. Cette dernière ma-

ladie est en général la plus commune,
aussi, l'auteur a soin de faire remarquer
qu'il faut apporter la plus grande attention à la bien traiter. En rapportant
quelques parties principales de la méthode curative d'Hippocrate, je crois
répandre un nouveau jour sur ce qui a
été dit plus haut.

Hippocrate pratiquoit les saignées
toutes les fois qu'une maladie aiguë étoit
extrêmement violente, et lorsque le
malade, dans la vigueur de l'âge, étoit
abondamment pourvu de forces; il pa-
roit au surplus que par cette opération,
le sage médecin de Cos, n'avoit d'autre
but que de modérer les mouvemens fé-
briles irréguliers, de favoriser les crises,
et d'avancer la coction des humeurs. Le
plus souvent donc il prescrivoit la saignée dans la première période de la
maladie sans jamais s'assujetir à certains
jours fixes, et ne se réglant au contraire

que d'après l'impétuosité des accès. Dans
presque toutes les circonstances, il recommandoit de saigner aussi près de
l'endroit souffrant que possible, probablement parce que son expérience lui
avoit appris que l'irritation est plus facilement et plus sûrement apaisée de cette
manière. Il est vrai qu'il a indiqué aussi
les saignées révulsives, pour détourner
les humeurs vers un autre lieu, et changer le point d'irritation; ou peut s'en
convaincre en lisant le traité des humeurs
où les épispastiques, les vésicatoires,
les cautères, les sangsues et les autres
moyens de dérivation sont rappelés
suivant la doctrine de l'auteur. Dans la
difficulté d'uriner, il falloit ouvrir les
veines internes du bras, et dans la pleurésie, c'étoit la basilique. Hippocrate,
recommande aussi la saignée, avec raison, dans l'hydropisie, lorsque le sujet
est dans l'état de plénitude, et dans la

vigueur de son âge et que la saison est
le printems. Cette exception est remarquable surtout dans la grossesse. Plus
les accidens pour lesquels cet homme
célèbre ordonnoit la saignée étoient
violens , plus la quantité de sang qu'il
falloit tirer devoit être considérable.

Dans l'école d'Hippocrate on tiroit ,
selon que les circonstances l'exigeoient,
quelquefois tant de sang , que cette
liqueur changeoit de couleur et que
le malade tomboit en défaillance; aujourd'hui on est tombé dans un excès
contraire; il n'est plus question que des
sangsues et rien cependant n'est moins
certain que ce genre de saignée, toutes
les fois qu'il faut abattre promptement
la violence de la fièvre, ou détourner
quelque congestion sanguine; ainsi, les
sangsues ne peuvent remplacer la saignée, pour faire cesser le spasme, et
relâcher les solides: donc, il faut préfé-

rer la saignée aux sangsues dans toutes
les occasions où l'on veut attaquer
promptement la violence de la maladie.
Enfin la saignée locale, par les sangsues,
convient toutes les fois qu'elle a été pré-
cédée de la saignée du bras, quand on
a réitéré même plusieurs fois cette dernière, sans en obtenir l'effet désiré.

Les règles données par Hippocrate,
pour l'évacuation des crudités des premières voies, sont exposées avec le plus
grand soin et une scrupuleuse exactitude; et fournissent, par conséquent,
des preuves excellentes de la pro-
fondeur de sa méthode curative. Il faut,
dans les évacuations de toute espèce,
considérer le climat, la saison, le temps,
l'âge du malade et surtout le caractère de
la maladie, afin de s'assurer si elles sont
utiles ou dangereuses. Il ne faut évacuer
que ce qui a provoqué la maladie, ou
au moins l'humeur qui a souffert la plus

grande altération, par son séjour étranger dans quelque partie.

Aucune évacuation, et encore moins la purgation ne doit être trop forte , parce qu'elle seroit toujours dangereuse. Hippocrate étoit donc partisan des médicamens qui n'opéroient les évacuations que d'une manière douce, et il rejetoit absolument les sudorifiques, ainsi que les purgations violentes : c'est pourquoi il préparoit toujours ses malades avant de les purger *.

Les évacuations doivent avoir lieu par les voies particulières vers lesquelles la nature les porte. Cependant avant tout , il faut adoucir les voies pour faciliter l'évacuation des humeurs ; il faut chercher à modérer le flux de ventre, si on veut évacuer par en haut,

---

* *Voyez* le Traité sur les Purgatifs.

et humecter les intestins, si on veut opérer l'évacuation par en bas. Le médecin de Cos regardoit la soif comme l'indice d'une évacuation suffisante, et il recommandoit particulièrement le mouvement comme un moyen propre à faciliter les évacuations. Il détermine avec soin et précision les signes d'après lesquels les évacuations doivent avoir lieu soit vers le haut soit vers le bas.

Les purgatifs du temps d'Hippocrate étoient en grande partie drastiques ou de nature à agir violemment. Les minoratifs étoient le lait d'ânesse et le petit lait unis à des substances plus douces; comme la *mercuriale*, les *semences* de *carthame*; on ne connaissoit presque point d'autres purgatifs forts que l'ellébore (*veratrum album et nigrum*) le sirop d'euphorbe (*euphorbia peplis*), la semence de l'*athamanta cretensis*, ὄπιον. La racine de *thapsie, thapsia, asclepium,* les grains Cnidiens; *daphné laureola*, la *tithymale* ou épurge, la coloquinte, la scammonée. C'étoit donc avec beaucoup de raison, qu'il falloit être très-circonspect dans la prescription de ces purgatifs. Quoique ces médicamens soient en même temps vomitifs, il paroît cependant qu'Hippocrate les ordonnoit très-souvent sans l'intention de terminer ou de provoquer un vomissement ou une purgation alvine; il lui suffisoit qu'ils opérassent une évacuation. Mais nous avons fait voir jusqu'à quel point il devoit agir en ayant égard au siége de la douleur. Dans plusieurs cas il ordonnoit le lait d'ânesse, s'il ne vouloit que purger légèrement, quelquefois il favorisoit l'expectoration d'une manière indirecte, par le fréquent usage d'une espèce de crême ou de tisane, acidulée avec de l'oxymel et par les fomentations et les squames de *Scille*; il employoit aussi les mêmes moyens pour provoquer la sueur.

Les médicamens d'Hippocrate étoient tirés en grande partie du règne végétal, excepté quelques préparations de cuivre, d'alun et de plomb. Le reste n'étoit que de simples productions de la nature, tirées des végétaux. Les cantharides pour l'usage intérieur, est un remède très-violent, que nous ne pourrions donner sans concevoir de très-grandes craintes, quoique nous sachions bien l'employer pour l'usage extérieur; et même il agit encore assez sur les voies urinaires, pour faire naître des accidens ; c'est un poison à l'intérieur. Hippocrate reconnoît deux espèces d'hydropisies, l'une aiguë probablement l'*ascite*, et l'autre l'*anasarque*; c'est pour cette dernière qu'il conseille les cantharides, mais les purgations scillitiques, la teinture de digitale pourprée, les sels et l'éther nitreux et les apéritifs sont bien préférables.

La pharmacie, ou la manière de préparer les médicamens, étoit aussi dans un état très-peu florissant à l'époque où vivoit Hippocrate : par exemple, pour diminuer l'âcreté nuisible du sirop de tithymale, ou petite ésule, on le jetoit goutte à goutte dans des figues sèches, ce qui étoit alors une préparation très-usitée pour l'hydropisie. Il seroit superflu de parler des connoissances d'Hippocrate dans la chimie ; qui devoit naître seulemement six ou sept siècles plus tard; Galien et les Arabes en sont les premiers inventeurs ; puis les alchimistes des 15ᵉ et 16ᵉ siècles.

Ce traité répond à toutes les observations critiques sur le mérite de la doctrine d'Hippocrate.

ΙΠΠΟΚΡΑΤΟΥΣ

ΠΕΡΙ

ΔΙΑΙΤΗΣ ΟΞΕΩΝ.

———

α. Οἱ ξυγγράψαντες τὰς κνιδίας καλεομένας γνώμας, ὁκοῖα μὲν πάσχουσιν οἱ κάμνοντες ἐν ἑκάστοισι τῶν νουσημάτων, ὀρθῶς ἔγραψαν, καὶ ὁκοίως ἔνια ἀπέβαινεν αὐτέων, καὶ ἄχρι μὲν τουτέων, καὶ μὴ ἰητρὸς ἂν δύναιτο ὀρθῶς ξυγγράψαι, εἰ εὖ παρὰ τῶν καμνόντων ἑκάστου πυθοίατο, ὁκοῖα πάσχουσιν. Ὁκόσα δὲ προκαταμαθεῖν χρὴ τὸν ἰητρὸν μὴ λέγοντος τοῦ κάμνοντος, τουτέων τὰ πουλλὰ παρεῖται, ἄλλα ἐν ἄλλοισι, καὶ ἐπίκαιρα ἔνια ἐόντα, ἐς τέκμαρσιν. Ὁκόταν δὲ ἐς τέκμαρσιν λέγηται, ὡς χρὴ ἕκαστα ἰητρεύειν, ἐν τουτέοισι πολλὰ

TRAITÉ D'HIPPOCRATE

DU RÉGIME

DANS LES MALADIES AIGUËS.

—————

1. Ceux qui ont compilé les sentences appelées *Cnidiennes*, ont très-bien exposé tout ce que les malades souffrent dans chaque maladie, et la manière dont quelques-unes d'elles leur arrivent jusqu'au terme où toute personne étrangère à la médecine, pourroit écrire, après avoir interrogé les malades sur chaque symptôme qu'ils éprouvent. Mais ils ont omis la plupart des choses qu'un médecin doit savoir sans avoir entendu le rapport des malades, soit dans les circonstances communes, soit dans les cas particuliers qui servent au pronostic. Ainsi,

puisque la cure de chaque maladie exige
qu'on s'élève à des conjectures qui lui sont
propres, je considère, sous des rapports
entièrement différens, ce même sujet qu'ils
ont traité. D'abord je les blâme pour cette
omission ; et ensuite parce qu'ils n'ont
connu qu'en très-petit nombre les moyens
de guérison. En effet, à l'exception des
maladies aiguës, pour lesquelles ils con-
seillent les purgatifs les plus forts, ils se
bornent, en toute saison, à l'usage du lait
et du petit-lait pour toute boisson. Si
d'ailleurs cet usage pouvoit toujours convenir pour le traitement des maladies auxquelles on le destine, il n'en seroit que plus
louable, vu la simplicité de ces moyens
et leur petit nombre : or il n'en est pas
ainsi. Ceux qui, dans la suite, ont traité
le même sujet, ont montré plus de savoir
en médecine, en indiquant les remèdes
propres à chaque maladie.

2. Les anciens mêmes n'ont rien écrit de
remarquable sur le régime, et quoique ce
ût un objet très-essentiel, ils l'ont entiè-

ἑτεροίως γιγνώσκω, ἢ ὡς ἐκεῖνοι ἐπεξήεσαν. Καὶ οὐ μοῦνον διὰ τοῦτο οὐκ ἐπαινέω, ἀλλ' ὅτι καὶ ὀλίγοισι τὸν ἀριθμὸν τοῖσιν ἀκέσιν ἐχρέοντο. Τὰ γὰρ πλεῖςα, αὐτέοισιν εἰρέαται, πλὴν τῶν ὀξηίων νούςων, φάρμακα ἐλατήρια διδόναι, καὶ ὀῤῥὸν, καὶ γάλα, ἐς τὴν ὥρην πιπίσκειν. Ἢν μὲν οὖν ταῦτα ἀγαθὰ ἦν καὶ ἁρμόςςοντα τοῖσι νουσήμασι ἐπ' οἷσι παρήνεον διδόναι, ἔτι ἂν ἀξιώτερα ἐπαίνου ἦν, ὅτι ὀλίγα ἐόντα αὐτάρκεα ἐςί. Νῦν δὲ οὐχ οὕτως ἔχει. Οἱ μέν τοι ὕςερον ἐπιδιασκευάσαντες ἰητρικώτερον, δή τι ἐπῆλθον περὶ τῶν προσοιςέων ἑκάςοισιν.

β'. Ἀτὰρ οὐδὲ περὶ διαίτης οἱ ἀρχαῖοι ξυνέγραψαν οὐδὲν ἄξιον λόγου, καί τοι μέγα τοῦτο παρῆκαν. Τὰς μέν τοι πουλυτροπίας τὰς ἐν ἑκάςῃσι τῶν νούσων, καὶ τὴν πουλυσχιδίην αὐτέων, οὐκ ἠγνόουν· ἔνιοι δὲ τοὺς ἀριθμοὺς ἑκάςου τῶν νουσημάτων σάφα φράζειν ἐθέλοντες, οὐκ ὀρθῶς ἔγραψαν. Μὴ γὰρ καὶ οὐκ εὐαρίθμητον εἴη, εἰ τουτέῳ τις σημανεῖται τὴν τῶν καμνόντων νοῦσον, τῷ, ἕτερον τοῦ ἑτέρου διαφέρειν τι· καὶ μὴ τωὐτὸ νούσημα δοκέειν εἶναι, ἢν μὴ τωὐτὸ οὔνομα ἔχῃ. Ἐμοὶ δ᾿ ἀνδάνει μὲν ἐν πάσῃ τῇ τέχνῃ προσέχειν τὸν νόον· καὶ γὰρ ὁκόσα ἔργα διήκει καλῶς, ἕκαςα χρὴ ποιέειν καὶ ὀρθῶς· καὶ ὁκόσα ταχέως ἔργα, ταχέως· καὶ ὁκόσα καθαρίως, καθαρίως· καὶ ὁκόσα ἀνωδύνως διαχειρίζεσθαι, ὡς ἀνωδυνώτατα ποιέειν. Καὶ τ᾿ ἄλλα πάντα τὰ τοιουτότροπα διαφέροντας τῶν πέλας, ἐπὶ τὸ βέλτιον ποιέειν χρή. Μάλιςα δ᾿ ἂν ἐπαινέσαιμι ἰητρὸν, ὅς τις ἐν τοῖσιν ὀξέσι νουσήμασιν, ἃ τοὺς πλείςους τῶν ἀνθρώπων κτείνει, ἐν τουτέοισι διαφέρων τι τῶν ἄλλων εἴη ἐπὶ τὸ βέλτιον.

rement passé sous silence. Quelques-uns,
à la vérité, n'ont point ignoré les différentes formes et divisions des symptômes ;
mais ils se sont trompés dans leurs descriptions, quand ils ont voulu faire l'énumération exacte des maladies. Au reste il n'est
pas si facile qu'on se l'imagine, d'en fixer
le nombre, lorsqu'il s'agit de discerner les
diverses affections qui toutes diffèrent l'une
de l'autre ; ou si nous croyons qu'une maladie ne peut être la même à moins qu'elle
n'ait le même nom. Mon avis est que
nous devons en toutes choses nous conduire selon les règles de l'art, et agir avec
la plus grande exactitude ; mettre de la cé-
lérité où il en faut ; purger ce qui a besoin
d'être purgé, et pour les cas non douloureux
employer les moyens les plus doux. En
un mot, à l'égard des diverses méthodes,
suivies dans notre art, nous devons réunir
nos efforts pour tendre à la perfection. Je
ferai toujours grand cas d'un médecin qui
différera des autres, par ses succès dans

2...

les maladies aiguës qui font un grand nombre de victimes.

3. Ces maladies , que les anciens ont
nommées aiguës , sont la pleurésie , la péripneumonie , la phrénésie , la léthargie , la
fièvre ardente , outre un grand nombre
d'autres qui ont beaucoup d'analogie avec
les précédentes , et les fièvres continues qui
sont souvent mortelles. Car lorsqu'il ne
règne aucune espèce de maladie pestilentielle et épidémique , mais seulement des
fièvres sporadiques de différente nature ,
il meurt un plus grand nombre de personnes de ces fièvres que d'aucune autre
maladie Le peuple qui n'est point capable
en général de distinguer les meilleurs médecins , approuve ou condamne suivant
son caprice les cures dont il est témoin.
Une grande preuve de cela , c'est que
les personnes étrangères à la médecine ,
sont tout à fait hors d'état de juger ces maladies qui exigent le plus de science , et
que ceux qui ne sont pas médecins , leur
paroissent surtout capables de les guérir. Il

γ. Ἔςι δὲ ταῦτα ὀξέα, ὁκοῖα ὠνόμασαν οἱ
ἀρχαῖοι, πλευρῖτιν, καὶ περιπλευμονίην, καὶ
φρενῖτιν, καὶ λήθαργον, καὶ καῦσον, καὶ τ᾽
ἄλλα νουσήματα, ὁκόσα τουτέων ἐχόμενά ἐςιν,
ὧν οἱ πυρετοὶ τὸ ἐπίπαν ξυνεχέες ἐόντες, κτεί-
νουσιν. Ὅταν γὰρ μὴ λοιμώδεος νούσου τρόπος
τὶς κοινὸς ἐπιδημήςῃ, ἀλλὰ σποράδεες ἔωσιν
αἱ νοῦσοι καὶ μὴ παραπλήσιοι, ὑπὸ τουτέων τῶν
νουσημάτων ἀποθνήσκουσι μᾶλλον, ἢ ὑπὸ τῶν
ἄλλων τῶν ξυμπάντων. Οἱ μὲν οὖν ἰδιῶται,
οὐ κάρτα γιγνώσκουσι τοὺς ἐς ταῦτα διαφέροντας τῶν πέλας, ἑτεροίων τε μᾶλλον ἰημάτων
ἐπαινέται ἢ ψέκται εἰσίν. Ἔπειτα μέγα σημήϊον
τόδε, ὅτι οἱ μὲν δημόται, ἀξυνετώτατοι αὐτοὶ
ἑωυτῶν περὶ τουτέων τῶν νουσημάτων εἰσίν,
ὥς τε μελετητέα εἶναι. Οἱ γὰρ μὴ ἰητροὶ,
ἰητροὶ δοκέουσιν εἶναι μάλιςα διὰ ταύτας τὰς
νούσους. Ῥηΐδιον γὰρ τὰ ὀνόματα ἐκμανθάνειν
ὁκοῖα νενόμιςαι προσφέρεσθαι, πρὸς τοὺς τὰ
τοιαῦτα κάμνοντας. Ἢν γὰρ ὀνομάςῃ τὶς πτι-

σάνης χυλὸν, καὶ οἶνον τοῖον, ἢ τοῖον, ἢ καὶ
μελίκρητον, ἅπαντα τοῖσι δημότῃσι δοκέουσιν
ἰητροὶ ταῦτα λέγειν, οἵ τε βελτίους, καὶ οἱ
χείρους. Τὰ δὲ οὐχ οὕτως ἔχει, ἀλλ᾽ ἐν τουτέοισι δὴ, καὶ πάνυ μέγα διαφέρουσιν ἕτεροι
ἑτεροίων.

δ′. Δοκέει δέ μοι ἄξια γραφῆς εἶναι ταῦτα
μάλιςα, ὁκόσα τε ἀκαταμάθητά ἐςι τοῖσιν
ἰητροῖσιν, ἐπίκαιρα ἐόντα εἰδέναι, καὶ ὁκόσα
μεγάλας ὠφελείας φέρει, ἢ μεγάλας βλάβας.
Ἀκαταμάθητα μὲν οὖν, τάδε ἐςί. διατί ἄρα ἐν
τοῖσιν ὀξήσι νούσοισιν, οἱ μὲν τῶν ἰητρῶν,
ἅπαντα τὸν αἰῶνα διατελέουσι πτισάνας δι-
δόντες ἀδιηθήτους, καὶ νομίζουσιν ὀρθῶς
ἰητρεύειν· οἱ δέ τινες, περὶ παντὸς ποιεῦνται,
ὅκως κριθὴν μηδεμίην καταπίῃ ὁ κάμνων,
μεγάλην γὰρ βλάβην ἡγέονται εἶναι, ἀλλὰ δι᾽
ὀθονίου διηθεῦντες τὸν χυλὸν, διδόασιν. Οἱ

est toujours facile de retenir quelques noms
usités pour les prescriptions que l'on fait
aux malades. Par exemple, si quelqu'un
vient à nommer le suc de tisane, ou quelque espèce particulière de vin ou d'hydromel, il ne manquera pas de passer aussitôt
pour médecin, dans l'esprit du peuple, qui
ne sait pas discerner les bons d'avec les
mauvais médecins. Il en est cependant tout
autrement qu'on ne pense : et il y a une très-
grande différence entre les uns et les autres.

4. Or, je crois très-important d'écrire
sur un sujet qui a échappé jusqu'ici à l'attention des médecins, et de faire connoître
les principaux avantages qu'ils doivent en
retirer, ou les inconvéniens graves qu'ils
doivent éviter. Voici en général ce qu'on
ignore; pourquoi dans les maladies aiguës,
certains médecins, sans avoir aucun égard
au régime, prescrivent en tout temps la tisane, dans la croyance d'obtenir plus sure-
ment la guérison? Pourquoi il y en a d'autres
qui attachent la plus grande importance à ne
point permettre à leurs malades, de l'orge

2......

cuite, la regardant comme très-nuisible ; et néanmoins ils les nourrissent avec le jus, qu'ils en tirent par expression, tandis que quelques - uns défendent la tisane et son jus, jusqu'au septième jour, et d'autres enfin, pendant tout le cours de la maladie jusqu'à ce que la crise soit arrivée ? Les médecins ne se sont pas fort occupés de ces sortes de questions, et peut-être n'ont-ils point cherché à les résoudre. Cependant il arrive ainsi que l'art est tellement décrédité parmi le peuple, que celui-ci ne croit point du tout à l'existence de la médecine : et par la raison que les médecins sont si peu d'accord entr'eux, dans les maladies aiguës, que l'un approuve comme ce qu'il y a de meilleur, ce que l'autre blâme au contraire comme ce qu'il y a de plus mauvais, on dit alors de la médecine, qu'elle ressemble aux augures. En effet les devins qui consultent le vol des oiseaux le regardent comme favorable s'il vient de la gauche, et sinistre s'il vient de la droite ; on trouve à peu près les mêmes résultats

ὃ αὖ τινές αὐτέων, οὔτ' ἂν πτισάνην παχηλὴν
δοῖεν, οὔτε χυλόν. Οἱ μὲν, μέχρις ἂν ἑβδο-
μαῖος γένηται ὁ κάμνων· οἱ δὲ, καὶ διὰ τέλεος
ἄχρις ἂν κριθῇ ἡ νοῦσος. Μάλα μὲν οὖν οὐδὲ
προβάλλεσθαι τὰ τοιαῦτα ζητήματα εἰθισμέ-
νοί εἰσιν οἱ ἰητροί. Ἴσως δὲ οὐδὲ προβαλλό-
μενα ἀρέσκεται. Καί τοι διαβολήν γε ἔχει ὅλη
ἡ τέχνη πρὸς τῶν δημοτέων μεγάλην, ὡς μηδὲ
δοκέειν ὅλως ἰητρικὴν εἶναι. Ἔν γε τοῖσιν ὀξέσι
τῶν νουσημάτων, τοσόνδε διοίσουσιν ἀλλήλων οἱ χειρώνακτες, ὡς τε ἃ ὁ ἕτερος προσ-
φέρει ἡγεύμενος ἄριστα εἶναι, ταῦτα νομίζειν
ἤδη τὸν ἕτερον, κακά εἶναι· καὶ σχεδὸν ἂν, κατά
γε τὸ τοιόνδε, τὴν τέχνην φαίεν ὁμοιοῦσθαι
μαντικῇ. Ὅτι οἱ μάντιες τὸν αὐτὸν ὄρνιθα, εἰ
μὲν ἀριστερὸς εἴη, ἀγαθὸν νομίζουσιν εἶναι· εἰ δὲ
δεξιὸς, κακόν. Καὶ ἐν ἱεροσκοπίῃ τὰ τοιάδε εὕροι
τις ἂν καὶ ἄλλα ἐπ' ἄλλοισιν· ἀλλ' ἔνιοι τῶν
μάντιων, τἀναντία τουτέων.

ε'. Φημὶ δὲ πάγκαλον εἶναι τοῦτο τὸ σκέμμα, καὶ ἠδελφισμένον τοῖσι πλείστοισι τῶν ἐν τῇ τέχνῃ, καὶ ἐπικαιροτάτοισι. Καὶ γὰρ τοῖσι νοσέουσι πᾶσιν ἐς ὑγιείην μεγά τι δύναται, καὶ τοῖσιν ὑγιαίνουσιν ἐς ἀσφαλείην, καὶ τοῖσιν ἀσκέουσιν ἐς εὐεξίην, καὶ ἐς ὅ, τι ἂν ἕκαστος ἐθέλοι. Πτισάνη μὲν οὖν δοκέει ὀρθῶς προκεκρίσθαι τῶν σιτηρῶν γευμάτων, ἐν τουτέοισι τοῖσι νουσήμασι· καὶ ἐπαινέω γε τοὺς προκρίναντας. Τὸ γὰρ γλίσχρασμα αὐτέης, λεῖον, καὶ ξυνεχές, καὶ προσηνές ἐστι, καὶ ὀλισθηρὸν, καὶ πλαδαρὸν μετρίως, καὶ ἄδιψον, καὶ εὐέκκριτον, εἴ τι καὶ τουτέου προσδέοι· καὶ οὔτε στύψιν ἔχον, οὔτε ἄραδον κακὸν, οὔτε ἀνοιδίσκεται ἐν τῇ κοιλίῃ, ἀνῴδηκε γὰρ ἐν τῇ ἑψήσει, ὁκόσον ἂν πλεῖστον ἐπεφύκει διογκοῦσθαι. Ὁκόσοι μὲν οὖν πτισάνῃσι χρέονται ἐν τουτέοισι τοῖσι νουσήμασιν, οὐδεμιῇ ἡμέρῃ κενεαγγητέον ὡς ἔπος εἰρῆσθαι,

dans la science des Aruspices, où les devins sont si peu d'accord les uns et les autres, que le plus souvent ils se contredisent.

5. Mais je maintiens que les recherches sur le régime sont très-belles, et qu'elles embrassent plusieurs autres parties de la médecine qui sont importantes. Car le régime peut beaucoup pour la guérison des malades et pour entretenir la santé ; pour fortifier ceux qui font de l'exercice, et procurer à chacun tout le bien qu'il en attend. La tisane me paroît donc bien préférable à tout autre aliment tiré des différentes espèces de grains ; et je loue beaucoup ceux qui lui ont donné cette préférence , dans les maladies aiguës , car elle a une espèce de viscosité légère , agréable , lubréfiante , humectante, qui n'altère point et délaye tout ce qui a besoin de l'être. Elle n'est point astringente, ne dérange point l'estomac durant la digestion, et ne produit aucune tension du ventre , ayant perdu cette propriété par la coction qui l'a fait gonfler autant que le permet sa nature. Ceux qui font usage de

la tisane ne doivent point en laisser un seul jour manquer leurs vaisseaux, pour m'exprimer ainsi : mais ils la prendront régulièrement, à moins qu'il ne faille en interrompre l'usage, à cause des purgatifs ou des lavemens. On la donnera deux fois par jour à ceux qui ont l'habitude de faire deux repas, ou une fois à ceux qui ne prennent ordinairement qu'un seul repas, et seulement les premiers jours, néanmoins on les accoutumera peu à peu à en prendre deux fois par jour, si on le juge nécessaire. Au commencement, on ne doit donner la tisane, ni trop épaisse, ni en trop grande quantité, mais suivant l'appétit de celui à qui on la prescrit, afin de ne pas causer une trop grande inanition des vaisseaux.

6. Quant à la manière de doser le suc de tisane : si la maladie est accompagnée d'une grande sécheresse, comme quelque-uns le croient, il ne faut pas que la dose en soit trop forte ; il est même bon de faire boire au malade, avant le suc de tisane, soit de l'hydromel, soit du vin ou toute autre li-

ἀλλὰ χρηστέον καὶ οὐ διαλειπτέον, ἢν μή τι
δέῃ, ἢ διὰ φαρμακίην, ἢ διὰ κλύσιν διαλείπειν.
Καὶ τοῖσι μέν γε εἰθισμένοισι, δὶς σιτέεσθαι
τῆς ἡμέρης, δὶς δοτέον. Τοῖσι δὲ μονοσιτέειν
εἰθισμένοισιν, ἅπαξ δοτέον τὴν πρώτην, ἐκ
προσαγωγῆς δέ ἢν δὲ ἐνδέχηται, τουτέοισι
καὶ δὶς δοτέον ἢν τι δοκέῃ προσδεῖν. Πλῆθος
δὲ ἀρκέει κατ' ἀρχὰς διδόναι, μὴ πουλὺ, μηδὲ ὑπέρπαχυ, ἀλλ' ὁκόσον ἕνεκεν τοῦ ἔθεος
ἐσιέναι τι, καὶ κενεαγγίην μὴ γενέσθαι
πουλλήν.

ϛ΄. Περὶ δὲ τῆς ἐπιδόσιος ἐς πλῆθος τοῦ
ῥοφήματος, ἢν μὲν ξηρότατον ᾖ τὸ νούσημα,
ἢ ὡς ἄν τις οἴοιτο, οὐ χρὴ ἐπὶ πλέον διδόναι,
ἀλλὰ προπίνειν πρὸ τοῦ ῥοφήματος, ἢ μελίκρητον, ἢ οἶνον, ἢ ὁκότερον ἂν ἁρμόζῃ. Τὸ δ'
ἁρμόττον ἐπ' ἑκάστοισι τῶν παθῶν εἰρήσεται·
ἢν δὲ ὑγραίνηται τὸ στόμα, καὶ τὰ ἀπὸ τοῦ

πλεύμονος εἴη, ὁκοῖα δεῖ, ἐπιδιδόναι χρὴ ἐς
πλῆθος τοῦ ῥοφήματος, ὡς ἐν κεφαλαίῳ εἰρῆσθαι. Τὰ μὲν γὰρ θᾶσσον καὶ μᾶλλον πλα-
δῶντα, ταχύτητα κρίσιος σημαίνει. Τὰ δὲ
βραδύτερον καὶ ἧσσον, βραδυτέρην σημαίνει
τὴν κρίσιν· καὶ ταῦτα αὐτὰ μὲν καθ᾽ αὑτά,
τοιάδε τὸ ἐπίπαν ἐςί. Πολλὰ δὲ καὶ ἄλλα ἐπίκαιρα παρεῖται, οἷσι προσημαίνεσθαι δεῖ ἃ
εἰρήσεται ὕςερον· καὶ ὁκόσῳ ἂν πλείων ἢ κάθαρσις γίγνηται, τοσῷδε χρὴ πλέον ἐπιδιδόναι
ἄχρι κρίσιος· μάλιςα δὲ κρίσιος ὑπερβολὴ, δύο
ἡμερέων· οἷσί γε ἢ πεμπταίοισιν ἢ ἑβδομαίοι-
σιν, ἢ ἐνναταίοισι δοκέει κρίνεσθαι, ὡς καὶ τὸ
ἄρτιον καὶ τὸ περιττὸν, προμηθὲς ᾖ· μετὰ δὲ
τοῦτο, τῷ μὲν ῥοφήματι ἐς τὸ πρωῒ χρηςίον,
ἐς ὀψὲ δὲ ἐς σιτία μεταβάλλειν. Ξυμφέρει δὲ
τὰ τοιάδε ὡς ἐπιτοπουλὺ τοῖσιν ὅλῃσι πτισά-
νῃσιν αὐτίκα χρεομένοισιν.

queur qu'on jugera convenable. Je spéci-
fierai , dans la suite ce qui convient à
chaque maladie en particulier. Si la bouche
est humectée , et que la matière expectorée
soit louable , il faut augmenter la quantité du suc de tisane ; car, pour le dire sommairement , plus il y a d'humectation , et
plus la crise est prochaine : et au contraire,
moins il y en a , et plus elle est lente. Je
passe plusieurs autres choses sous silence ,
pour en reprendre l'examen dans la suite.
Je dis donc que , plus l'expectoration est
abondante, plus on doit augmenter la quantité de tisane , jusqu'à ce que la crise se
fasse : il est même à propos d'en continuer
l'usage pendant deux jours après la crise ,
de crainte de rechûte , surtout lorsqu'il y a
des signes critiques , le cinquième , le septième ou le neuvième jour : on aura égard
au nombre pair et impair des jours. Ensuite il est à propos de donner au malade
le suc de tisane soir et matin , jusqu'à ce
qu'il soit en état de passer à l'usage des
alimens solides. Voici, en général, les avan-

tages qui résultent de l'usage immédiat de toute la tisane.

7. Dans la pleurésie, les douleurs s'apaisent promptement d'elles-mêmes, lorsque les malades commencent à expectorer; l'excrétion pulmonaire est alors bien plus parfaite et la suppuration est moins à craindre, que si l'on suivoit un tout autre régime. Les crises sont aussi plus naturelles, moins difficiles, et les rechûtes moins fréquentes. La tisane doit être faite avec la meilleure orge et bien cuite, à moins qu'on ne doive faire usage que de son jus; car, outre les autres vertus de la tisane, cette préparation rend la boisson d'orge très-lubréfiante et propre à humecter la gorge, sans qu'on puisse en être incommodé, car elle ne cause d'obstruction nulle part; ne pèse point sur l'estomac quoique très-relâchante, n'altère point, se digère avec facilité, et devient une nourriture très-légère, pourvu qu'elle soit bien cuite surtout. Si donc on appréhende d'abord de prescrire la quantité de nourriture nécessaire suivant l'espèce de

ζ'. Αἵ τε γὰρ ὀδύναι ἐν τοῖσι πλευριτικοῖσιν, αὐτίκα αὐτόματοι παύονται, ὅταν ἄρξωνται πτυέιν τι ἄξιον λόγου καὶ ἐκκαθαίρεσθαι. Αἵ τε καθάρσιες, πολλῷ τελεώτεραι εἰσί, καὶ ἔμπυοι ἧττον γίγνονται, ἢ εἰ ἀλλοίως τις διαιτῷη, καὶ αἱ κρίσιες ἁπλούτεραι, καὶ εὐκριτώτεραι, καὶ ἧσσον ὑποστροφώδεες. Τὰς δὲ πτισάνας χρὴ ἐκ κριθέων τέως βελτίστων εἶναι, καὶ ὡς κάλλιστα ἐψῆσθαι, καὶ ἄλλως, ἢν μὴ τῷ χυλῷ μούνῳ μέλλῃς χρέεσθαι. Μετὰ γὰρ τῆς ἄλλης ἀρετῆς, τῆς πτισάνης, τὸ ὀλισθηρὸν τὴν κριθὴν κατα-πινομένην, ποιέει μὴ βλάπτειν. Οὐδαμοῦ γὰρ προσίσχεται, οὐδὲ μένει κατὰ τὴν τὸ θώρη-κος ἵξιν· Ὀλισθηροτάτη δὲ, καὶ ἀδιψοτάτη, καὶ εὐπεπτοτάτη, καὶ εὐγενεστάτη ἐστὶν, ἡ κάλλιστα ἑφθὴ, ὧν πάντων δεῖ. Ἢν μὲν οὖν μὴ προστιμωρήσῃ τις, ὁκόσων δεῖται αὐτάρκης εἶναι ὁ τρόπος τῆς τοιαύτης πτισανορροφίης, πολ-λαχῇ βεβλάψεται. Ὁκόσοισι γὰρ σῖτος αὐτίκα ἐγκατακέκλεισται, ἢν μή τις ὑποκενώσας ῥο-

φῆμα δ᾽ ῇ, τὴν ὀδύνην ἐνεοῦσαν προσπαρο-
ξύνειεν ἄν, καὶ μὴ ἐνεοῦσαν εὐθὺς ποιήσειεν,
καὶ πνεῦμα πυκνότατον γίνοιτ᾽ ἄν· κακὸν δὲ
τοῦτό ἐστι· ξηραντικώτερον γὰρ πλεύμονος, καὶ
κοπῶδες ὑποχονδρίων, καὶ ἤτρου, καὶ φρενῶν.
Τοῦτο δὲ, ἢν ἔτι τῆς ὀδύνης τοῦ πλευροῦ ξυν-
εχέος ἐούσης, καὶ πρὸς τὰ θερμάσματα μὴ
χαλώσης, καὶ τοῦ πτυέλου μὴ ἀνιόντος, ἀλλὰ
καταγλισχραινομένου ἀπέπτως, ἢν μὴ λύσῃ
τις τὴν ὀδύνην, ἢ κοιλίην μαλθάξας, ἢ φλέβα
ταμών, ἢ ὁκότερον ἂν τουτέων ξυμφέρῃ· τὰς
δὲ πτισάνας ἢν οὕτως ἔχωσι διδῷς, ταχέως οἱ
θάνατοι τῶν τοιουτέων γίγνονται. Διὰ ταύτας
οὖν τὰς προφάσιας, καὶ ἑτέρας τοιαύτας ἔτι μᾶλλον, οἱ ὅλῃσι τῇσι πτισάνῃσι χρεόμενοι,
ἑβδομαῖοι καὶ ὀλιγημερώτεροι θνήσκουσι· οἱ
μέν τοι, καὶ τὴν γνώμην βλαβέντες· οἱ δὲ,
ὑπὸ τῆς ὀρθοπνοίης τε καὶ τοῦ ῥέγχους ἀπο-
πνιγέντες.

ή. Μάλα δὲ τοὺς τοιουτέους οἱ ἀρχαῖοι,
βλητοὺς ἐνόμιζον εἶναι, διὰ τόδε μάλιστα. Οὐκ

tisane, on nuit le plus souvent au malade. Mais si, par-dessus les alimens, on donne immédiatement le suc de tisane, avant que le malade ait évacué ses excrémens, on ne fait qu'augmenter ses douleurs ou lui en procurer s'il n'en a pas. La respiration devient très-accélérée ce qui est un très-grand mal; car elle dessèche le poumon, fatigue les hypocondres, le ventre et le diaphragme. Ajoutez, que si la douleur de côté, est continuelle, et ne cède point aux fomentations chaudes, tandis qu'il ne se fait aucune expectoration, ou si la matière en est visqueuse et sans coction; si, dis-je, au lieu de l'apaiser par la saignée ou la purgation, suivant que l'un de ces deux moyens paroît le plus convenable, on fait prendre de la tisane au malade, on hâte sa mort. Delà vient que ceux qui usent de la tisane entière en pareil cas, meurent le septième jour, et même plutôt; les uns dans le délire, et les autres suffoqués par le râle et l'orthopnée.

8. Les anciens croyoient ainsi que ces malades périssoient comme les foudroyés,

tant par la promptitude de la mort, que parce qu'ils avoient trouvé le côté entièrement livide, chez ceux qui avoient succombé comme s'ils eussent reçu une contusion. Mais la vraie cause de cette couleur consiste dans la promptitude de la mort avant que la douleur de côté ait cessé. La respiration est très-gênée : la vitesse et la fréquence des inspirations, ainsi que nous l'avons déjà observé, lorsque la matière de l'expectoration est extrêmement visqueuse et sans coction, s'opposent à son excrétion ; et les crachats venant à s'arrêter au gosier jusque dans les ramifications des bronches, y excitent le râle. La maladie est ordinairement funeste quand elle parvient à ce point ; car toute matière visqueuse obstrue le passage de l'air dans le poumon, et la force d'en sortir très-promptement. Ainsi ces deux causes réunies sont très-dangereuses, car la viscosité de l'expectoration rend la respiration plus fréquente ; et celle-ci augmente la viscosité des matières dont elle empêche l'excrétion. Si l'usage seul de

ἥκιςα δὲ ὅτι καὶ ἀποθανόντων αὐτέων, ἡ
πλευρὴ πελίη εὑρίσκεται, ἴκελόν τι πληγῇ. Αἴτιον δὲ τουτέου, τόδε ἐςὶν, ὅτι πρὶν λυθῆναι
τὴν ὀδύνην, θνήσκουσι. Ταχέως γὰρ πνευμα-
τίαι γίγνονται. Ὑπὸ δὲ τοῦ πολλοῦ, καὶ πυκνοῦ
πνεύματος, ὡς ἤδη εἴρηται, καταγλισχραινόμε-
νον τὸ πτύελον ἀπέπτως, κωλύει τὴν ἐπάνο-
δον γίγνεσθαι, ἀλλὰ τὴν ῥέγξιν ποιέει, ἐνισχόμενον ἐν τοῖσι βρογχίοισι τοῦ πλεύμονος. Καὶ
ὁκόταν ἐς τ'ωὖτὸ ἔλθῃ, θανατῶδες ἤδη ὡς ἐπιτοπουλὺ ἐςι. Καὶ γὰρ αὐτὸ τὸ πτύελον ἐνισχόμενον, κωλύει μὲν τὸ πνεῦμα εἴσω φέρεσθαι·
ἀναγκάζει δὲ ταχέως ἔξω φέρεσθαι. Καὶ οὕτως
ἐς τὸ κακὸν ἀλλήλοισι τιμωρέουσι. Τό, τε γὰρ
πτύελον ἐνισχόμενον, πυκνὸν τὸ πνεῦμα ποιέει·
τό, τε πνεῦμα πυκνὸν ἐὸν, ἐπιγλισχραίνει τὸ
πτύελον, καὶ κωλύει ἀπολισθαίνειν. Κατα-
λαμβάνει δὲ ταῦτα οὐ μοῦνον ἢν πτισάνῃ ἀκαί-
ρως χρέωνται, ἀλλὰ πουλὺ μᾶλλον, ἤν τι ἄλλο
φάγωσιν ἢ πίωσιν πτισάνης ἀνεπιτηδειότερον.
Μάλα μὲν οὖν τὰ πλεῖςα παραπλήσιαί εἰσιν
αἱ τιμωρίαι, τοῖσί τε ὕλῃσι τῇσι πτισάνῃσι

χριομένοισι, τοῖσί τε τῷ χυλῷ αὐτέω, τοῖσί τε μεθ' ἑτέρῳ τουτέων, ἀλλὰ ποτῷ μοῦνον. Ἔστι δ' ὅπη καὶ διαφερόντως τιμωρητέον.

θ'. Χρὴ δὲ τόγε πάμπαν οὕτω ποιέειν. Ἢν νεοβρῶτι ἐόντι αὐτέῳ καὶ κοιλίης μήπω ὑποκεχωρηκυίης ἄρξηται ὁ πυρετὸς, ἤν τε ξὺν ὀδύνῃ, ἤν τε ἄνευ ὀδύνης, ἐπισχεῖν τὴν δόσιν τοῦ ῥοφήματος, ἔστ' ἂν οἴηται κεχωρηκέναι ἐς τὸ κάτω μέρος τοῦ ἐντέρου τὸ σιτίον. Χρέεσθαι δὲ ποτῷ, ἢν μὲν ἄλγημά τι ἔχῃ, ὀξυμέλιτι, χειμῶνος μὲν, θερμῷ θέρεος δὲ, ψυχρῷ. Ἢν δὲ πολλὴ δίψα ᾖ, μελικρήτῳ καὶ ὕδατι. Ἔπειτα μέν τοι, ἢν μὲν ἄλγημά τι ἐνῇ, ἢ τῶν ἐπικινδύνων τι ἐμφαίνηται, διδόναι τὸ ῥόφημα, μήτε πουλὺ, μήτε παχὺ, μετὰ δὲ τὴν ἑβδό-

la tisane est suivi de si graves inconvéniens quand on la prend inconsidérément;
à plus forte raison doit-on redouter les
dangereux effets d'alimens ou de boissons
moins convenables. Les secours à opposer à
ces accidens sont à peu près les mêmes, soit
qu'un malade ait pris la tisane entière, ou
son suc écrémé, ou seulement la boisson
d'orge; il est cependant des occasions où il
faut y remédier d'une manière différente.

9. Voici en général comment on doit
agir : si un homme est attaqué de la fièvre
aussitôt après avoir mangé, et avant
d'avoir rendu ses excrémens, il doit s'abstenir de la tisane, soit qu'il éprouve de la
douleur ou non, jusqu'à ce qu'il sente les
alimens passer dans les intestins inférieurs.
S'ils ne ressent aucune douleur, il boira de
l'oxymel chaud si c'est en hiver, et froid si
c'est en été; et s'il est extrêmement altéré, de
l'hydromel delayé avec beaucoup d'eau. Si
la douleur est continue, avec quelqu'appa-
parence de danger, on ne permettra la
tisane qu'après le septième ou le neuvième

jour, pourvu que les forces puissent la supporter; il faut même dans ce cas, qu'elle ne soit ni trop épaisse ni en trop grande quantité. Mais si le malade est robuste et dans la fleur de l'âge, et si les alimens qu'il a pris n'ont point encore fait place à une nouvelle quantité de nourriture, il doit user de lavemens; et s'il est trop foible, il aura recours aux suppositoires, à moins qu'il n'ait le ventre libre naturellement.

10. Quant au moment opportun de prescrire la tisane, tant au commencement que pendant le cours de la maladie, c'est d'observer attentivement quand les pieds sont froids; car il faut alors s'en abstenir, ainsi que de toute boisson, et attendre que la chaleur revienne aux pieds. On doit regarder ce moment opportun, comme très-capable de produire des changemens dans les maladies, surtout aiguës, et plus particulièrement dans les fièvres les plus dangereuses. On commencera par donner le suc de tisane, ensuite la tisane entière; l'on veillera attentive-

μην ἢ ἐννάτην, ἢν ἰσχύῃ. Ἢν δὲ μὴ ὑπεληλύθη
ὁ παλαιότερος σῖτος νεοβρῶτι ἐόντι, ἢν μὲν
ἰσχύῃ τε καὶ ἀκμάζῃ τῇ ἡλικίῃ, κλύσαι· ἢν
δὲ ἀσθενέστερος ᾖ, βαλάνῳ προσχρήσασθαι,
ἢν μὴ αὐτόματα διεξίῃ καλῶς.

ί. Καιρὸν δὲ τῆς δόσιος τοῦ ῥοφήματος, τόνδε
μάλιστα φυλάσσεσθαι, καὶ κατ᾽ ἀρχάς καὶ διὰ
παντὸς τοῦ νουσήματος, ὅταν μὲν οἱ πόδες
ψυχροὶ ἔωσιν, ἐπισχεῖν χρὴ τοῦ ῥοφήματος
τὴν δόσιν· μάλιστα δὲ τοῦ ποτοῦ ἀπέχεσθαι.
Ὁκόταν δὲ ἡ θέρμη καταβῇ ἐς τοὺς πόδας,
τότε διδόναι. Καὶ νομίζειν μέγα δύνασθαι τὸν
καιρὸν τοῦτον ἐν ἁπάσῃσι τῇσι νούσοισιν. Οὐκ
ἥκιστα δὲ ἐν τῇσιν ὀξέῃσι· μάλιστα δὲ ἐν τῇσι
μᾶλλον πυρετώδεσι καὶ ἐπικινδυνοτάτῃσι. Χρῆ-
σθαι δὲ, πρῶτον μὲν μάλιστα, χυλῷ, ἔπειτα δὲ,
πτισάνῃ, κατὰ τὰ τεκμήρια τὰ προγεγραμ-
μένα ἀκριβῶς ἀναθεωρέων.

1..*

εά. Ὀδύνη δὲ πλευροῦ, ἤν τε κατ' ἀρχὰς γένηται, ἤν τε ἐς ὕστερον, θερμάσμασι μὲν πρῶτον οὐκ ἀπὸ τρόπου ἐστὶ χρησάμενον, πειρη-
θῆναι διαλῦσαι τὴν ὀδύνην. Θερμασμάτων δέ,
κράτιστον μὲν ὕδωρ θερμὸν ἐν ἀσκῷ, ἢ ἐν
κύστει, ἢ ἐν χαλκῷ ἀγγείῳ, ἢ ἐν ὀστρακίνῳ.
Προϋποτιθέναι δὲ χρή, μαλθακόν τι πρὸς
τὴν πλευρήν, προσηνείης ἕνεκεν. Ἀγαθὸν δὲ
καὶ σπόγγος μαλθακός, μέγας, ἐξ ὕδατος θερμοῦ ἐκπεπιεσμένος προστίθεσθαι. Περιστέγειν
τε ἱματίῳ τὴν θάλψιν χρή. Πλείω τε γὰρ χρόνον ἂν διαρκέσει, καὶ παραμενεῖ, καὶ ἵνα μὴ ἡ
ἀτμὶς πρὸς τὸ πνεῦμα τοῦ κάμνοντος προσ-
φέρηται· ἢν ἄρα μὴ δοκέῃ καὶ τοῦτο χρήσι-
μον πρός τι εἶναι. Ἔστι γὰρ ὅτε δεῖ πρός τι. Ἔτι
δὲ καὶ κριθαὶ καὶ ὄροβοι ἐν ὄξει κεκρημένῳ,
σμικρῷ ὀξύτερον, ἢ ὡς ἄν τις πίοι, διέντα καὶ
ἀναζέσαντα, ἐς μαρσύππια τε ἀπορράψαντα,
προστιθέναι. Καὶ πίτυρα τὸν αὐτὸν τρόπον.
Πυρίη δὲ ξηρῇ, ἅλες, καὶ κέγχροι πεφρυγμένοι ἐν

ment à l'observation des règles que nous avons prescrites.

11. Il est d'usage aussi d'essayer d'abord de dissiper la douleur de côté, avec des fomentations chaudes, soit au commencement soit pendant le cours de la maladie; la meilleure de cette espèce est l'eau chaude renfermée dans une outre, ou une vessie, ou bien dans un vaisseau de cuivre ou d'écaille : mais afin que le contact en soit plus doux, on a soin auparavant de placer sur le côté, quelque chose de mollet. On peut se servir aussi avec avantage, d'une grande éponge fine, trempée dans l'eau chaude et légèrement exprimée; pour l'appliquer ensuite sur le côté : il faut avoir l'attention d'envelopper le malade avec ses couvertures, afin de conserver plus long-temps la chaleur, et d'empêcher les vapeurs humides de pénétrer jusqu'à la respiration, à moins qu'on ne juge ce moyen de quelque utilité : il est en effet des occasions où son usage devient nécessaire. Il est encore utile de faire des applications humides

avec de petits sachets remplis de farine
d'orge ou d'orobe, mêlée à du vinaigre
un peu plus fort que pour l'usage ordinaire ; on applique ces sachets après les
avoir cousus et fait bouillir dans le vinaigre ; on emploie le son de la même
manière. Pour les applications sèches, on
se sert de sel et de millet torréfiés, dont
on emplit des sachets de laine : ce sont
là les meilleurs ; car le millet est léger et
doux.

12. Les fomentations émollientes dissipent les douleurs qui s'étendent aux clavicules ; mais, dans le cas où elles ont
une autre direction, la saignée n'y est pas
aussi nécessaire. Si les fomentations n'a-
paisent point ces douleurs, il ne faut pas
les continuer trop long-temps, car elles
dessèchent le poumon et font naître
la suppuration. Si la douleur de côté se
fait sentir à la clavicule, ou à la mamelle,
avec une pesanteur au bras ; ou si elle
est située au dessus du diaphragme, il convient en pareille circonstance d'ouvrir la

εἰρίοισι μαρσυππίοισι ἐπιτηδειότατοι. Καὶ
γὰρ κοῦφον καὶ προσηνὲς ὁ κέγχρος.

ιβ'. Λύει δὲ μάλθαξις ἡ τοιήδε καὶ τὰς
πρὸς κληίδας περαιούσας ἀλγηδόνας. Τομὴ
μέντοι γε οὐχ ὁμοίως λύει ὀδύνην, ἢν μὴ πρὸς
τὴν κληίδα περαίνῃ ἡ ὀδύνη. Ἢν δὲ μὴ λύηται
πρὸς τὰ θερμάσματα ὁ πόνος, οὐ χρὴ πουλὺν
χρόνον θερμαίνειν. Καὶ γὰρ ξηραντικὸν τοῦ
πλεύμονος τοῦτό ἐστι καὶ ἐκπυητικόν. Ἀλλ' ἢν
μὲν σημαίνῃ ἡ ὀδύνη ἐς τὴν κληίδα, ἢ ἐς τὸν
βραχίονα βάρος, ἢ περὶ μαζὸν, ἢ ὑπὲρ τῶν
φρενῶν, τάμνειν ἀρήγει τὴν ἐν τῷ ἀγκῶνι φλέβα,
τὴν εἴσω. Καὶ μὴ ὀκνεῖν συχνὸν ἀφαιρέειν τὸ
αἷμα, ἕως ἂν ἐρυθρότερον πολλῷ ῥυῇ, ἢ ἀντὶ

καθαροῦ καὶ ἐρυθροῦ, πέλιον· ἀμφοτεροῖα γὰρ
γίγνεται.

ιγ΄. Ἢν δὲ ὑπὸ τὰς φρένας ᾖ τὸ ἄλγημα, ἐς δὲ
τὴν κληῖδα μὴ σημαίνῃ, μαλθάσσειν δεῖ τὴν κοιλίην, ἢ μέλανι ἐλλεβόρῳ, ἢ πεπλίῳ. Μέλανι μὲν
δαῦκον, ἢ σέσελι, ἢ κύμινον, ἢ ἄννησον, ἢ ἄλλό
τι τῶν εὐωδέων μίσγοντα· πεπλίῳ δὲ, ὀπὸν σιλφίου. Ἀτὰρ καὶ μισγόμενα ἀλλήλοισιν, ὁμοιότρο-
πα ταῦτά ἐστίν. Ἄγει δὲ μέλας μὲν καλλίω, καὶ
κρισιμώτερα πεπλίου. Πέπλιον δὲ, μέλανος μᾶλλον φυσέων καταῤῥηκτικώτερόν ἐστιν. Ἄμφω δὲ
ταῦτα, ὀδύνην παύει. Παύει δὲ καὶ ἄλλα πολλὰ
τῶν ὑπηλάτων. Κράτιστα δὲ ταῦτα ὧν ἐγὼ οἶδά
ἐστιν. Ἐπεὶ καὶ τὰ ἐν τοῖσι ῥοφήματι διδόμενα
ὑπήλατα, ἀρήγει, ὁκόσα μὴ ἄγαν εἰσὶν ἀηδέα,
ἢ διὰ πικρότητα, ἢ δι᾽ ἄλλην τινὰ ἀηδίην; ἢ
διὰ πλῆθος, ἢ χροίην, ἢ ὑποψίην τινά. Τὴν
μὲν πτισσάνην ὁκόταν πίῃ τὸ φάρμακον,

veine interne du bras au pli du coude ;
l'on doit alors ne pas appréhender de tirer
du sang, tant que sa couleur est d'un rouge
foncé, ou noire, au lieu d'être simplement
rouge et pure comme dans l'état naturel ; car
l'une des deux couleurs précédentes, paroît
ordinairement.

13. Mais si la douleur ne se fait point sentir à la clavicule, et qu'elle soit située au dessous du diaphragme, on doit alors lâcher le
ventre avec l'ellébore noir ou avec le suc de
peplium ou de tithymale, et les semences
de carottes sauvages, de séséli, de cumin,
d'anet, ou de toute autre plante odorifé-
rante, ou avec l'épurge et le suc de silphium. Au reste les mélanges de substances
semblables ont tous à peu près mêmes
vertus. L'ellébore noir opère mieux par les
selles, et hâte plus efficacement la crise,
que ne le pourroit faire l'épurge ou la tithymale ; ce dernier a plus de vertu pour
chasser les vents. Ces deux plantes ont une
qualité anodyne qui leur est commune
avec plusieurs autres purgatifs : ce sont

les meilleurs que je connoisse. On peut aussi donner commodément dans le jus de tisane les purgatifs qui ne sont point trop amers, ni rebutans par leur quantité, leur saveur, leur couleur, ou par quelqu'autre impression désagréable. Lorsqu'on fait prendre un purgatif, il convient de donner aussitôt après une dose de tisane, dans la même proportion que celle à laquelle on est habitué ; mais il faut s'en abstenir tandis que le purgatif opère, et ne la donner que dans les intervalles où celui-ci a cessé d'agir, d'abord en moindre quantité que de coutume, et ensuite l'augmenter progressivement, pourvu que la douleur ait cessé, et que rien d'ailleurs ne s'y oppose. Ce que je viens de dire concerne également l'usage du suc de tisane. Mon avis est donc qu'il vaut mieux, en général, commencer tout de suite à donner la tisane entière aux malades, que d'y avoir recours le troisième, quatrième, cinquième, sixième et septième jour, lorsque les vaisseaux sont épuisés par l'abstinence, à moins que la

ἐπιῤῥοφὴν αὐτίκα χρὴ διδόναι , μὴ δὲ ἔλασσον
ἀξίως λόγου, ἢ ὁκόσον εἴθιςαι. Ἐπεὶ καὶ κατὰ
λόγον ἐςὶ, μεσηγὺ τῆς καθάρσιος, μὴ διδόναι
ῥοφὴν. Ὁκόταν δὲ λήξῃ ἡ κάθαρσις, τότε
ἔλασσον ῥοφείτω, ἢ ὁκόσον εἴθιςαι· μετὰ δὲ
τοῦτο ἀναγέτω αἰεὶ ἐπὶ τὸ πλεῖον, ἢν ἥτε ὀδύνη
πεπαυμένη ᾖ , καὶ μηδὲν ἄλλο ἐναντιῶται.
Ὡυτός δέ μοι λόγος ἐςὶ, καὶ ἢν χυλῷ πτισάνης
δέη χρέεσθαι. Φημὶ γὰρ ἄμεινον εἶναι αὐτίκα
ἄρξασθαι ῥοφὴν τὸ ἐπίπαν μᾶλλον, ἢ προκε-
νεκγγήσαντα ἄρξασθαι τοῦ ῥυφήματος, ἢ τρι-
ταῖον, ἢ τεταρταῖον, ἢ πεμπταῖον, ἢ ἑκταῖον,
ἢ ἑϐδομαῖον, ἤν γε μὴ προκριθῇ ἡ νοῦσος ἐν
τουτέῳ τῷ χρόνῳ. Αἱ δὲ προπαρασκευαὶ καὶ
ἐπὶ τουτέοισι παραπλήσιοι ποιητέαι, ὁκοῖαι
περ εἴρηνται. Περὶ μὲν οὖν ῥοφήματος προσάρ-
σιος οὕτω γιγνώσκω. Ἀτὰρ καὶ περὶ ποτοῦ ὁκοῖον
ἄν τις μέλλῃ πινέειν τῶν γραφησομένων ὡυτός
μοι λόγος ὡς ἐπίπαν ἐςίν.

ιδ΄. Οἶδα δὲ καὶ τοὺς ἰητροὺς, τὰ ἐναν-
τιώτατα ἢ ὡς δεῖ ποιεῦντα. Βούλονται γὰρ
ἅπαντες ὑπὸ τὰς ἀρχὰς τῶν νούσων προταρι-
χεύσαντες τοὺς ἀνθρώπους, ἢ δύο, ἢ τρεῖς,
ἢ καὶ πλείονας ἡμέρας, οὕτω προσφέρειν τὰ
ῥοφήματα καὶ τὰ ποτά. Καὶ ἴσως τὶ καὶ εἰκὸς
δοκέει αὐτέοισιν εἶναι· μεγάλης τῆς μεταβολῆς
γενομένης τῷ σώματι, μέγα τι κάρτα καὶ
ἀντιμεταβάλλειν. Τὸ δὲ μεταβάλλειν μὲν εὖ
ἔχει, μὴ ὀλίγον· ὀρθῶς μέντοι γε μεταβιβαςέη
καὶ ἡ μεταβολή. Καὶ ἔκ γε τῆς μεταβολῆς, ἡ
πρόσαρσις τῶν γευμάτων ἔτι μᾶλλον. Μάλιςα
μὲν οὖν βλάπτοιντο ἂν, ἢν μὴ ὀρθῶς μεταβάλ-

crise de la maladie ne se fasse durant ce temps là. Les précautions qu'il faut prendre relativement à son usage , sont les mêmes que celles que j'ai indiquées : voilà ce que je pense sur la prescription des sorbitions et des autres espèces de boissons dont je ferai mention dans la suite. Je n'ai considéré jusqu'ici, que d'une manière générale, dans le nombre des boissons , celles dont l'usage est ordinaire aux malades.

14. Je sais qu'il est cependant des médecins qui agissent tout autrement qu'ils ne le devroient dans ces occasions. Tous prétendent qu'au commencement de la maladie , il faut exténuer les malades , par l'abstinence pendant les deux ou trois premiers jours ou même plus, pour leur permettre ensuite des sorbitions et des boissons. Peut-être est-ce parce qu'il leur paroît vraisemblable qu'il faut compenser le changement survenu dans le corps , par un autre plus grand en tout opposé. A la vérité un pareil changement seroit avantageux s'il pouvoit

s'opérer d'une manière régulière, successive et sans violence : mais, comme ce changement consiste principalement dans une juste proportion des alimens, si on n'y procède pas d'une manière régulière, les malades s'en trouvent très-mal, surtout lorsqu'ils prennent la tisane entière : ils en seroient même lézés, encore qu'ils ne fissent usage que de son suc, comme ceux qui usent de liquides quoiqu'ils le soient beaucoup moins que les autres. Il faut s'éclairer également sur la conduite à tenir en pareil cas, par la connoissance du régime des personnes bien portantes : car si tel ou tel régime aussi variable de sa nature que par ses changemens, est capable de produire de si grandes différences chez ceux qui jouissent de la santé, à plus forte raison comment n'en produiroit-il pas chez les malades et sur tout dans les affections aiguës ?

15. En effet, il est facile de concevoir qu'un régime bien que mauvais, en raison des alimens et des boissons, sera néanmoins tou-

λοιεν, οἱ ὅλῃσι τῇσι πτισάνῃσι χρεόμενοι.
Βλάπτοιντο δ' ἂν καὶ οἱ μούνῳ τῷ χυλῷ χρεόμενοι. Βλάπτοιντο δ' ἂν, καὶ οἱ μούνῳ τῇ ποτῷ
χρεόμενοι· ἥκιστα δὲ οὗτοι. Χρὴ δὲ καὶ τὰ
μαθήματα ποιέεσθαι ἐν τῇ διαίτῃ τῶν ἀνθρώπων ἔτι ὑγιαινόντων, οἷα ξυμφέρει. Εἰ γὰρ δὴ
τοῖσί γε ὑγιαίνουσι φαινέται διαφέροντα μεγάλα
τὰ τοῖα ἢ τοῖα διαιτήματα, καὶ ἐν ἄλλῳ που
τινί, καὶ ἐν τῇσι μεταβολῇσι, πῶς οὐχὶ καί
ἔν γε τῇσι νούσοισι διαφέρει μεγάλα, καὶ τουτέων ἐν τῇσι ὀξυτάτῃσι μάλιστα;

ιε΄. Ἀλλὰ μὴν εὐκαταμάθητόν γε ἐστὶν, ὅτι
φαύλη διαίτη βρώσιος καὶ πόσιος, αὐτὴ ἑωυτῇ
ἐμφερὴς καὶ ἀσφαλεστέρη ἐστὶ τὸ ἐπίπαν ἐςὑγιηίην,

ἢ εἴ τις ἐξαπίνης μέγα μεταβάλλοι ἐς ἄλλο κρέσσον. Ἐπεὶ καὶ τοῖσι δὶς σιτεομένοισι τῆς ἡμέρης, καὶ τοῖσι μονοσιτέουσιν αἱ ἐξαπιναῖοι μεταβολαί, βλάβας καὶ ἀρρωστίην παρέχουσι· καὶ τοὺς μέν γε μὴ μεμαθηκότας ἀριστᾷν, ἢν ἀριστήσωσιν, εὐθέως ἀρρώστους ποιέει, καὶ βαρέας ὅλον τὸ σῶμα, καὶ ἀσθενέας, καὶ ὀκνηρούς· Ἢν δὲ καὶ ἐπιδειπνήσωσιν, ὀξυρεγμιώδεας. Ἐνίοτε δὲ, καὶ σπατίλη γίνοιτο ἄν, ὁκόταν παρὰ τὸ ἔθος ἀχθοφορήσῃ ἡ κοιλίη, εἰθισμένη ἐπιξηραίνεσθαι, καὶ μὴ δὶς διογκοῦσθαι, μήτε δὶς ἑψεῖν τὰ σιτία. Ἀρήγει οὖν τουτέοισιν, ἀνασηκῶσαι τὴν μεταβολήν. Ἐγκοιμηθῆναι γὰρ χρή, ὡς νύκτα ἀγάγοντα μετὰ τὸ δεῖπνον, τοῦ μὲν χειμῶνος, ἀρριγέως, τοῦ δὲ θέρεος, ἀθαλπέως. Ἢν δὲ μὴ δύνηται καθεύδειν, βραδινὴν συχνὴν περίοδον πλανηθέντα, μὴ στασίμως, δειπνῆσαι μηδὲν, ἢ ὀλίγα καὶ μὴ βλαβερά· Ἔτι δὲ ἔλασσον πιεῖν ἄκρατές, καὶ μὴ ὑδαρές. Ἔτι δ' ἂν μᾶλλον, πονήσειεν ὁ τοιοῦτος, εἰ τρὶς σιτέοιτο τῆς ἡμέρης ἐς κόρον. Ἔτι δὲ μᾶλλον, εἰ πλεονάκις. Καίτοι γε πολλοί εἰσιν οἱ εὐφόρως φέροντιν

jours plus salutaire, lorsqu'on y est habitué, que si tout-à-coup on avoit recours à
un autre beaucoup meilleur. Ainsi, ceux
qui sont accoutumés à faire un ou deux
repas par jour, se trouvent incommodés
des changemens subits dans leur régime,
et s'exposent à des maladies. S'ils dînent,
contre leur habitude, ils se sentent lourds,
et éprouvent aussitôt des malaises, de la
pesanteur et une foiblesse générale ; et si
de plus, ils ajoutent le repas du soir, il en
résulte des rapports aigres, et quelquefois
la diarrhée, à cause de la surcharge du
ventre ; celui-ci étant accoutumé de se resserrer, et ne devant pas être distendu deux
fois par jour par les alimens, ni l'estomac faire
une double coction : dans ce cas, il est utile
de compenser ce changement par un autre ;
c'est-à-dire, de dormir après le dîner
en évitant le froid en hiver et la chaleur
en été. Celui qui ne peut dormir fera
plusieurs tours de promenade sans s'arrêter et très-lentement ; ne soupera point
ou très-peu, ne prendra que des choses

très-légères ; et boira modérément du vin sans eau. Mais le mal seroit bien plus grave, si l'on faisoit un troisième repas dans le même jour, jusqu'au point d'en être plus que rassasié ; ce seroit encore pis si l'on mangeoit plus souvent. Il est cependant des personnes qui ont l'habitude de faire trois repas copieux par jour, sans en être incommodées.

16. Ceux qui font ordinairement deux repas par jour, et qui ne dînent point, se sentent faibles, languissans, sont timides dans toutes leurs entreprises ; ont des défaillances ; leurs viscères semblent être en quelque sorte suspendus, leur urine est chaude et pâle, et leurs excrémens sont comme brûlés et desséchés. Quelques-uns ont la bouche amère, les yeux caves et sentent un battement aux tempes et un froid aux extrémités : il en est beaucoup d'autres qui, s'étant privés du dîner, ne peuvent prendre le repas du soir sans ressentir de l'oppression à l'estomac, et passent une nuit bien plus mauvaise que s'ils eussent

τρὶς σιτεόμενοι τῆς ἡμέρης ἐς πλῆθος, οἱ ἂν
οὕτως ἐθισθέωσιν.

ιϛ'. Ἀλλὰ μὴν καὶ οἱ μεμαθηκότες δὶς σιτέεσθαι τῆς ἡμέρης, ἢν μὴ ἀριστήσωσιν, ἀσθενέες καὶ ἄῤῥωστοί εἰσι, καὶ δειλοὶ ἐς πᾶν ἔργον,
καὶ καρδιαλγέες, κρεμᾶσθαι γὰρ δοκέει τὰ
σπλάγχνα αὐτέοισι, καὶ οὐρέοισι θερμὸν καὶ
χλωρόν, καὶ ἡ ἄφοδος ξυγκαίεται. Ἔστι δ' οἷσι
καὶ τὸ στόμα πικραίνεται, καὶ οἱ ὀφθαλμοὶ
κοιλαίνονται, καὶ οἱ κρόταφοι πάλλονται, καὶ
τὰ ἄκρα διαψύχονται, καὶ οἱ μὲν πλεῖστοι τῶν
ἀκρισηκότων οὐ δύνανται κατεσθίειν τὸ δεῖπνον. Δειπνήσαντες δὲ βαρύνουσι τὴν κοιλίην,
καὶ δυσκοιτέουσι πουλὺ μᾶλλον, ἢ εἰ προηρι-
στήκεισαν. Ὁκότε γοῦν ταῦτα τοιαῦτα γίγνεται

τοῖσιν ὑγιαίνουσιν ἕνεκεν ἡμίσεος ἡμέρης διαίτης μεταβολῆς παρὰ τὸ ἔθος, οὔτε προσθεῖναι λυσιτελέειν φαίνεται, οὔτε ἀφελέειν. Εἰ τοίνυν οὗτος ὁ παρὰ τὸ ἔθος μονοσιτεύσας ὅλην ἡμέρην κενεαγγήσας δειπνήσειεν ὁκόσον εἴθιστο, εἰκὸς αὐτὸν εἰ τότε ἀνάρετος ἐὼν, ἐπόνεε καὶ ἐῤῥώτεε, δειπνήσας δὲ τότε βαρὺς ἦν, πουλὺ μᾶλλον βαρύνεσθαι. Εἰ δέ γε ἐπὶ πλείω χρόνον κενεαγγήσας, ἐξαπίνης μεταδειπνήσειε, ἔτι μᾶλλον ἂν βαρύνοιτο.

ιζʹ. Τὸν γοῦν παρὰ τὸ ἔθος κενεαγγήσαντα ξυμφέρει ταύτην τὴν ἡμέρην ἀντισηκῶσαι ὧδε ἀῤῥιγέως καὶ ἀθαλπέως καὶ ἀταλαιπώροις. Ταῦτα γὰρ ἅπαντα βαρέως ἂν ἐνέγκοι καὶ τὸ δεῖπνον συχνῷ ἔλαττον ποιησασθαι, ἢ ὅσον εἴθιστο,

diné deux fois. Ainsi puisque tout changement dans le régime ordinaire, ne durât-il qu'une demi-journée, produit de semblables effets chez les personnes bien portantes; il est évident qu'il ne faut rien ajouter ni retrancher dans la manière de vivre accoutumée. Celui qui ne fait qu'un seul repas par jour, sans en avoir l'habitude, étant toute une journée sans rien prendre, jusqu'à l'heure du souper, en supposant qu'il mange comme de coutume, sera vraisemblablement, plus malade et éprouvera une plus grande oppression, qu'après avoir commencé d'abord par le dîner. Mais si, après avoir jeûné encore plus long-temps, il veut faire tout-à-coup un repas copieux, tel que celui du soir; il en sera encore plus accablé.

17. Ceux donc qui contre leur habitude ont passé toute une journée sans rien prendre, doivent pour compenser cette abstinence, se garantir du froid et du chaud et éviter toute sorte de travail; car ils ne supporteroient tout cela que très-difficilement;

ils souperont moins qu'à l'ordinaire, et
ne prendront rien de sec, mais des choses
humides ; leur boisson ne doit point être
aqueuse ni en moindre quantité que les alimens ; le lendemain ils doivent diner très-
sobrement et revenir peu à peu à leur régime
habituel. Quelques-uns, surtout ceux dont la
région supérieure du ventre contient beaucoup de bile, sont bien plus incommodés de
ces irrégularités que les sujets phlegmatiques
dont l'abondance de pituite leur permet
plus facilement de supporter une abstinence à laquelle ils ne sont point habitués
et de se contenter d'un seul repas par jour.
Ce que j'ai dit suffit pour prouver que tout
changement extraordinaire par rapport aux
habitudes ou au tempérament, est une des
causes principales des maladies. Ainsi on ne
doit pas épuiser à contre-temps, les vaisseaux, ni les remplir par des alimens trop
copieux pendant la violence des maladies
ou leur inflammation ; ni procéder d'une
manière subite à aucun changement quelconque.

καὶ μὴ ξηρὸν, ἀλλὰ τοῦ πλαδαρωτέρου τρόπου.
Καὶ μετὰ ταῦτα, πιέειν μὴ ὑδαρὲς μὴ δ'
ἔλασσον, ἢ κατὰ λόγον βρώματος, καὶ τῇ
ὑστεραίη, ὀλίγα ἀριςῆσαι, ὡς ἐκ προσαγωγῆς
ἀπίκηται ἐς τὸ ἔθος. Ἑωυτοὶ μέντοι σφέων αὐτέων δυσφορώτερον δὴ τὰ τοιαῦτα φέρουσιν οἱ
πικρόχολοι τὰ ἄνω. Τὴν δὲ ἀσιτίην τὴν παρὰ
τὸ ἔθος, οἱ φλεγματίαι τὰ ἄνω εὐφορώτερον
φέρουσι τὸ ἐπίπαν ὡς τε καὶ τὴν μονοσιτίην,
τὴν παρὰ τὸ ἔθος, εὐφορώτερον ἂν οὗτοι
ἐνέγκοιεν. Ἱκανὸν μὲν οὖν καὶ τοῦτο σημήιον,
ὅτι αἱ μέγιςαι μεταβολαὶ τῶν περὶ τὰς φύσιας
ἐμέων καὶ τὰς ἕξιας ξυμβαινόντων μάλιςα
νοσοποιέουσιν· οὐδ' εἰ οἷόν τε παρὰ καιρόν,
οὔτε σφοδροτάτας κενεαγγίας ποιέειν· οὔτε
ἀκμαζόντων τῶν νουσημάτων, καὶ ἐν φλεγμασίη
ἐόντων προσφέρειν· οὔτε ἐξαπίνης οἷόν τε
ὅλῳ τῷ πράγματι μεταβάλλειν, οὔτε ἐπὶ τὰ,
οὔτε ἐπὶ τά.

ιή. Πολλὰ δ' ἄν τις ἠδελφισμένα τουτέοισι
τῶν ἐς κοιλίην καὶ ἄλλα εἴποι, ὡς εὐφόρως
μὲν φέρουσι τὰ βρώματα, ἃ εἰθισμένοι εἰσίν,
εἰ καὶ μὴ ἀγαθὰ ᾖ φύσι. Ὡσαύτως δὲ καὶ τὰ
ποτά. Δυσφόρως δὲ φέρουσι τὰ βρώματα ἃ μὴ
εἰθισμένοι εἰσίν, εἰ καὶ καλὰ ᾖ. Ὡσαύτως δὴ
καὶ τὰ ποτά, καὶ ὁκόσα μὲν κρεηφαγίη πολλὴ
παρὰ τὸ ἔθος βρωθεῖσα ποιέει· ἢ σκόροδα, ἢ
σίλφιον, ἢ ὀπός, ἢ καυλός· ἢ ἄλλα ὁκόσα
τοιουτότροπα, μεγάλας δυνάμιας ἔχοντα ἰδίας.
Ἧσσον ἄν τις θαυμάσειεν, εἰ τὰ τοιαῦτα πόνους
ἐμποιέει, τῇσι κοιλίῃσι μᾶλλον τῶν ἄλλων·
ἀλλ' εἰ καταμάθοις ὅκως ἂν μᾶζά τε ὄχλον, καὶ
ὄγκον, καὶ φῦσαν, καὶ στρόφον, τῇ κοιλίῃ παρ-
έχοι παρὰ τὸ ἔθος βρωθεῖσα, τῷ μὴ μαζοφα-
γέειν εἰθισμένῳ. Ἢ αὐτός τε ὁ ἄρτος θερμὸς
βρωθείς, οἵην δίψην παρέχει, καὶ ἐξαπιναίην
πληθώρην, διὰ τὸ ξηραντικόν τε καὶ βραδύπορον·
καὶ οἱ ἄγαν καθαροί τε καὶ ξυγκομιστοὶ παρὰ
τὸ ἔθος βρωθέντες, οἷα διαφέροντα ἀλλήλων
ποιέουσι· καὶ μᾶζά τε ξηρὴ παρὰ τὸ ἔθος,
ἢ ὑγρή, ἢ γλίσχρή· καὶ τὰ ἄλφιτα οἷόν τι ποιέει

18. Je pourrois ici , relativement à ce que je viens d'exposer, dire plusieurs choses touchant l'estomac et les autres parties , qui ont du rapport avec lui ; par exemple que nous supportons aisément les alimens et les boissons auxquels nous sommes habitués , bien que leur nature soit mauvaise : de même que les meilleurs alimens sont nuisibles lorsqu'on n'y est pas accoutumé. Ce seroit encore ici le lieu de parler des boissons et des effets que produit le trop grand usage de la viande , de l'ail , du silphium , de son suc , des choux et d'autres substances semblables douées de quelque propriété particulière. On sera moins étonné que l'estomac en soit plus affecté que tout autre viscère , si on fait attention au gonflement , au violent trouble , aux flatuosités et aux tranchées que produisent les gâteaux , quand on y est pas habitué ; ou si l'on veut avoir égard à la soif et à la replétion subite que produit le pain chaud , à raison de la propriété qu'il a de dessécher , et de la difficulté avec la-

quelle il se digère ; aux différens effets du
pain bis ou de fleur de froment sur les estomacs qui n'y sont point accoutumés ; à
ceux que produisent les gâteaux, lorsqu'ils
sont plus secs, plus humides ou plus vis-
queux qu'à l'ordinaire ; et à la nouvelle
farine d'orge, et à la manière dont elle
agit, lorsqu'elle est vieille, sur ceux qui
n'ont jamais fait usage que de nouvelle ;
aux effets que l'on éprouve pour avoir substitué le vin à l'eau ou l'eau au vin : ou si on
abandonne tout-à-coup la coutume qu'on
avoit prise de boire le vin pur ou trempé
pour une autre tout opposée. Car ces changemens ne peuvent manquer d'occasionner
une surabondance d'humidité dans l'estomac et des flatuosités dans les intestins ou
des palpitations de cœur, ou une pesanteur de tête ou une soif excessive. Les
vins blanc et rouge, substitués l'un à l'autre, contre la coutume, agissent d'une manière différente sur le corps, quoiqu'ils
soient également spiritueux, de sorte qu'on
n'a pas lieu de s'étonner de ce que les vins

τὰ ποταίνια τοῖσι μὴ εἰωθόσι, καὶ τὰ ἑτεροῖα
τοῖσι τὰ ποταίνια εἰωθόσι· καὶ οἰνοποσίη,
καὶ ὑδροποσίη παρὰ τὸ ἔθος ἐς θάτερα μεταβληθέντα ἐξαπίνης, καὶ ὑδαρὴς τε οἶνος καὶ
ἄκρητος παρὰ τὸ ἔθος ἐξαπίνης ποθείς. Ὁ μὲν
γὰρ πλάδον τε ἐν τῇ ἄνω κοιλίῃ ἐμποιήσει, καὶ
φῦσαν ἐν τῇ κάτω. Ὁ δὲ παλμὸν τε φλεβῶν καὶ
καρηβαρίην καὶ δίψην. Καὶ λευκός τε καὶ
μέλας οἶνος παρὰ τὸ ἔθος μεταβάλλοντι, εἰ καὶ
ἄμφω οἰνώδεες εἶεν, ὅμως πολλὰ ἂν ἑτεροιώσειαν
κατὰ τὸ σῶμα. Ὡς δὴ γλυκύν τε καὶ οἰνώδεα
οἶνον ἧσσον ἄν τις φαίη θαυμαστὸν εἶναι, μὴ
τὠυτὸ δύνασθαι ἐξαπίνης μεταβληθέντα.

4..*

θ΄. Τιμωρητέον δὲ τοιόνδε τι μέρος, τῷ ἐναντίῳ λόγῳ, ὅτι ἡ μεταβολὴ τῆς διαίτης, τουτέοισιν ἐγένετο, οὐ μεταβαλλόντος τοῦ σώματος, οὔτε ἐπὶ τὴν ῥώμην, ὥςε προςθέςθαι δέειν σιτία, οὐτ᾽ ἐπὶ τὴν ἀῤῥωςίην, ὥςε ἀφαιρεθῆναι. Προςτεκμαρτία δὴ καὶ ἡ ἰσχὺς, καὶ ὁ τρόπος τοῦ νουσήματος ἑκάςου, καὶ τῆς φύσιος τοῦ τε ἀνθρώπου καὶ τοῦ ἔθεος, καὶ τῆς διαίτης τοῦ κάμνοντος, οὐ μοῦνον σιτίων, ἀλλὰ καὶ ποτῶν, πολλῷ δὲ ἧσσον ἐπὶ τὴν πρόςθεσιν ἰτέον. Ἐπεὶ τήν γε ἀφαίρησιν ὅλως ἀφελέειν πολλαχοῦ λυσιτελέει, ὅκου διαρκέειν μέλλει ὁ κάμνων, μέχρις ἂν τῆς νούσου ἡ ἀκμὴ πεπανθῇ. Ἐν ὁκοίοισι δὲ τὸ τοιόνδε ποιητέον γεγράψεται. Πολλὰ δ᾽ ἄν τις καὶ ἄλλα ἠδελφισμένα τοῖσιν εἰρημένοισι γράφοι· τόγε μὴν κρέσσον μαρτύριον. Οὐ γὰρ ἠδελφισμένον μόνον ἐςὶ τῷ πρήγματι, περὶ οὗ μοι ὁ πλεῖςος λόγος εἴρηται, ἀλλ᾽ αὐτὸ τὸ πρῆγμα ἐπικαιρότατόν ἐςι διδακτήριον.

doux et spiritueux que l'on quitte tout d'un
coup l'un pour l'autre, produisent tout à
coup des changemens si considérables.

19. Il faut convenir cependant, en partie,
dans un sens contraire, que l'on peut changer de régime, sans que le corps en éprouve
d'altération visible, de sorte que l'état des
forces ne permet pas d'augmenter les alimens, ni la foiblesse de les diminuer. Mais on
doit surtout considérer le degré de force et le
genre particulier de chaque maladie, ainsi
que la constitution et les habitudes du malade; sa manière de vivre ordinaire, par rapport au boire et au manger. En effet, il s'agit
bien moins souvent d'augmenter la nourriture, que de la diminuer et même de la
supprimer tout-à-fait; cette seule précaution suffit ordinairement lorsque le
malade peut supporter une pareille abstinence, jusqu'à ce que la maladie soit arrivée
à son plus haut degré, et au moment de
la crise. J'indiquerai dans quelles occasions
on doit agir ainsi; je pourrois ajouter

beaucoup d'autres choses qui ont rapport au même sujet : mais les exemples sont encore meilleurs. Ce que je viens de dire, a trait, en majeure partie, à l'exposition même du sujet ; ce dernier servira en quelque sorte d'exemple joint au précepte.

20. Dans le commencement des maladies aiguës, il est arrivé que certains malades ont pris de la nourriture dès le premier jour, et d'autres seulement le lendemain ; plusieurs ont pris indifféremment tout ce qu'on leur a présenté, et d'autres ont fait usage du cycéon : tout cela est bien plus nuisible, que la diète suivie d'une manière tout à fait différente : quoique les fautes que l'on commet pendant ce temps-là, soient beaucoup moins dangereuses que l'abstinence absolue pendant les deux ou trois premiers jours : ou lorsqu'un pareil régime a lieu, seulement au quatrième et au cinquième jour. Le mal est pire, lorsqu'après tous ces jours d'abstinence et ceux qui suivent, on se livre à un pareil régime, avant la coction de la

ά. Οἱ γὰρ ἀρχόμενοι τῶν ὀξέων νουσημάτων,
ἔςιν ὅτε οἱ μὲν σιτία ἔφαγον αὐθημερὸν, ἠργμένοι
ἤδη. Οἱ δὲ, καὶ τῇ ὑςεραίῃ, οἱ δὲ, καὶ ἐρρόφεον
τὸ προςυχὸν, οἱ δὲ, καὶ κυκεῶνα ἐρρόφεον.
Ἅπαντα δὲ ταῦτα κακίω μέν ἐςιν ἢ εἰ ἑτεροίως
τις διαιτηθείη. Πολλῷ μὲν τοι ἐλάσσω βλάβην
φέρει, ἐν τουτέῳ τῷ χρόνῳ ἁμαρτηθέντα, ἢ εἴ
τις τὰς μὲν πρώτας ἡμέρας δύο ἢ τρεῖς κενεαγ-
γήσειε τελείως. Τεταρταῖος δὲ ἐὼν, τοιάδε
διαιτηθείη, ἢ καὶ πεμπταῖος. Ἔτι μέντοι κάκιον,
εἰ ταύτας πάσας τὰς ἡμέρας προκενεαγγήσας,
ἐν τῇσι ὑςεραν ἡμέρῃσι, οὕτω διαιτηθείη,
πρὶν ἢ πέπειρον γένεσθαι τὴν νοῦσον. Οὕτω
μὲν γὰρ θάνατον φέρει φανερῶς τοῖσι πλείςοισι,
ἢν μὴ παντάπασί τις εὐήθης ἡ νοῦσος εἴη.

ἀ....

Αἱ δὲ κατ' ἀρχὰς ἁμαρτάδες, οὐχ ὁμοίως ταύτῃσι ἀνήκεςοί εἰσι, ἀλλὰ πολλῷ εὐ ἀκεςότεραι.
Τοῦτο οὖν ἡγεῦμαι μέγιςον διδακτήριον, ὅτι
οὐ ςερητέαι αἱ πρῶται ἡμέραι τοῦ ῥοφήματος,
ἢ τοίου, ἢ τοίου, τοῖσι μέλλουσι ὀλίγου ὕςερον
ῥοφήματι, ἢ τοίοισι, ἢ τοίοισι χρέεσθαι.
Πυθμέναθεν μὲν οὐκ ἴςασι, οὐδ' οἱ τῇσι
κριθώδεσι πτισάνῃσι χρεόμενοι, ὅτι αὐτέῃσι
κακοῦνται, ὁκόταν ῥοφέειν ἄρξωνται, ἢν
προκενεαγγήσωσι, δύο ἢ τρεῖς ἡμέρας ἢ καί
πλείους. Οὔτ' αὖ οἱ τῷ χυλῷ χρεόμενοι γιγνώσκουσι ὅτι αὐτέοισι βλάπτονται ῥοφίοντες,
ὅταν μὴ ὀρθῶς ἄρξωνται τοῦ ῥοφήματος. Τότε
μὲν φυλάσσουσι καὶ γιγνώσκουσι, ὅτι μεγάλην
τὴν βλάβην φέρει, ἢν πρὶν πέπειρον τὴν νοῦσον
γένεσθαι κριθώδεα πτισάνην ῥοφήσῃ ὁ κάμνων,
εἰθισμένος χυλῷ χρέεσθαι.

κά. Πάντα οὖν ταῦτα, μεγάλα μαρτύρια,

maladie. Cela occasionnerait certainement
la mort dans le plus grand nombre des
cas , à moins que la maladie ne fût
d'une nature très-bénigne. Les fautes
ne sont pas aussi irremédiables au commencement , et se tolèrent bien plus facile-
lement. Une maxime très-importante, c'est
à mon avis de ne point défendre entièrement
dès les premiers jours, les sorbitions ou toute
autre espèce de liquide , aux malades qui
doivent y avoir recours un peu plus tard.
Ceux-ci ignorent entièrement que toute la
tisane d'orge leur est nuisible lorsqu'ils commencent à en user, après deux ou trois jours
d'abstinence ou même plus. Ceux qui ne
prennent que la tisane écrémée, ne se doutent
pas qu'ils en seront lézés s'ils ne commencent
pas à s'y accoutumer d'une manière régulière.
Cependant, on sait bien qu'il faut éviter
avec soin, avant la coction de la maladie, de
donner toute la tisane d'orge à un malade
habitué au suc de cette même tisane , et
qu'alors il s'en trouveroit très-mal.

21. Ce sont-là des preuves manifestes

qu'il y a des médecins qui ne conduisent
pas bien les malades, dans leur régime ; car
dans les maladies où il ne faut pas produire
une inanition excessive, notamment chez
ceux qui doivent être nourris avec le suc
de tisane, ils ordonnent une abstinence
absolue ; et dans celles où il ne faut pas
passer tout d'un coup, de l'inanition
aux alimens liquides, ils se trompent
le plus souvent ; quelquefois ils passent
de l'inanition des vaisseaux à l'usage des
alimens liquides, tandis qu'il convenoit
de passer de l'usage de ces derniers à l'ina-
nation, supposé que la maladie dût éprouver des exacerbations. Ces erreurs sont
quelquefois cause que les humeurs crues qui
viennent de la tête et les matières bilieuses
se jetent sur la poitrine. Alors il survient
des insomnies qui s'opposent à ce que la maladie éprouve la coction. Les malades sont
abattus, chagrins, inquiets, et tombent dans
le délire. Le regard devient farouche, étin-
celant, les oreilles tintent ; le froid s'empare
des extrémités, l'urine est crue ; les crachats

ὅτι οὐκ ὀρθῶς ἄγουσιν ἐς τὰ διαιτήματα οἱ
ἰητροὶ τοὺς κάμνοντας, ἀλλ' ἐν ᾗσιγε νούσοισι οὐ χρὴ κεναγγέειν τοὺς μέλλοντας ῥοφή-
μασι διαιτᾶσθαι, κεναγγέουσι. Ἐν ᾗσί δὲ οὐ χρὴ
μεταβάλλειν ἐκ κεναγγείης ἐς ῥοφήματα, ἐν ταύτῃσι μεταβάλλουσι, καὶ ὡς ἐπιτοπουλύ, ἁμαρτά-
νουσι. Ἐνίοτε δὲ, ἐν τοῖσι τοιούτοισι καιροῖσι
μεταβάλλουσι ἐς τὰ ῥοφήματα ἐκ τῆς κεναγγείης, ἐν οἷσι πολλάκις ἀρήγει ἐκ τῶν ῥοφημάτων
πλησιάζειν τῇ κεναγγίῃ, ἢν οὕτως τύχῃ παρο-
ξυνομένη ἡ νοῦσος. Ἐνίοτε δὲ καὶ ὠμὰ ἐπισπῶνται, ἀπὸ τῆς κεφαλῆς, καὶ τοῦ περὶ τὸν θώρηκα
τόπου χολώδεα. Ἀγρυπνίαι δὲ ξυνεμπίπτουσι αὐτέοισι, δι' ἃς οὐ πέσσεται ἡ νοῦσος. Περίλυποί
τε καὶ πικροὶ γίγνονται, καὶ παραφρονέουσι,
καὶ μαρμαρυγώδεα σφέων τὰ ὄμματα, καὶ αἱ
ἀκοαὶ ἤχου μεσταί, καὶ τὰ ἀκρωτήρια κατε-
ψυγμένα, καὶ οὖρα ἄπεπτα, καὶ πτύσματα
λεπτά, καὶ ἁλυκά, καὶ κεχρωσμένα ἀκρήτῳ
χρώματι σμικρά· καὶ ἱδρῶτες περὶ τὸν τράχηλον, καὶ διαπορήματα, καὶ πνεῦμα προσ-
πταῖον ἐν τῇ ἄνω φορῇ, πυκνὸν, ἢ μέγα λίην.

*

Ὀφρύες δεινώσιος μετέχουσαι. Λειποψυχώδεα πονηρά, καὶ τῶν ἱματίων ἀποῤῥίψιες ἀπὸ τοῦ στήθεος, καὶ χεῖρες τρομώδεες· ἐνίοτε δὲ καὶ χεῖλος τὸ κάτω σείεται.

κϛ. Ταῦτα δὲ ἐν ἀρχῇσι παραφαινόμενα, παραφροσύνης δηλωτικά εἰσι πολλῆς καὶ σφοδρῆς· καὶ ὡς ἐπιτοπουλὺ, ἀποθνήσκουσι. Οἱ δὲ διαφεύγοντες φθάνουσι ἢ μετὰ ἀποστήματος, ἢ αἵματος ῥύσιος ἐκ τῆς ῥινὸς, ἢ πύον παχὺ πτύσαντες διαφεύγουσιν· ἄλλως δὲ οὔ. Οὐδὲ γὰρ τῶν τοιουτέων ὁρέω ἐμπείρους τοὺς ἰητροὺς, ὡς χρὴ διαγιγνώσκειν τὰς ἀσθενείας ἐν τῇσι νούσοισι, αἵ τε διὰ κενεαγγηίην ἀποτελοῦνται, αἵ τε δι' ἄλλον τινὰ ἐρεθισμὸν, αἵ τε διὰ πόνον, καὶ ὑπὸ ὀξύτητος τῆς νούσου, ὁκόσα τε ἡμέων ἡ φύσις καὶ ἡ ἕξις ἑκάστοισι ἐκτεκνοῖ πάθεα καὶ εἴδεα παντοῖα· καί τοι σωτηρίην ἢ θάνατον φέρει,

sont sans consistance, salsugineux, de bile
pure, et peu abondans ; il y a de petites
sueurs autour du cou avec des anxiétés ; la
respiration est comme entrecoupée, fréquente et extrêmement forte; les sourcils se
gonflent et deviennent menaçans, le malade
rejete les couvertures de dessus sa poitrine ;
il lui survient de violentes syncopes, et un
tremblement des mains, et quelquefois
aussi de la lèvre inférieure.

22. Lorsque ces symptômes se déclarent
au commencement de la maladie, ils présagent, d'une manière certaine, un délire, qui est ordinairement suivi de la mort.
Ceux qui parviennent à réchapper, sont
attaqués d'abcès ou d'hémorrhagie du nez,
ou ils expectorent un pus très-blanc et très-
épais, et ne guérissent pas autrement. Je
ne vois pas que les médecins à qui ceci est
bien connu par expérience, sachent discerner, comme il faut, dans les maladies, la
foiblesse qui est la suite de l'abstinence,
de celle qui vient de l'irritation, de la
douleur ou de la violence de la maladie ;

ni connoître comment la nature et les habitudes d'un chacun, sont capables de produire toutes sortes d'affections particulières. Cependant la vie et la mort des malades dépendent de la connoissance ou de l'ignorance de ces choses là. L'inconvénient est grand lorsqu'à raison des douleurs et de la violence de la maladie, on vient à augmenter les alimens, ou la boisson ou les sorbitions, dans la persuasion que la foiblesse vient de l'inanition des vaisseaux. Il est impardonnable de ne savoir pas distinguer quand la foiblesse vient d'inanition, et d'exténuer le malade par la diète; car une pareille méprise est dangereuse, et beaucoup plus ridicule que la précédente, quoiqu'elle soit bien moins grave. En effet, si un médecin, ou toute autre personne, vient visiter le malade, et qu'après s'être informé de ce qui a précédé, il lui conseille des alimens ou la boisson, que son médecin lui avoit défendus, on ne pourra douter de l'efficacité de ce secours étranger. Ce sont de pa-

γιγνωσκόμενα ἢ ἀγνοούμενα τὰ τοιαῦτα. Μέζον
μὲν γὰρ κακόν ἐςι, ἢν διὰ τὸν πόνον καὶ τὴν
ὀξύτητα τῆς νούσου ἀσθενέοντι, προσφέρῃ τις
ποτὸν, ἢ ῥόφημα πλεῖον, ἢ σιτίον, οἰόμενος
διὰ κεναγγείην ἀσθενέειν. Ἀεικὲς δὲ καὶ διὰ
κεναγγείην ἀσθενέοντα, μὴ γνῶναι καὶ πιέζειν
τῇ διαίτῃ. Φέρει μὲν γὰρ τινα κίνδυνον καὶ
αὕτη ἡ ἁμαρτάς. Πολλῷ δὲ ἧσσον, τῆς ἑτέρης,
καταγελαςοτέρη δὲ πολλῷ αὕτη μᾶλλον ἡ
ἁμαρτὰς τῆς ἑτέρης. Εἰ γὰρ ἄλλος ἰατρὸς ἢ καὶ
ἰδιώτης ἐσελθὼν καὶ γνοὺς τὰ ξυμβεβηκότα,
δώῃ καὶ φαγεῖν καὶ πιεῖν, ἃ ὁ ἕτερος ἐκώλυσε,
ἐπιδήλως ἂν δοκοίη ὠφεληκέναι. Τὰ δὲ τοιαῦτα
μάλιςα καθυβρίζεται τῶν χειρωνακτέων ὑπὸ
τῶν ἀνθρώπων. Δοκέει γὰρ αὐτέοισι ὁ ἐσελθὼν
ἰητρὸς ἢ ἰδιώτης, ὥσπερεὶ τεθνεῶτα ἀναςῆσαι.
Γεγράψεται οὖν καὶ περὶ τουτέου, σημήια οἶσι
δεῖ ἕκαςα τουτέων διαγιγνώσκειν.

κγ'. Παραπλήσια μέν τοι τοῖσι κατὰ κοιλίην καὶ ταῦτα ἐςί· καὶ γὰρ ἢν ὅλον τὸ σῶμα ἀναπαύσηται πουλὺ παρὰ τὸ ἔθος, οὐκ αὐτίκα ἔῤῥωται μᾶλλον. Ἢν δὲ δεῖ καὶ πλείω χρόνον διελλινύσας ἐξαπίνης ἐς τοὺς πόνους ἔλθῃ, φλαυρόν τι πρήξεις ἐπιδήλως. Οὕτω δὲ καὶ ἓν ἕκαςον τοῦ σώματος. Καὶ γὰρ ἂν οἱ πόδες τοιόνδέ τι πρήξειαν, καὶ τά ἄλλα ἄρθρα μὴ εἰθισμένα πονέειν, ἢν διὰ χρόνου ἐξαπίνης πρὸς τὸ πονέειν ἔλθῃ. Ταῦτα δ' ἂν καὶ οἱ ὀδόντες καὶ οἱ ὀφθαλμοὶ πάθοιε, καὶ πᾶν ὁτιοῦν. Ἐπεὶ καὶ κοίτη ἡ παρὰ τὸ ἔθος μαλθακὴ, πόνον ἐμποιέει, καὶ σκληρὴ παρὰ τὸ ἔθος, καὶ ὕπαιθρος εὐνὴ παρὰ τὸ ἔθος, σκληρύνει τὸ σῶμα.

reilles méprises qui attirent aux médecins
les reproches du public. Il lui paroît en
effet vraisemblable, que la vie du malade
n'a été rachetée que par la visite très-
fortuite d'un autre médecin ou d'un étranger. Je décrirai dans la suite les signes
qui sont propres à faire connoître ces différences, chacune en particulier.

25. Nous observons à peu près des effets
semblables par rapport à l'estomac. Si on
demeure long-temps en repos, sans en avoir
contracté l'habitude, les forces n'en seront
point aussitôt augmentées ; et si après un
long repos on passe subitement au travail,
il est certain qu'on éprouvera dans tout le
corps quelqu'effet nuisible, à la suite de ce
changement. Il en est à peu près de même
des autres parties du corps ; ainsi les pieds et
les articulations souffriront, si n'étant point
accoutumés à la fatigue, on rompt tout-à-
coup le repos, pour se livrer à de violens
exercices. Les dents, ainsi que les yeux, et
les autres organes, participeront aux mêmes
effets par les mêmes causes. Un lit trop mou

ou trop dur, incommode les personnes qui n'y
sont point habituées; et si on couche à l'air,
n'y étant point habitué, le corps ainsi que
les membres perdront leur flexibilité. Il est
à propos d'éclaircir toutes ces propositions
par des exemples. Supposons qu'un homme
soit attaqué d'une plaie à la jambe, et que le
mal ne soit ni trop dangereux pour lui causer
de l'inquiétude, ni assez peu considérable
pour le négliger, et que sa chair ne soit ni
trop difficile ni trop aisée à guérir : supposons encore qu'il garde le lit les premiers
jours sans remuer la jambe : celle-ci ne se
gonflera pas, et ne sera point atteinte d'inflammation, et la guérison sera beaucoup
plus prompte que si le malade eût resté sur
ses jambes, et se fût promené ; mais s'il se
lève le cinquième ou sixième jour, et veut
marcher beaucoup plutôt, il s'en trouvera
bien plus incommodé, que s'il avoit voulu
d'abord commencer la cure en continuant
de marcher. S'il passe tout d'un coup à un
violent exercice, il en sera encore plus lésé
que s'il se fût fatigué de la même manière

Ἀτὰρ καὶ τὰ τῶν τοιῶνδε πάντων ἀρκέει πα-
ραδείγματα γράψαι. Εἰ γάρ τις ἕλκος λαβὼν
ἐν κνήμῃ μήτε λίην ἐπίκαιρον, μήτε λίην εὔηθες,
καὶ μήτε ἄγαν δυσελκὴς ὢν, μήτε ἄγαν
εὐελκὴς, αὐτίκα ἀρξάμενος ἐκ πρώτης κατα-
κείμενος ἰητρεύοιτο, καὶ μηδαμῇ μετεωρίζοι
τὸ σκέλος, ἀφλέγμαντος μὲν ἂν οὗτος εἴη, καὶ
ὑγιὴς πολλῷ θᾶσσον οὕτω γένοιτ᾽ ἂν, ἢ εἰ
πλανώμενος ἰητρεύοιτο. Εἰ μέν τι πεμπταῖος,
ἢ ἑκταῖος, ἢ καὶ ἔτι ἀνωτέρω ἀναστὰς ἐθέλοι
προβαίνειν, μᾶλλον ἂν πονέοι τότε, ἢ εἰ αὐτίκα
ἐξ ἀρχῆς πλανώμενος ἰητρεύοιτο. Εἰ δὲ καὶ
πολλὰ ταλαιπωρήσειε ἐξαπίνης, πολλῷ ἂν
μᾶλλον πονέσειε, ἢ ἐκείνως ἰητρευόμενος ταῦτα
ταλαιπωρήσειε ἐν ταύτῃσι τῇσι ἡμέρῃσι. Διὰ
τέλεος οὖν μαρτυρέει ταῦτα πάντα ἀλλήλοισι, ὅτι πάντα ἐξαπίνης μείζω πολλῷ τοῦ μετρίου μεταβαλλόμενα ἐπὶ τὰ καὶ ἐπὶ τὰ,
βλάπτει.

κδ΄. Πολλαπλασίη μὲν οὖν κατὰ κοιλίην ἡ
βλάβη ἐστὶν, ἢν ἐκ πολλῆς κενεαγγίης, ἐξαπίνης πλέον τοῦ μετρίου προσαίρηται. Ἀτὰρ
καὶ κατὰ τὸ ἄλλο σῶμα, ἢν ἐκ πολλῆς ἡσυχίης
ἐξαπίνης ἐς πλείω πόνον ἔλθῃ, πουλὺ πλείω
βλαβείη, ἢ εἰ ἐκ πολλῆς ἐδωδῆς ἐς κενεαγγίην
μεταβάλλοι. Δεῖ μέν τοι καὶ τὸ σῶμα τουτέοισι
ἐλλινύειν· καὶ ἢν ἐκ πολλῆς ταλαιπωρίης ἐξαπίνης ἐς σχολήν τε καὶ ῥᾳθυμίην ἐμπέσῃ· δεῖ
δὲ καὶ τουτέοισι τὴν κοιλίην ἐλλινύειν πλήθεος
βρώμης. Ἢν δὲ μή, πόνον ἐν τῷ σώματι
ἐμποιήσει, καὶ βάρος ὅλου τοῦ σώματος. Ὁ
δὴ οὖν πλεῖστός μοι λόγος γέγονε, περὶ τῆς
μεταβολῆς τῆς ἐπὶ τῆς διαίτης, καὶ ἐπὶ τὰ καὶ
ἐπὶ τά. Ἐς πάντα μὲν οὖν, εὔχρηστον ταῦτα
εἰδέναι, ἀτὰρ καὶ περὶ οὗ ὁ λόγος ἦν, ὅτι
καὶ ἐν τῇσι ὀξείῃσι νούσοισι ἐς τὰ ῥοφήματα
μεταβάλλουσι ἐκ τῆς κενεαγγίης. Μετα-
βλητέον γὰρ ὡς ἐγὼ κελεύω ἤδη. Ἔπειτα οὐ

pendant tout le temps de la cure. La réunion de tous ces faits prouve que tout changement extraordinaire, de quelqu'espèce qu'il soit, est pernicieux.

24. La trop grande quantité d'alimens, immédiatement après une longue abstinence, nuit de plusieurs manières à l'estomac. Mais toutes les autres parties du corps reçoivent bien plus de dommage du travail après un long repos, que du passage d'une nourriture abondante à l'abstinence, ou que si après avoir fait des exercices violens, on tombe tout-à-coup dans l'oisiveté et la paresse. Il est nécessaire que le corps se repose après tous ces changemens, il faut de même que l'estomac se repose relativement à la quantité des alimens ; si non, on éprouve des malaises et une pesanteur dans tout le corps. Je me suis beaucoup étendu sur le changement de régime et les diverses choses qui y ont rapport, parce qu'il est important d'avoir ces connoissances, non seulement en général, mais encore par rapport au sujet que nous traitons ; c'est-à-dire, le passage

de l'état d'inanition des vaisseaux à l'usage
des alimens liquides dans les maladies aiguës. Ce changement doit être tel que je viens
de le prescrire; mais ensuite on ne doit point
user de cette espèce d'aliment avant que la
maladie n'ait éprouvé la coction , et qu'il
ne paroisse quelques signes d'évacuation ou
d'irritation autour des intestins ou des
hypocondres, pareils à ceux que je décrirai.
Une insomnie opiniâtre engendre les crudités , et empêche la coction des alimens
liquides et solides ; et un changement opposé relâche le corps , arrête la coction ,
rend la tête foible et pesante.

25. On doit avoir égard aux caractères
suivans dans le choix des vins doux spiritueux , blancs ou noirs, de l'eau et de
l'hydromel dans les maladies aiguës. Les
vins doux ne sont pas si sujets à enivrer et
à appesantir la tête que les spiritueux ; ils
sont plus laxatifs ; mais ils gonflent le foie
et la rate , et ne conviennent point aux
personnes bilieuses parce qu'ils augmentent
la soif. En outre , des flatuosités se déve-

χρητέον ῥοφήματι, πρὶν ἢ νοῦσος πεπανθῇ,
ἢ ἄλλό τι σημήϊον φανῇ, ἢ κατ' ἔντερον κεναγ-
γικὸν, ἢ ἐρεθισικὸν, ἢ κατὰ τὰ ὑποχόνδρια
ὁκοῖα γεγράψεται σημήϊα. Ἀγρυπνίη ἰσχυρή,
πόματα καὶ σιτία ὠμὰ καὶ ἀπεπτότερα ποιέει.
Καὶ ἡ ἐπὶ τὰ ἕτερα αὖ μεταβολή, διαλύει
σῶμα, καὶ ἐφθότητα καὶ καρηβαρίην ἐμποιέει.

κέ. Γλυκὺν δὲ οἶνον, καὶ οἰνώδεα καὶ
λευκὸν, καὶ μέλανα, καὶ μελίκρητον, καὶ ὕδωρ,
καὶ ὀξύμελι, τοῖσι δὲ σημαινόμενον, χρὴ δια-
ρίζειν ἐν τῇσι ὀξείῃσι νούσοισι. Ὁ μὲν γλυκύς,
ἧσσον ἐστὶ καρηβαρικώτερος τοῦ οἰνώδεος, καὶ
ἧσσον φρενῶν ἁπτόμενος, καὶ διαχωρητικώτερος
δή τι τοῦ ἑτέρου κατ' ἔντερον. Μεγαλόσπλαγ-
χνος δὲ σπληνός, καὶ ἥπατος. Οὐκ ἐπιτηδήιος
αὖ οὐδὲ τοῖσι πικροχόλοισι, καὶ γὰρ οὖν

διψώδης τοῖσί γε τοιουτέοισί ἐςι. Ἀτὰρ καὶ
φυσώδης ἐντέρου τοῦ ἄνω. Οὐ μὴν πολέμιός γε
αὐτῷ ἐντέρῳ τῷ κάτω, ὡς κατὰ λόγον τῆς
φύσης. Καίτοι γε οὐ πάνυ πορίμη ἐςὶ, ἡ
ἀπὸ τοῦ γλυκέος οἴνου φῦσα, ἀλλ᾽ ἐγχρονίζει
περὶ ὑποχόνδρια· καὶ γὰρ οὖν ἧσσον οὗτος
διουρητικὸς γίγνεται τὸ ἐπίπαν τοῦ οἰνώδεος
λευκοῦ. Πτυέλου δὲ μᾶλλον ἀναγωγός ἐςι τοῦ
ἑτέρου ὁ γλυκὺς, καὶ οἷσι μὲν διψώδης ἐςὶ
πινόμενος, ἧσσον ἂν τουτέοισι ἀνάγοι, ἢ ὁ
ἕτερος οἶνος. Οἷσι δὲ μὴ διψώδης, μᾶλλον
ἀνάγοι ἂν τοῦ ἑτέρου. Ὁ δὲ λευκὸς οἰνώδης
οἶνος, ἐπήνηται μὲν καὶ ἔψεκται, τὰ πλεῖςα
καὶ τὰ μέγιςα ἄδη ἐν τῇ τοῦ γλυκέος οἴ ου
διηγήσει. Ἐς δὲ κύςιν μᾶλλον πόριμος ἐὼν τοῦ
ἑτέρου, καὶ διουρητικὸς καὶ καταρρηκτικὸς,
αἰεὶ πουλλὰ πρόσωφελέοι ἂν ἐν ταύτῃσι τῇσι
νούσοισι. Καὶ γὰρ εἰ πρὸς ἄλλα ἀνεπιτηδειότερος
τοῦ ἑτέρου πέφυκε, ἀλλ᾽ ὅμως ἡ κατὰ κύςιν
κάθαρσις ὑπ᾽ αὐτοῦ γιγνομένη, ῥύεται, ἢν προ-
τρέπηται, ὁκοῖον δεῖ. Καλὰ δὲ ταῦτα τἐκμήρια
ἐςι, τῆς περὶ οἴνου ὠφελίης καὶ βλάβης, ὁκόσα

loppent dans les intestins supérieurs , mais
leur action n'a pas la même force sur lès intestins inférieurs , comme on pourroit le
croire ; car, étant causées par les vins doux,
elles n'ont point une qualité pénétrante , et
s'arrêtent autour des hypocondres : les vins
doux sont moins diurétiques que les vins
blancs spiritueux, mais ils facilitent davantage l'expectoration. Il est à remarquer que
le vin doux qui altère, rend l'expectoration
moins abondante que celui qui n'augmente
point la soif. Nous avons fait en grande
partie l'éloge et la censure du vin blanc spiritueux dans ce que nous venons de dire du
vin doux ; il pénètre avec plus de facilité
que l'autre jusqu'à la vessie, il est diurétique,
fait couler les humeurs ; et par cette qualité,
il a toujours une grande vertu dans les maladies aiguës. Car , quoiqu'il convienne
ordinairement moins que le précédent à
d'autres usages , la propriété qu'il a de purger par les urines , délivre le corps des maladies lorsqu'on en fait usage à propos. Les
considérations dans lesquelles je viens d'en

5.

trer sur les bons et les mauvais effets du vin, sont d'une grande utilité, quoiqu'elles aient été inconnues des medecins qui m'ont précédé. On peut avec avantage user des vins austère, jaune ou noir dans les maladies aiguës, si toutefois il n'y a pas de pesanteur de tête, ni à craindre le délire, ou une suppression d'urine; si l'expectoration n'est point gênée, et si les excrémens sont un peu humides et chargés de mucosités. En pareille circonstance, il convient surtout de préférer les vins noirs aux vins blancs. Il faut encore savoir que le vin bien trempé, est moins nuisible aux parties supérieures, et à celles qui sont aux environs de la vessie, et que celui qui l'est moins, est meilleur pour celles qui touchent aux intestins.

26. L'hydromel convient moins pendant le cours des maladies aiguës aux personnes bilieuses, ou dont les viscères sont gonflés, qu'aux autres; cependant il altere moins que le vin doux, il adoucit le poumon; excite modérément l'expectoration, apaise la toux : il a même une qualité savonneuse qui donne

ἀκαταμάθητα ἦν τοῖσιν ἐμεῦ γεραιτέροισι.
Κιῤῥῷ δὲ οἴνῳ καὶ μέλανι αὐστηρῷ ἐν ταύτῃσι
τῇσι νούσοισι, ἐς τάδε ἂν χρήσαιο, εἰ καρηβαρίη μὲν μὴ ἐνείη, μηδὲ φρενῶν ἅψις, μηδὲ
τὸ πτύελον κωλύοιτο τῆς ἀνόδου, μηδὲ τὸ
οὖρον ἴσχοιτο, τὰ διαχωρήματα δὲ πλαδαρώ-
τερα καὶ ξυσματωδέστερα εἴη. Ἐν δὴ τοῖσι τοιουτέοισι πρέπει ἂν μάλιστα μεταβάλλειν ἐκ τοῦ
λευκοῦ· καὶ ὁκόσα τουτέοισι ἐμφερέα. Προ-
ξυνιέναι δὲ δεῖ, ὅτι τὰ μὲν ἄνω πάντα καὶ τά
κατὰ τὴν κύστιν, ἧσσον βλάψει, ἢν ὑδαρέστερος
ᾖ. Τὰ δὲ κατ᾽ ἔντερον καὶ μᾶλλον ὀνήσει, ἢν
ἀκρατέστερος ᾖ.

κϛ΄. Μελίκρητον δὲ πινόμενον διὰ πάσης τῆς
νούσου ἐν τῇσι ὀξήῃσι νούσοισι, τὸ ἐπίπαν
μὲν τοῖσι πικροχόλοισι καὶ μεγαλοσπλάγχνοι-
σιν, ἧσσον ἐπιτήδήῖον, ἢ τοῖσι οὐ τοιούτοισί.
Ἐς δὲ διψῶδές γε μὴν ἧσσον τοῦ γλυκέος
οἴνου· πλεύμονος δὲ, μαλθακτικόν ἐστι, καὶ
πτυέλου ἀναγωγὸν μετρίως, καὶ βηχὸς παρη-

γορικόν. Ἔχει γὰρ σμηγματῶδές τι, ὃ μᾶλλον
τοῦ μετρίου καταγλισχραίνει τὸ πτύελον. Ἔςι
δὲ καὶ διουρητικὸν τὸ μελίκρητον ἱκανῶς, ἢν
μήτι τῶν ἀπὸ σπλάγχνων κωλύῃ. Καὶ ἔτι δὲ καὶ
διαχωρητικὸν κάτω τῶν χολωδέων. Καὶ ἔςι μὲν
ὅτε καλῶν· ἔςι δ' ὅτε κατακορεςέρων μᾶλλον τοῦ
καιροῦ, καὶ ἀφρωδεςέρων. Μᾶλλον δὲ τὸ τοιοῦτο τοῖσι χολώδεσί τε καὶ μεγαλοσπλάγχνοισι
γίγνεται. Πτυέλου μὲν οὖν ἀναγωγὴν καὶ πλεύμονος μάλθαξιν, τὸ ὑδαρέςερον μελίκρητον ποιέει
μᾶλλον. Τὰ μέν τοι ἀφρώδεα διαχωρήματα,
καὶ μᾶλλον τοῦ καιροῦ κατακορέως χολώδεα,
καὶ μᾶλλον θερμά, τὸ ἄκρητον μᾶλλον τοῦ
ὑδαρέος ἄγει. Τὸ δὲ τοιόνδε διαχώρημα, ἔχει
μὲν καὶ ἄλλα σίνεα μεγάλα· οὔτε γὰρ ἐξ ὑποχονδρίων καῦμα σβεννύει, ἀλλὰ ὁρμᾷ· δυσφο-
ρίην τε καὶ ῥιπτασμὸν τῶν μελέων ποιέει, ἑλκώ-
δές τέ ἐςι καὶ ἐντέρων καὶ ἕδρης. Ἀλεξιτήρια
δὲ τουτέων, γεγράψεται. Ἄνευ μὲν οὖν ῥοφημάτων μελικρήτῳ χρεόμενος ἀντ' ἄλλου ποτοῦ
ἐν ταύτῃσι τῇσι νούσοισι, πολλὰ ἂν εὐτυχοίης,
καὶ οὐκ ἂν πολλὰ ἀτυχοίης. Οἷσι δὲ δοτέον, καὶ

de la viscosité aux crachats. L'hydromel
est aussi un excellent diurétique, pourvu
qu'il ne rencontre aucun obstacle dans les
viscères; il facilite encore la sortie des excrémens bilieux par les selles qui sont quelquefois louables; et d'autres fois trop
bilieuses et trop écumeuses, surtout chez
les personnes d'un tempérament bilieux, ou
qui ont des obstructions de viscère. Lors
donc que l'hydromel est bien délayé, il est
plus propre à hâter l'expectoration, et à
ramollir le poumon; mais l'étant moins,
il purge par le bas avec plus d'efficacité les
excrémens écumeux et âcres qui sont trop
bilieux. Il faut cependant avouer que ces
sortes de selles sont accompagnées de quelques inconvéniens, car elles augmentent la
chaleur des hypocondres au lieu de l'a-
paiser : elles causent des inquiétudes et une
agitation continuelle des membres, l'ulcération des intestins et de l'anus. J'indiquerai
plus tard les remèdes capables de guérir
ces maux. Si donc, dans les maladies aiguës, on ne fait point usage des sorbitions,

il faut préférer l'hydromel aux autres boissons ; car ordinairement il réussit mieux
qu'aucune autre. On vient de voir dans
quelle circonstance il faut le donner ou ne
pas le donner, et pour quelle raison.

27. On a souvent blâmé l'usage de l'hydromel, parce qu'il passe pour affoiblir
beaucoup les malades, et hâter, en quelque
sorte, leur mort : cela peut être vrai pour
ceux qui ont péri d'inanition, c'est-à-dire
pour quelques personnes qui en ont fait
leur unique boisson, comme si son véritable
usage eût été de les nourrir : mais il s'en
faut bien qu'il ait cette qualité. A la vérité
l'hydromel, quand même on le boiroit seul,
a beaucoup plus de force que l'eau, à moins
qu'il ne purge ; il est même à quelques
égards plus fort que les vins blancs, légers,
foibles et sans odeur, et que quelques autres,
quoique plus foible qu'eux. Il y a sans
doute une très-grande différence entre le vin
et le miel, dans leur état de pureté et leur
degré de force. Qu'une personne boive deux
fois autant de vin qu'elle peut avaler de miel,

οἷσι μὴ δοτέον, τὰ μέγιστα εἴρηται, καὶ δι' ἃ
οὐ δοτέον.

κζ'. Κατέγνωςαι δὲ μελίκρητον ὑπὸ τῶν
ἀνθρώπων, ὡς καταγυιοῖ τοὺς πίνοντας, καὶ
διὰ τοῦτο ταχυθάνατον εἶναι νενόμιςαι.
Ἐκλήθη δὲ τοῦτο, διὰ τοὺς ἀποκαρτερέοντας.
Ἔνιοι γὰρ μελικρήτῳ μόνῳ χρέονται ποτῷ,
ὡς τοιοῦδε δῆθεν ἐόντος. Τὸ δὲ, οὐ παντάπασι
ὧδε ἔχει· ἀλλ' ὕδατος μὲν πολλῷ ἰσχυρότερόν
ἐςι πινόμενον μοῦνον, ἢν μὴ ἐκταράσσοι τὴν
κοιλίην. Ἀτὰρ καὶ οἴνου λευκοῦ, καὶ λεπτοῦ,
καὶ ὀλιγοφόρου, καὶ ἀόσμου, ἢ μὲν, ἰσχυ-
ρότερον, ἢ δὲ, ἀσθενέςερον. Μέγα μὲν διαφέρει καὶ οἴνου καὶ μέλιτος ἀκρητότης ἐς ἰσχὺν
ἀμφοῖν. Ὅμως τοίνυν εἰ καὶ διπλάσιον μέτρον
οἴνου καὶ ἀκρήτου πίνοι τις, ἢ ὁκόσον μέλι
ἐκλείχοι, πολλῷ ἂν δήπου ἰσχυρότερος εἴη
ὑπὸ τοῦ μέλιτος μοῦνον, εἰ μὴ ταράσσοι τὴν
κοιλίην. Πολλαπλάσιον γὰρ καὶ τὸ κόπριον

5....

διεξίοι ἂν αὐτέῳ. Εἰ μέν τοι ῥοφήματι χρέοιτο πτισάνη, ἐπιπίνοι δὲ μελίκρητον ἄγαν, πλησμονῶδες ἂν εἴη, καὶ φυσῶδες, καὶ τοῖσι κατὰ τὰ ὑποχόνδρια σπλάγχνοισι, ἀξύμφορον. Προπινόμενον μὲν πρὸ ῥοφήματος μελίκρητον, οὐ βλάπτει ὅκως μεταπινόμενον, ἀλλά τι καὶ ὠφελέει. Ἑφθὸν δὲ μελίκρητον ἐσιδέειν μὲν, πολλῷ κάλλιον τοῦ ὠμοῦ. Λαμπρὸν γὰρ καὶ λεπτὸν, καὶ λευκὸν, καὶ διαφανὲς γίγνεται. Ἀρετὴν δὲ ἥν τινα αὐτέῳ προσθέω διαφέρουσάν τι τοῦ ὠμοῦ, οὐκ ἔχω· οὔτε γὰρ ἥδιόν ἐςι τοῦ ὠμοῦ, ἢν τυγχάνοι γε τὸ μέλι καλὸν ἐόν. Ἀσθενέτερον μέντοι γε τοῦ ὠμοῦ, καὶ ἀκοπρωδέςερόν ἐςι. Ἀλλ' οὐ δ' ἕτερον ἐς τιμωρίην προσδέεται μελίκρητον. Ἄγχιςα δὲ χρηςέον αὐτῷ τοιῷδε ἐόντι, εἰ τὸ μέλι τυγχάνοι πονηρὸν ἐὸν, καὶ ἀκάθαρτον, καὶ μέλαν, καὶ μὴ εὐῶδες. Ἀφέλοιτο γὰρ ἂν ἡ ἕψησις τῶν κακοτήτων αὐτέων, τὰ πλείονα τοῦ αἴσχεος.

elle sera beaucoup plus forte par le miel,
à moins qu'il ne purge, et celui-ci engendre
plus d'excrémens que le vin. Cependant
si l'on fait usage de la tisane ou de son suc
écrêmé, et qu'on boive immédiatement une
trop grande quantité d'hydromel, il occa-
sionnera une réplétion et un gonflement
extraordinaire qui se feront sentir aux viscères situés aux environs des hypocondres ;
au contraire, il ne produira aucun de ces
mauvais effets et deviendra même, en
quelque sorte, salutaire, si on le donne
avant la tisane. L'hydromel bien cuit est
plus agréable à la vue que celui qui n'a
point été purifié par la cuisson ; car il devient léger, blanc et très-limpide ; sans qu'on
doive, pour cela, lui attribuer plus de vertu
qu'avant la coction. Il n'est pas même aussi
doux que lorsqu'il est cru, surtout si le
miel est bon ; mais il est plus foible, et engendre alors moins d'excrémens. Ces pro-
priétés ne sont point absolument nécessaires
à l'hydromel dans les diverses circonstances

5.....

qui en demandent l'usage. L'hydromel doit être préféré lorsque le miel est mauvais, noir, impur et de mauvaise odeur, car la cuisson le corrige et le purifie.

28. Vous serez à même d'observer très-souvent, dans les maladies aiguës, les bons effets de la boisson que l'on nomme *oxymel*: elle facilite l'expectoration et rend la respiration libre ; mais il y a des circonstances propres à son usage. Celle qui est extrêmement acide, ne peut exciter d'une manière utile l'expectoration, à moins qu'elle ne se fasse librement ; si d'ailleurs cette boisson venoit à procurer la sortie de la matière attachée à la gorge, et à dilater les bronches, elle ne pourroit manquer de soulager le poumon; car sa vertu est d'adoucir; et si les effets que l'on en attend étoient certains, il n'y a nul doute que ce seroit un remède très-salutaire : mais il arrive quelquefois que l'oxymel, qui est trop acide, arrête l'expectoration loin de la favoriser; il donne trop de viscosité aux crachats et devient nuisible. Les malades dangereu-

κή. Τὸ δὲ ὀξύμελι καλεόμενον ποτὸν, πολλαχοῦ μὲν εὔχρηςον ἐν ταύτῃσι τῇσι νούσοισι εὑρήσεις ἐόν. Καὶ γὰρ πτυέλου ἀναγωγὸν
ἐςι, καὶ εὔπνοον· καιροὺς μέν τοι τοιόνδε ἔχει.
Τὸ μὲν γὰρ κάρτα ὀξὺ, οὐδὲν ἂν μέζον ποιήσειε
πρὸς τὰ πτύελα τὰ μὴ ῥηϊδίως ἀνιόντα. Εἰ
γὰρ ἀνάγοι μὲν τὰ ἐγκέρχνοντα, καὶ ὄλισθον
ἐμποιήσειε, καὶ ὥσπερ διαπτερώσειε τὸν
βράγχον, παρηγορήσεις ἂν τὴν πλεύμονα.
Μαλθακτικὸν γὰρ αὐτέου, καὶ εἰ μὲν ταῦτα
συγκυρήσειε, μεγάλην ἂν ὠφελίην ποιήσειε.
Ἔτι δ' ὅτε τὸ κάρτα ὀξὺ, οὐκ ἐκράτησε τῆς
ἀναγωγῆς τοῦ πτυέλου, ἀλλὰ προσεγλίσχρηνέ
τε καὶ ἔβλαψε. Μάλιςα δὲ τοῦτο πάσχουσι,
οἵπερ καὶ ἄλλως ὀλέθριοί εἰσι καὶ ἀδύνατοι
βήσσειν τε καὶ ἀποχρέμπτεσθαι τὰ ἐνεχόμενα.
Ἐς μὲν οὖν τόδε προςεκμαίρεσθαι χρὴ τὴν
ῥώμην τοῦ κάμνοντος, κἂν ἐλπίδα ἔχῃ διδόναι.

Διδόναι δὲ, ἢν διδῷς, ἀκροχλίαρον, καὶ κατ'
ὀλίγον τὸ τοιόνδε, καὶ μὴ λάβρως. Τὸ μέν τοι
ὀλίγον, ἔποξυ, ὑγραίνει μὲν τὸ σῶμα καὶ
φάρυγγα, ἀναγωγὸν δὲ πτυέλου ἐςὶ καὶ ἄδιψον.
Ὑποχονδρίῳ δὲ, καὶ σπλάγχνοισι, καὶ τῇσι
ταύτῃσι εὐμενές, καὶ γὰρ τὰς ἀπὸ μέλιτος
βλάβας ταύτας κωλύει. Τὸ γὰρ χολῶδες ἐν
μέλιτι κολάζεται. Ἔςι δὲ καὶ φυσέων καταρ-
ρηκτικόν, καὶ ἐς οὔρησιν προτρεπτικόν. Ἐντέρου μέν τοι, τῷ κάτω μέρει, πλαδαρώτερον,
καὶ ξύσματα ἐμποιέει. Ἔςι δ' ὅτε καὶ φλαῦ-
ρον τοῦτο ἐν τῇσι ὀξῇσι νούσοισι γίγνεται,
μάλιςα μὲν ὅτι φῦσαν κωλύει περκιοῦσθαι,
ἀλλὰ παλινδρομέειν ποιέει. Ἔτι δὲ καὶ ἄλλως
γυιοῖ, καὶ τὰ ἀκρωτήρια ψύχει. Ταύτην καὶ
οἶδα μούνην δι' ὀξυμέλιτος γιγνομένην βλάβην,
ἥτις καὶ ἀξίη γραφῆς. Ὀλίγον δὲ τὸ τοιόνδε
ποτὸν, νυκτὸς μὲν καὶ νῆςι πρὸ ῥοφήματος
ἐπιτηδήϊον προπίνεσθαι. Ἀτὰρ καὶ ὁκόταν πουλὺ
μετὰ ῥόφημα ᾖ, οὐδὲν κωλύει πίνειν.

sement affectés, s'en trouvent surtout très-
mal, lorsqu'ils ne peuvent ni tousser ni
cracher. Ainsi on doit avoir égard aux
forces du malade ; et supposé qu'on ait quelque espoir, il faut donner l'oxymel chaud,
mais peu à la fois, en l'augmentant successivement, et jamais en grande quantité ni
tout d'un coup. Celui qui est légèrement
acide, humecte la bouche et la gorge,
facilite l'expectoration, apaise la soif et fait
beaucoup de bien aux hypocondres et aux
viscères voisins ; il corrige les mauvais effets
du miel et lui enlève tout ce qu'il a de bilieux : il dissipe les vents, et provoque l'u-
rine, mais il humecte un peu trop les intestins inférieurs et cause des tranchées ; il est
cependant quelquefois pernicieux dans les
maladies aiguës ; car, il s'oppose à la sortie
des vents et les force à remonter ; quelquefois aussi, il affoiblit l'estomac et refroidit les extrémités : ce sont là les mauvais effets que j'ai reconnus à l'oxymel et
qui méritent d'être décrits. Au reste on peut
en donner un peu au malade vers la nuit

avant qu'il ait pris de la tisane : rien n'empêche même de lui en donner long-temps après le souper.

29. Quant à ceux dont le régime consiste uniquement dans les boissons aqueuses à l'exclusion des alimens liquides, l'usage continuel de l'oxymel ne leur convient pas, à cause qu'il irrite et picote les intestins, d'autant plus facilement qu'ils sont vides et que leurs vaisseaux sont épuisés par l'inanition ; ajoutez à cela qu'il diminue les forces. Si l'on jugeoit cependant que le fréquent usage de l'oxymel, dût être salutaire dans d'autres maladies, on n'y ajouteroit du vinaigre qu'autant qu'il en faut pour le reconnoître ; car on corrigeroit de cette manière ce qu'il pourroit avoir de nuisible, et on lui conserveroit la propriété qu'il a de soulager. Pour le dire sommairement, la qualité acide du vinaigre rend cette liqueur plus convenable aux tempéramens bilieux qu'aux phlegmatiques ; car il dissout la bile amère, qu'il convertit en pituite lorsque le vinaigre vient à l'exalter ; au lieu que la bile noire seule fermente, s'exalte

κθ'. Τοῖσι δὲ ποτῷ μούνῳ διαιτωμένοισι ἄνευ ῥοφημάτων, διὰ τόδε οὐκ ἐπιτηδήϊόν ἐςι αἰεί, καὶ διὰ παντὸς χρέεσθαι τουτέῳ, μάλιςα μὲν διὰ ξύσιν ἢ τρηχυτμὸν τοῦ ἐντέρου. Ἀκάπρῳ γὰρ ἐόντι, μᾶλλον ἐμποιήῃ ἄν· καὶ ταῦτα κενεαγγκίης παρεούσης. Ἔπειτα δὲ καὶ τὸ μελίκρητον τῆς ἰσχύος, ἀφαιρέοιτο ἄν. Ἢν μέντοι ἀρήγειν φαίηται πρὸς τὴν ξύμπασαν νοῦτον, πολλῷ ποτῷ τουτέῳ χρέεσθαι, ὀλίγον χρὴ τὸ ὄξος παραχέειν, ὅταν μοῦνον γιγνώσκεσθαι. Οὕτω γὰρ καὶ ἃ φιλέει βλάπτειν, ἥκιςα ἂν βλάπτοι, καὶ ἃ δέεται προσωφελέειν, προσωφελέοιη ἄν. Ἐν κεφαλαίῳ δ' εἰρῆσθαι, αἱ ἀπὸ ὄξεος ὀξύτητες πικροχόλοισι μᾶλλον, ἢ μελαγχολικοῖσι ξυμφέρουσι. Τὰ μὲν γὰρ πικρὰ διαλύεται, καὶ ἐκφλεγματοῦται, μετεωριζόμενα ὑπ' αὐτέου. Τὰ δὲ μέλανα ζυμοῦται, καὶ μετεωρίζεται, καὶ πολλαπλασιοῦται. Ἀναγωγὸν γὰρ μελάνων, ὄξος. Γυναιξὶ δὲ τὸ ἐπίπαν,

πολεμιώτατον, ἢ ἀνδράσι ὄξος. Ὑστεραλγὲς
γάρ ἐςι.

λ. Ὕδατι δὲ ποτῷ ἐν τῇσι ὀξείῃσι νούσοισι
ἄλλο μὲν οὐδὲν ἔχω ἔργον ὅτι προσθῶ. Οὔτε
γὰρ βηχὸς παρηγορικόν ἐςι ἐν τοῖσι περιπλευ-
μονικοῖσι, οὔτε πτυέλου ἀναγωγὸν, ἀλλ' ἧσσον
τῶν ἄλλων, εἴ τις διὰ παντὸς ὕδατι ποτῷ
χρέοιτο. Μεσηγὺ μέντοι ὀξυμέλιτος καὶ μελικρήτου ὕδωρ ἐπιρροφεόμενον οὖν ὀλίγον,
πτυέλου ἀναγωγόν ἐςι, διὰ τὴν μεταβολὴν τῆς
ποιότητος τῶν ποτῶν. Πλεμμυρίδα γάρ τινα
ἐμποιέει, ἄλλως δὲ οὔτε δίψαν παύει, ἀλλ'
ἐπιπικραίνει. Χολῶδες γὰρ φύσει χολώδεῖ, καὶ
ὑποχονδρίῳ κακὸν, καὶ κάκιςον ἑωῦτοῦ, καὶ
χολωδέςατον, καὶ φιλαδυναμώτατον, ὅταν
εὐκενεότητα ἐσέλθῃ· καὶ σπληνὸς δὲ αὐξη-
τικὸν, καὶ ἥπατός ἐςιν, ὁκόταν πεπυρωμένον
ᾖ, καὶ ἐγκλυδαςικόν τε καὶ ἐπιπολαςικόν.
Βραδύπορόν τε γάρ ἐςι διὰ τὸ, ὑπόψυχρον

et ne fait qu'augmenter. Le vinaigre fait aussi couler la bile noire. Il est ordinairement beaucoup plus nuisible aux femmes qu'aux hommes ; car il occasionne des douleurs de l'utérus.

3o. Je n'ai rien à dire de bien essentiel sur l'usage de l'eau dans les maladies aiguës, car elle n'apaise point la toux dans les péripneumonies, ne facilite point l'expectoration, et produit de plus mauvais effets que les autres liqueurs, lorsqu'on en fait un usage continuel. Elle peut néanmoins faciliter l'expectoration, lorsqu'on en boit quelque peu entre l'oxymel et l'hydromel, à cause qu'elle altère ces liqueurs et hâte leurs bons effets en les délayant dans l'estomac, mais elle est nuisible à d'autres égards ; car elle ne fait qu'augmenter la soif au lieu de l'apaiser ; elle se change en bile dans les tempéraments bilieux : elle nuit aux hypocondres, et devient bien plus nuisible encore, lorsqu'elle a une fois pénétré dans les intestins inférieurs ; sa qualité bilieuse s'accroît, et elle affoiblit aussi les forces du malade : elle augmente la chaleur du foie et de la rate lorsque ces viscères sont atteints d'inflammation , et devient incommode par son agitation et sa fluctuation dans les intestins. Comme elle est froide et difficile à digérer , elle passe avec peine , et n'excite ni l'excrétion des urines ni les déjections. Elle n'engendre aucun excrément , ce qui la rend encore d'autant plus malfaisante : ces inconvéniens sont bien plus considérables , lorsqu'on la boit , tandis que les pieds sont froids , suivant que les circonstances la disposent à produire tel ou tel mauvais effet ; néanmoins dans les maladies où l'on appréhende une violente oppression ou des douleurs de tête , ou un délire, on doit absolument défendre au malade l'usage du vin , et ne lui donner que de l'eau ; ou si on lui permet un peu de vin , il doit être blanc , aqueux , sans odeur ; il est même bon de boire un peu d'eau après , pour qu'il ait moins d'effet sur le cerveau et sur les sens. On a déjà vu dans quelles circonstances on doit faire usage de l'eau

καὶ ἄπεπτον εἶναι, καὶ οὔτε διαχωρητικόν,
οὔτε διουρητικόν. Προσβλάπτει δέ τι καὶ διὰ
τόδε, ὅτι ἄκοπρόν ἐςι φύσει. Ἢν δὲ δὴ καὶ ποδῶν ψυχρῶν ποτὲ ἐόντων ποθῇ, πάντα ταῦτα
πολλαπλασίως βλάπτει, ἐς ὅ,τι ἂν αὐτέων ὁρ-
μήσῃ. Ὑποπτεύσαντι μέν τοι ἐν ταύτῃσι τῇσι
νούσοισι ἢ καρηβαρίην ἰσχυρὴν ἢ φρενῶν ἅ-
ψιν, παντάπασι οἴνου ἀποσχετέον. Ὕδατι δὲ
ἐν τῷ τοιῷδε χρηςέον, ἢ ὑδαρέα καὶ λευκὸν παν-
τελῶς δοτέον οἶνον, καὶ ἄοσμον παντάπασι,
καὶ μετὰ τὴν πόσιν αὐτοῦ, ὕδωρ μεταποτέον
ὀλίγον. Οὕτω γὰρ ἂν ἧσσον τὸ ἀπὸ τοῦ οἴνου
μένος ἄπτοιτο τῆς κεφαλῆς καὶ γνώμης. Ἐν οἷσι
δὲ μάλιςα αὐτέων, ὕδατι ποτῷ χρηστέον, καὶ
ὁκότε πολλῷ κάρτα, καὶ ὅκου μετρίῳ, καὶ ὅκου
ψυχρῷ, καὶ ὅκου θερμῷ, τὰ μὲν που, πρόσθεν εἴρηται, τὰ δὲ, ἐν αὐτέοισι τοῖσι καιροῖσι, ῥηθήσεται. Περὶ δὲ τῶν ἄλλων ποτῶν,
οἷον τὸ κρίθινον, καὶ τὰ ἀπὸ χλοίης ποιεύμενα, καὶ τὰ ἀπὸ ςαφίδος, καὶ ςεμφύλων, καὶ
πυρῶν, καὶ κνίκου, καὶ μύρτων, καὶ ῥοιῆς, καὶ
τῶν ἄλλων, ὅτε οὖν ἂν τινος αὐτέων καιρὸς ᾖ

χρέεσθαι, γεγράψεται παρ' αὐτέῳ τῷ νουσήματι, ὅκως τε καὶ τ' ἄλλα τῶν ξυνθέτων φαρμάκων.

λα'. Λουτρὸν δὲ συχνοῖσι τῶν νουσημάτων
ἀρήγοι ἂν χρεομένοισι, ἐς τὰ μὲν ξυνεχέως,
ἐς τὰ δ' οὔ. Ἔςτι δὲ ὅτε ἧσσον χρηςέον, διὰ τὴν
ἀπαρασκευασίην τῶν ἀνθρώπων. Ἐν ὀλίγῃσι
γὰρ οἰκίῃσι παρασκευάςαι τὰ ἄρμενα, καὶ οἱ
θεραπεύοντες ὡς δεῖ. Εἰ δὲ μὴ παγκάλως λού-
οιτο, βλάπτοιτ' ἂν οὐ σμικρά· καὶ γὰρ σκέπης
ἀκάπνου δεῖ, καὶ ὕδατος δαψιλέος, καὶ τοῦ
λουτροῦ συχνοῦ, καὶ μὴ λίην λάβρου, ἢν γε

en boisson dans les maladies aiguës ; et
d'après ce que je dirai , on jugera quand
ou doit en prendre beaucoup ou peu , et
la donner froide ou chaude. Quant aux
autres liqueurs , telles que l'eau d'orge ou
celles que l'on retire des plantes fraîches,
des peaux ou des pédicules de raisins , du
froment, du *cnicus* ou chardon vert, des baies
de myrte , de grenade et autres fruits semblables , j'indiquerai les occasions où ces
boissons sont utiles , en parlant des maladies auxquelles elle conviennent. Nous sui-
vrons la même méthode à l'égard des médicamens composés.

51. Le bain peut être salutaire dans les
maladies , dans quelques-unes par son fréquent usage, et dans d'autres , pris plus rarement ; on ne peut quelquefois l'employer
aussi souvent qu'on le devroit , parce qu'on
n'y est point préparé , et que dans peu de
maisons on trouve les instrumens et les personnes nécessaires pour cet usage ; et , à
moins qu'on ne se baigne tout à-fait , il peut
devenir extrêmement nuisible. Le bain doit

être à l'abri de la fumée ; il faut que l'eau
soit abondante, et les ablutions doivent être
fréquentes , mais jamais excessives à moins
que les circonstances n'y obligent. On peut,
je crois, se passer de frictions : mais, supposé qu'elles soient nécessaires, le médicament détersif qu'on emploie pour cet effet
doit être chaud , et les frictions plus fréquentes qu'à l'ordinaire ; on doit laver copieusement et substituer promptement de
l'eau nouvelle à la première. Il faut que le
passage pour arriver à la baignoire soit
court, et celui-ci doit être situé de façon
qu'on puisse y entrer et en sortir commodément. Celui qui prend le bain doit se tenir
en repos , garder le silence et n'avoir rien à
faire lui-même , mais laisser aux autres le
soin de verser de l'eau et de le frictionner;
et il faut en tenir de toute prête , très abondamment et à une chaleur modérée , afin de
réitérer souvent les ablutions, et de faire
prendre , s'il le faut , l'eau en douches : on
doit, au lieu de frottoir, se servir d'éponge,

μὴ οὕτω δέοι, καὶ μᾶλλον μὲν μὴ σμήχεσθαι.
Ἢν δὲ σμήχηται, θερμῷ χρέεσθαι αὐτέῳ, καὶ
πολλαπλασίῳ, ἢ ὡς νομίζεται, σμήγματι,
καὶ προσκαταχεῖσθαι μὴ ὀλίγῳ, καὶ ταχέως
μετακαταχεῖσθαι. Δεῖ δὲ καὶ τῆς ὁδοῦ βρα-
χήης ἐς τὴν πύελον, καὶ ἐς εὐέμβατον, καὶ
ἐς εὐέκβατον. Εἶναι δὲ καὶ τὸν λουόμενον
κόσμιον, καὶ σιγηλὸν, καὶ μηδὲν αὐτὸν προσ-
εξεργάζεσθαι, ἀλλ' ἄλλους καὶ καταχέειν,
καὶ σμήχειν. Καὶ μετακέρασμα πολλὸν ἡτοι-
μάσθαι, καὶ τὰς ἐπαντλήσιας ταχήϊας ποιέεσθαι, καὶ σπόγγοισι χρέεσθαι ἀντὶ ςλεγγί-
δος, καὶ μὴ ἄγαν ξηρὸν χρίεσθαι τὸ σῶμα.

ιδ'. Κεφαλὴν μέν τοι ἀνεξηράνθαι χρὴ ὡς οἷόν τε μάλιςα, ὑπὸ σπόγγου ἐκμασσομένην, καὶ μὴ διαψύχεσθαι τὰ ἄκρεα, μήτε τὴν κεφαλὴν, μήτε τὸ ἄλλο σῶμα. Καὶ μήτε νεόῤῥόφητον, μήτε νεόποτον λούεσθαι, μηδὲ ῥοφέειν, μηδὲ πίνειν ταχὺ μετὰ τὸ λουτρόν. Μέγα μέν τοι μέρος χρὴ νέμειν τῷ κάμνοντι, ἢν ὑγιαίνων ᾖ φιλόλουτρος ἄγαν, καὶ εἰθισμένος λούεσθαι. Καὶ γὰρ ποθέουσι μᾶλλον οἱ τοιοίδε, καὶ ὠφελέονται λουσάμενοι, καὶ βλάπτονται μὴ λουσάμενοι. Ἁρμόζει δὲ ἐν περιπλευμονίῃσι μᾶλλον, ἢ ἐν καύσοισι τὸ ἐπίπαν· Καὶ γὰρ ὀδύνης τῆς κατὰ πλευρὴν, καὶ ςήθεα, καὶ μετάφρενον, παρηγορικόν ἐςι τὸ λουτρὸν, καὶ πτυέλου πεπαντικὸν, καὶ ἀνάγωγον, καὶ εὔπνοον, καὶ ἄκοπον. Μαλθακτικὸν γὰρ καὶ ἄρθρων, καὶ τοῦ ἐπιπολαίου δέρματος, καὶ οὐρητικὸν δὲ, καὶ καρηβαρίην λύει, καὶ ῥῖνας ὑγραίνει. Ἀγαθὰ μὲν οὖν λουτρῷ τοσαῦτα πάρεςιν ὧν πάντων δεῖ. Ἢν μέν τοι τῆς παρασκευῆς

et ne pas attendre que le corps soit trop sec,
pour faire des onctions.

32. Il faut avoir l'attention de sécher la
tête autant qu'il est possible en l'essuyant
bien avec une éponge ; ne point laisser
refroidir les extrémités , et garantir du
froid la tête et les autres parties du corps.
On ne doit point se baigner immédiatement après avoir pris une potion ou quelque aliment liquide, ni boire, ni manger
au sortir du bain. Il est extrèmement important de savoir si le malade est amateur
du bain, et s'il en faisoit un fréquent usage
étant en santé ; car les personnes qui en
ont l'habitude en sont très-avides, et si
elles ne se baignoient point, elles en seroient incommodées. Le bain en général
est beaucoup plus utile dans la péripneumonie, que dans les fièvres ardentes ; car
il apaise les douleurs de côté, du dos et de
la poitrine ; il mûrit les crachats et facilite
l'expectoration ; rend la respiration libre,
fait cesser la lassitude, relâche et ramollit
les membres et la peau, provoque l'urine,

6.

dissipe la pesanteur de tête et humecte les fosses nasales. Tels sont les avantages du bain, pris comme on le doit; mais si une ou plusieurs des choses nécessaires viennent à manquer, il est à craindre que le bain, au lieu de soulager, ne devienne nuisible, et la moindre négligence de ceux qui sont chargés de ce soin, est très-préjudiciable aux malades. Le bain ne convient pas dans les maladies où le ventre est plus libre qu'il ne faut; il n'est pas moins nuisible à ceux qui sont constipés, à moins qu'on n'ait d'abord remédié à cet inconvénient. Les personnes très-enervées doivent s'abstenir du bain, de même que celles qui sont sujettes aux nausées, aux vomissemens, aux rapports de bile, et aux saignemens de nez, à moins que l'hémorrhagie soit moins considérable qu'il ne faudroit, et qu'on sache profiter de l'occasion. Si l'hémorrhagie n'est pas considérable, il est à propos de se baigner, soit pour l'utilité de tout le corps, soit pour celle de la tête.

ἐνδήῃ τις ἢ ἑνὸς ἢ πλειόνων, κίνδυνος μὴ λυσιτελέειν τὸ λουτρὸν, ἀλλὰ μᾶλλον βλάπτειν. Ἓν γὰρ ἕκαστον αὐτέων, μεγάλην φέρει τὴν βλάβην, μὴ παρασκευασθὲν ὑπὸ τῶν ὑπουργῶν, ὡς δεῖ. Ἥκιστα δὲ λούειν καιρός, οἷσι ἡ κοιλίη ὑγροτέρη τοῦ καιροῦ ἐν τῇσι νούτοισι. Ἀτὰρ οὐδὲ οἷσιν ἕστηκε μᾶλλον τοῦ καιροῦ, καὶ μὴ προεληλύθῃ. Ἀλλ' οὐδὲ τοὺς γεγυιωμένους χρὴ λούειν, οὐδὲ δὴ τοὺς ἀσώδεας, ἢ ἐμετικούς, οὐδὲ τοὺς ἐπανερευγμένους χολῶδες, οὐδὲ τοὺς ἐκ ῥινῶν αἱμοῤῥαγέοντας, εἰ μὴ ἔλασσον τοῦ καιροῦ ῥέοι. Τοὺς δὲ καιροὺς οἶδας· ἢν δὲ ἔλασσον τοῦ καιροῦ ῥέοι, λούειν· ἤν τε ὅλον τὸ σῶμα πρὸς τὰ ἄλλα ἀρήγῃ, ἤν τε τὴν κεφαλὴν μοῦνον.

λγ΄. Ἢν οὖν αἱ παρασκευαὶ ἔωσι ἐπιτηδήοι, καὶ ὁ κάμνων μέλλῃ εὖ δέξασθαι τὸ λουτρὸν, λούειν χρὴ ἑκάςης ἡμέρης· Τοὺς δὲ φιλολουτρέοντας καὶ δὶς τῆς ἡμέρης εἰ λούεις, οὐκ ἂν ἁμάρτοις. Χρέεσθαι δὲ λουτροῖσι, τοῖσι ὅλῃσι πτισάνῃσι χρεομένοισι, παρπουλὺ μᾶλλον ἐνδέχεται, ἢ τοῖσι χυλῷ μοῦνον χρεομένοισι. Ἐνδέχεται δὲ καὶ τουτέοισι ἐνίοτε, ἥκιςα δὲ καὶ τοῖσι ποτῷ μοῦνον χρεομένοισι. Ἔςι δὲ καὶ οἷσι τουτέων ἐνδέχεται. Τεκμαίρεσθαι δὲ χρὴ τοῖσι προγεγραμμένοισι οὕς τε μέλλει λουτρὸν ὠφελέειν, ἐν ἑκάςοισι τῶν τρόπων τῆς διαίτης, οὕς τε μή. Οἷσι μὲν γὰρ προσδέεταί τινος κάρτα τουτέων, ὁκόσα λουτρὸν ἀγαθὰ ποίεει, λούειν, καὶ ὅσα ἂν λουτρῷ ὠφελέηται. Οἷσι δὲ τουτέων μηδενὸς προσδεῖ καὶ πρόσεςι αὐτέοισι τῶν σημηίων, ἐπ᾽ οἷσι λούεσθαι ξυμφέρει, οὐ δεῖ λούειν.

33. Pourvu donc que l'on ait toutes les choses disponibles, et que les forces le permettent, on peut sans crainte faire prendre des bains tous les jours, et même deux fois le jour, à ceux qui en sont très-amateurs. Il y a moins à craindre de baigner ceux qui prennent la tisane entière d'orge que ceux auxquels on a seulement permis son suc écrémé. Toutefois il y a des occasions où l'on peut permettre des bains à ces derniers; mais ils ne conviennent point généralement à ceux qui ne prennent que des boissons, quoiqu'ils puissent y avoir recours dans certaines circonstances. Ce que j'ai dit suffit pour faire connoître l'espèce de régime que demande le bain pour être salutaire aux malades ou pour empêcher qu'il ne leur soit nuisible. En effet, il ne convient point à ceux qui manquent des choses nécessaires pour pouvoir en profiter ; les autres en peuvent user pourvu que rien ne s'y oppose, et qu'il y ait d'ailleurs des signes qui fassent connoître l'utilité et les mauvais effets du bain.

6...

54. (1) La fièvre ardente se déclare en été, lorsque les veines desséchées par la chaleur de la saison, attirent à elles les humeurs crues, séreuses et bilieuses : alors la fièvre s'allume ; tout le corps est comme brisé, et l'on éprouve un sentiment de lassitude et de douleurs. Elle naît ordinairement après un long voyage et une longue soif ; lorsque les veines enflammées absorbent les humeurs chaudes et acrimonieuses. La langue devient rude, sèche et noire; les parties voisines du ventre éprouvent une douleur mordicante ; les excrémens sont très-liquides et d'une couleur pâle. Ces symptômes sont accompagnés d'une soif violente, d'insomnie et quelquefois de délire. On doit donner au malade autant d'eau et d'hydromel cuit, bien délayé, qu'il en voudra. Si la bouche est amère, il est à propos de prescrire un émétique et

----

(1) Commencement du livre dit supposé. De la fièvre ardente.

λδ΄. (1) Καῦσος δὲ γίγνεται, ὁκόταν ἀναξηρανθέντα τὰ φλέβια ἐν θερινῇ ὥρῃ, ἐπισπάσηται
δριμέας καὶ χολώδεας ἰχῶρας ἐς ἑωυτά, καὶ
πυρετὸς πουλὺς ἴσχει. Τὸ, τε σῶμα ὡς ὑπὸ
ὀστεοκόπου ἐχόμενον κοπιᾷ καὶ γίγνεται δὲ ὡς
ἐπιτοπουλὺ, καὶ ἐκ πορηίης μακρῆς, καὶ δίψεος
μακροῦ, ὁκόταν ἀναξηρανθέντα τὰ φλέβια,
δριμέα καὶ θερμὰ ῥεύματα ἐπισπάσηται. Γίγνεται δὲ ἡ γλῶσσα τρηχείη, καὶ ξηρή, καὶ μέλαινα κάρτα, καὶ τὰ περὶ τὴν νηδὺν δακνώμε-
νος ἀλγέει. Τά τε ὑποχωρήματα ἔξυγρα καὶ ὠ-
χρὰ γίγνεται, καὶ δίψαι σφοδραὶ ἔνεισι, καὶ
ἀγρυπνίαι· ἐνίοτε δὲ καὶ παραλλάξιες φρενῶν.
Τῷ τοιῷδε δίδου πίνειν, ὕδωρ τε καὶ μελίκρητον ἑφθὸν, ὑδαρές, ὁκόσον ἐθέλει. Κὴν πικρὸν
τὸ σῶμα γίγνηται, ἐμέειν ξυμφέρει, καὶ τὴν
κοιλίην ὑποκλύσαι. Ἢν δὲ μὴ πρὸς ταῦτα λύηται, γάλα ὄνου ἑψήσας, κάθαιρε. Ἁλμυρὸν δὲ

---

(1) Ἀρχὴ τῶν νοθῶν. περὶ καύσου.

μηδὲν μὴ δὲ δριμὺ προσφέρειν, οὐ γὰρ ὑποί-
σει. Ῥοφήματα δὲ, ἕως ἂν ἔξω τῶν κρισίμων
γένηται, μὴ δίδου. Κἢν αἷμα ἐκ τῶν ῥινέων
ῥυέῃ, λύεται τὸ πάθος, κἢν ἱδρῶτες ἐπιγένωνται κριτικοὶ γνήσιοι μετ᾽ οὔρων λευκῶν καὶ
παχέων, καὶ λημῶν ὑπιςαμένων, κἢν ἀπόςημά
που γένηται. Ἢν δ᾽ ἄνευ τουτέων λυθῇ, ὑπο-
ςροφὴ πάλιν ἔςαι τῆς ἀῤῥωςίης, ἢ ἰσχίων, ἢ
σκελέων ἄλγημα ξυμβήσεται, καὶ πτύσεται
παχνία, ἢν μέλλῃ ὑγιὴς ἔσεσθαι.

Καύσου γένος ἄλλο. Ἡ κοιλίη ὑπάγουσα,
δίψης ἐςὶ μεςή. Γλῶσσα τρηχηίη, ξηρὴ, ἁλυ-
κώδης. Οὔρων ἐπίσχησις, ἀγρυπνίη, ἀκρωτήρια ἐψυγμένα. Τῷ τοιουτέῳ ἢν μὴ αἷμα ἐκ ῥινέων ῥυέῃ, ἢ ἀπόςημα περὶ τὸν τράχηλον γέ-

un lavement ; si ces remèdes ne lâchent point le ventre, on doit purger avec le lait d'ânesse cuit. Ce qui est salé et acrimonieux doit être sévèrement interdit au malade, il ne le supporteroit pas : on doit s'abstenir de lui donner aucun aliment liquide jusqu'après la crise. La maladie cesse lorsqu'il survient une hémorrhagie du nez, ou des sueurs critiques ou des urines blanches, épaisses avec un sédiment lisse, ou lorsqu'il se forme quelque abcès. Mais si elle se termine sans l'une ou l'autre de ces crises, elle sera suivie de rechûte ; et supposé que le malade guérisse, il lui surviendra des douleurs aux hanches, ou aux jambes, ou il expectorera des matières blanches très-épaisses.

35. Autre espèce de fièvre ardente avec flux de ventre et une grande soif. La langue est sèche et rude, avec un goût salsugineux ; il y a suppression d'urine, insomnie et refroidissement des extrémités. Cette maladie ne se termine pas sans une hémorrhagie du nez ou un abcès autour du cou, des douleurs

aux jambes, ou un crachement de matière épaisse après que le flux du ventre a cessé, ou des douleurs de sciatique, ou la lividité des parties génitales : l'enflure des testicules est encore au nombre des signes critiques. Le malade doit user d'alimens liquides attractifs.

36. Dans les affections aiguës faites usage de la saignée, si la maladie vous paroît violente, si le sujet est robuste et dans la fleur de l'âge: en cas d'esquinancie ou de pleurésie, favorisez l'expectoration au moyen d'un éclegme. Si le malade vous paroît trop foible pour être purgé, après une saignée trop copieuse, employez un lavement le troisième jour, et ordonnez la diète, jusqu'à ce qu'il soit hors de danger.

37. Les tumeurs inflammatoires des hypocondres, sans rétention des vents; les violentes contractions du diaphragme; la difficulté de respirer; l'orthopnée sèche non accompagnée de suppuration interne : et toutes les affections produites par le défaut de circulation des esprits; surtout les violentes

νηται, ἢ σκελέων ἄλγημα, καὶ πτύσματα παχέα πτύσῃ; ταῦτα δὲ ξυςάσης τῆς κοιλίης γίγνεται, ἢ ἰσχίου ὀδύνη, ἢ αἰδοίου πελίωμα, οὐ
κρίνεται. Καὶ ὄρχις ἐνταθεὶς, κριτικόν. Ῥοφήματα ἐπισπαςικὰ δίδου.

λς΄. Τὰ δ᾽ ὀξέα πάθεα, φλεβοτομήσεις, ἢν
ἰσχυρὸν φαίνηται τὸ νόσημα, καὶ οἱ ἔχοντες
ἀκμάζωσι τῇ ἡλικίῃ, καὶ ῥώμη παρῇ αὐτέοισιν.
Ἢν μὲν οὖν σύναγχος ᾖ, καὶ ἐκλίκτοισι ἀνα-
κάθαιρε, εἶτ᾽ ἄλλό τι τῶν πλευριτικῶν. Ἢν δὲ
ἀσθενέςεροι φαίνωνται, ἢν καὶ πλέον τοῦ αἵματος ἀφέλῃς, κλυσμῷ κατὰ τὴν κοιλίην χρέεσθαι, διὰ τρίτης ἡμέρης, ἕως ἂν ἐν ἀσφαλήῃ
γένοιτο ὁ νοσέων· καὶ λιμοῦ χρήζοι.

λζ΄. Φλεγμήνοντα ὑποχόνδρια μὴ πνευμάτων ἀπολήψεῖ, φρενῶν ἐντάσιες, ἢ πνευμάτων
προςάσιες, ὀρθοπνοίης ξηρῆς οἷσι μὴ πύον
ὕπεισι, ἀλλὰ ὑπὸ πνευμάτων ἀπολήψιος τὰ
παθήματα ταῦτα ὑπογίγνεται. Μάλιςα δὲ ἥπατος περιωδυνίαι, καὶ σπληνὸς βάρεα καὶ ἄλλαι

φλεγμασίαι τε καὶ ὑπὲρ φρενῶν περιωδυνίαι
τε καὶ ξυςροφαὶ νουσημάτων, οὐ δύνανται
λύεσθαι ἤν τις πρῶτον ἐπιχειρίη φαρμακεύειν.
Ἀλλὰ φλεβοτομίη τῶν τοιῶνδε ἡγεμονικόν
ἐςι· Ἔπειτα δὲ ἐπικλυσμὸν, ἢν μὴ μέγα καὶ
ἰσχυρὸν τὸ νόσημα ᾖ. Εἰ δὲ μὴ καὶ ὕςερον
φαρμακκίης δεῖ, δέεται δὲ ἀσφαλκίης καὶ με-
τριότητος, μετὰ φλεβοτομίην φαρμκκίη.

λζ. Ὁκόσοι δὲ τὰ φλεγμήνοντα ἐν ἀρχῇ τῶν
νούσων εὐθέως ἐπιχειρέουσι λύειν φαρμκκίη, τοῦ
μὲν ξυντεταμένου καὶ φλεγμήνοντος, οὐδὲν
ἀφαιρέουσι, οὐ γὰρ ἐνδιδοῖ, ὠμὸν ἐὸν τὸ
πάθος. Τὰ δὲ ἀντέχοντα τῷ νουσήματι καὶ
ὑγιεινὰ ξυντήκουσι. Ἀσθενέος δὲ τοῦ σώματος
γενομένου, τὸ νούσημα ἐπικρατέει, ὁκόταν
δὲ τὸ νούσημα ἐπικρατήσῃ τοῦ σώματος, τὸ
τοιόνδε ἀνιάτως ἔχει.

douleurs du foie ; les oppressions de la rate et généralement les autres espèces de phlegmasie avec de vives douleurs , qui ont leur siége au dessus du diaphragme , ainsi que les rechutes graves , ne peuvent guérir , si on commence d'abord à les attaquer par les purgatifs ; la saignée est le seul moyen de guérison : il convient ensuite de recourir aux lavemens , à moins que la maladie ne devienne extrêmement violente , autrement l'usage des purgatifs seroit meilleur dans la suite. On doit avoir égard à la sûreté et à l'effet modéré des purgatifs qu'on emploie après la saignée.

37. Quiconque au commencement des maladies tente aussitôt de résoudre l'inflammation par les purgatifs, n'enlève rien de ce qui cause la tension et l'inflammation de la partie affectée : car la maladie , dans cet état de crudité, ne cède point; au contraire, les parties saines capables de lui résister se détruisent et se fondent ; la foiblesse augmente à mesure que la maladie devient la plus forte ; et, lorsqu'elle a envahi toutes les parties du corps , elle est incurable.

57. Lorsqu'une personne en santé perd tout-à-coup l'usage de la parole, sans cause manifeste ou par quelque cause subite et violente, il y a alors défaut de communication des veines. Dans ce cas, on doit ouvrir la veine interne du bras droit, et tirer plus ou moins du sang, suivant l'âge et le tempérament du sujet. En général les symptômes sont les suivans : la rougeur foncée du visage, l'immobilité des yeux, la distention des poignets, le grincement de dents, la contraction des mâchoires, les palpitations, le refroidissement des extrémités et la stagnation des esprits dans les veines. Lorsque les douleurs viennent de la bile noire, elles s'accompagnent d'une fluxion d'humeurs acrimonieuses : les parties internes éprouvent des picotemens cuisants; les veines agacées se dessèchent, se crispent, s'enflamment et attirent à elles les humeurs qui s'y portent aisément. Il arrive de là que le sang venant à se corompre, les esprits ne peuvent plus suivre leur route ordinaire, et leur stagnation occa-

λή. Τὸ δὲ ἄφωνον τινὰ ἐξάπινης γενέσθαι, φλεβῶν ἀπολήψιες λυπέουσι, ἢν ὑγιαίνοντι τόδε ξυμβῇ ἄνευ προφάσιος, ἢ ἄλλης αἰτίης ἰσχυρῆς. Φλεβοτομέειν οὖν χρὴ τὸν βραχίονα τὸν δεξιὸν, τὴν εἴσω φλέβα, καὶ ἀφαιρέειν τοῦ αἵματος, κατὰ τὴν ἕξιν, καὶ τὴν ἡλικίην διαλογιζόμενον τὸ πλεῖον καὶ τὸ ἔλασσον. Ξυμπίπτει δὲ τοῖσι πλείςοισι αὐτέων, τοιάδε· ἐρυθήματα προσώπου, ὀμμάτων ςάσιες, χειρῶν διαςάσιες, ὀδόντων τρισμοί, σφυγμοί, σιαγόνων ξυναγωγὴ, καὶ κατάψυξις ἀκρωτηρίων, πνευμάτων ἀπολήψιες ἀνὰ τὰς φλέβας. Ὁκόταν ἀλγήματα προσγένωνται μελαίνης χολῆς, καὶ δριμέων ῥευμάτων ἐπιῤῥύσιες γίγνονται. Ἀλγέει δὲ τὰ ἐντὸς δακνόμενος· δεχθεῖσαι δὲ καὶ λίην ξηραί γενόμεναι αἱ φλέβες, ἐντείνονται τε, καὶ φλεγμαίνουσαι, ἐπισπῶνται τὰ ἐπιῤῥέοντα. Ὅθεν διαφθαρέντος τοῦ αἵματος, καὶ τῶν πνευμάτων οὐ δυναμένων ἐν αὐτέῳ τὰς κατὰ φύσιν ὁδοὺς βαδίζειν, καταψύξιές τε γίγνονται ὑπὸ τῆς ςάσιος, καὶ σκοτώσιες, καὶ ἀφωνίη, καὶ καρηβαρίη, καὶ σπασμοί, ἢν ἤδη ἐπὶ τὴν καρδίην, ἢ τὸ ἧπαρ, ἢ ἐπὶ τὴν φλέβα διελθῇ.

λθ'. Ἔνθεν ἐπίληπτοι γίγνονται ἢ παραπλῆγες, ἢν ἐς τοὺς περιέχοντας τόπους ἐμπέσῃ τὰ ῥεύματα, καὶ ὑπὸ τῶν πνευμάτων οὐ δυναμένων διεξιέναι, καταξηρανθῇ. Ἀλλὰ χρὴ τοὺς τοιουτέους προπυριῶντας, φλεβοτομέειν ἐν ἀρχῇσι εὐθέως, μετεώρων ἐόντων, πάντων τῶν λυπεόντων πνευμάτων, καὶ ῥευμάτων. Εὐβοηθητότερα γάρ ἐστι, καὶ ἀναλαμβάνοντα, καὶ τὰς κρίσιας ἐπιθεωρέοντα φαρμακεύειν, ἢν μὴ κουφίζηται ἄνω. Τὴν δὲ κάτω κοιλίην ἢν μὴ ὑποχωρέῃ κλυσμῷ, ὄνου γάλα ἑφθὸν δίδου καὶ πινέτω μὴ ἔλασσον δώδεκα κοτύλων. Ἢν δὲ ῥώμη αὐτὸν περιέχῃ, πλεῖον ἑξκαίδεκα.

sionne des frissons, des vertiges, la privation de la voix, la pesanteur de tête et les convulsions, lorsqu'elle se fait dans le cœur ou le foie ou la veine cave.

38. De là viennent encore les paralysies et les épilepsies, lorsque la fluxion se porte sur le voisinage des parties qu'on vient de nommer, qui se dessèchent par l'impossibilité où sont les esprits d'y pouvoir pénétrer. On doit, sans différer, tirer du sang, après avoir fait précéder d'abord par des fomentations chaudes, l'usage de la saignée, tandis que les esprits irrités et les mouvemens fluxionnaires se portent en haut; car alors, il est bien plus facile d'y remédier. Lorsque le malade aura un peu repris ses forces, après la saignée, on fera bien de lui donner un vomitif, à moins qu'il ne se sentît très-soulagé; mais il faut toujours avoir égard à la crise. Si les lavemens ne produisent aucun effet, on purgera avec douze cotyles de lait d'ânesse cuit; on peut même aller

jusqu'à seize , si les forces le permettent. (1)

39. La squinancie, qui est une maladie très-fréquente en hiver et au printemps, est causée par une fluxion d'une humeur abondante et visqueuse qui vient de la tête et se porte sur les veines jugulaires, dont le volume extraordinaire fait qu'elles absorbent beaucoup plus facilement que les autres veines. Cette humeur naturellement froide et visqueuse obstrue tous les passages des esprits, condense le sang qui est aux environs, le fige et le rend stagnant ; il arrive ainsi que les malades sont suffoqués : leur langue est livide, ronde et repliée, à cause du gonflement des veines qui sont à sa base; et lorsqu'on incise la grappe ou cette partie qu'on nomme la luette , on voit une grosse veine de chaque côté. Ces veines gonflées par les humeurs , compriment la langue

---

(1) On croit qu'il y a ici erreur dans la prescription.

λί. Κύναγχος δὲ γίγνεται, ὁκόταν ἐκ τῆς κεφαλῆς ῥεῦμα πουλὺ καὶ κολλῶδες, ὥρην χει-
μερινὴν ἢ ἠρινὴν, ἐς τὰς σφαγίτιδας φλέβας
ἐπιρρυέῃ, καὶ τὸ ῥεῦμα πλεῖον, διὰ τὴν εὐρύ-
τητα ἐπισπάσωνται. Ὁκόταν δὲ ψυχρόν τε ἐὸν
καὶ κολλῶδες ἐμφράξῃ, τοῦ τε πνεύματος τὰς
διεξόδους, καὶ τοῦ αἵματος ἀποφράσσον, πήγ-
νυσι τὰ ξυνέγγυς τοῦ αἵματος, καὶ ἀκίνητον
καὶ ςάσιμον ποιέει, φύσει ψυχρὸν ἐὸν καὶ ἐμ-
φρακτικόν. Διὰ τοῦτο πνίγονται τῆς γλώττης
ἀποπελιουμένης, καὶ ςρογγυλουμένης, καὶ
ἀνακαπτομένης διὰ τὰς φλέβας τὰς ὑπὸ τὴν
γλῶσσαν. Τῆς γὰρ ὑποτεμνομένης ςαφυλῆς, οἱ
δὲ κιονίδα καλοῦσι, ἑκατέρωθεν φλὲψ παχηλη.
Ὁκόταν γοῦν πλήρεις αὗται ἐοῦσαι ἐς τὴν γλῶσσην ἐναποςηρίζωνται ἀραιὴν ἐοῦσαν καὶ σπογγοειδέα, διὰ τὴν ξηρασίην. Ἡ δ᾽ ὑπὸ βίης τὸ
ἐκ τῶν φλεβῶν δεχομένη ὑγρὸν, ἐκ πλατηΐης
μὲν, ςρογγύλη γίγνεται ἐξ εὐχρόου δὲ, πε-
λιδνή· ἐκ μαλθακῆς δὲ, σκληρὴ, ἐξ εὐκάμπτου

δὲ, ἄκαμπτος. Ὡς τε ταχέως ἀποπνίγεσθαι, ἢν μή τις ὀξέως βοηθῇ. Φλεβοτομίην τε ποιεύμενος ἀπὸ βραχιόνων, καὶ τὰς ὑπὸ τὴν γλῶσσην φλέβας ὑποτέμνων, καὶ φαρμακεύων τοῖσιν ἐκλικτοῖσι, καὶ ἀναγαργαρίζων θερμοῖσι, καὶ τὴν κεφαλὴν ὑποξυρῶν, καὶ κήρωμα κεφαλῇ, καὶ τραχήλῳ περιτιθέναι. Καὶ εἰρίοισι περιελίσσειν, καὶ σπόγγοισι μαλθακοῖσι, καὶ ὕδατι θερμῷ ἐκπιεζεῦντα πυριῆν. Πίνειν τε ὕδωρ καὶ μελίκρητον, μὴ ψυχρά. Χυλὸν δὲ προσφέρειν, ὁκόταν ἐκ κρίσιος ἐν ἀσφαλήίῃ ἤδη ᾖ.

μ. Ὁκόταν ἐν θερινῇ ἢ μετοπωρινῇ ὥρῃ ἐκ κεφαλῆς θερμὸν τὸ ῥεῦμα καταρρυῇ, καὶ νιτρῶδες ἅτε ὑπὸ τῆς ὥρης δριμὺ καὶ θερμὸν γεγενημένον· δάκνει δὲ τὸ τοιόνδε ἐὸν,

qui, à cause de son tissu, rare et spongieux,
et de sa sécheresse, reçoit avidement les
humeurs des veines voisines , ce qui la
rend ronde , de platte qu'elle étoit auparavant ; livide , sèche et inflexible : de
sorte que le malade est bientôt suffoqué , à
moins qu'on ne lui donne de prompts secours , qui consistent à lui ouvrir les veines
aux deux bras ; et celles qui sont sous la
langue; à lui donner des éclegmes fondans,
des gargarismes chauds , et à lui raser la
tête. On doit encore lui appliquer un cérat
sur la tête et sur le cou , et les couvrir avec
de la laine. On fomentera les parties externes avec des éponges imbibées d'eau
chaude, après les avoir bien exprimées. La
boisson doit être composée d'eau et d'hydromel chaud ; ou de la crême de tisane , lorsqu'on juge par la crise, le malade hors de
danger.

40. Dans l'été ou l'automne , les humeurs chaudes et nitreuses qui participent de la chaleur et de l'acrimonie de la
saison , venant à descendre du cerveau, cor-

rodent, ulcèrent et gonflent les parties où elles s'arrêtent, et causent une orthopnée, accompagnée d'une grande sécheresse. Dans ce cas, on n'apperçoit aucune enflure de la gorge : les tendons de la partie postérieure du cou, sont fixes comme dans le tétanos, la voix est entrecoupée, l'expiration faible, et les inspirations fréquentes et pénibles : il survient une ulcération à la trachée artère ; le poumon se remplit, l'air extérieur ne pouvant plus y pénétrer ; et si le mal ne se porte vers les parties externes, il n'en est que plus dangereux : alors la mort est inévitable, tant à cause de la saison, que des humeurs chaudes et acrimonieuses.

41. Lorsque la fièvre saisit une personne avant qu'elle ait rendu ses excrémens, ou immédiatement après avoir mangé, soit avec ou sans un point de côté, elle doit se tenir en repos jusqu'à ce que les alimens soient descendus dans les intestins inférieurs ; et boire en même-temps de l'oxymel. En cas de pesanteur dans les reins, on doit purger avec un lavement,

καὶ ἕλκει, καὶ πνεύματος ἐμπίμπλησι, καὶ ὀρθοπνοίη παραγίγνεται, καὶ ξηρασίη πουλλή. Καὶ τὰ θεωρεύμενα ἰσχνὰ φαίνεται, καὶ τοὺς ὄπισθεν τένοντας ἐν τῷ τραχήλῳ ξυντείνεται. Καὶ δοκέῃ ὁ τέτανος ἐντετάσθαι, καὶ ἡ φωνὴ ἀπέρρωγε, καὶ τὸ πνεῦμα σμικρὸν, καὶ ἡ ἀντίσπασις τοῦ πνεύματος, πυκνὴ καὶ βιαίη παραγίγνεται. Οἱ τοιοίδε, τὴν ἀρτηρίην ἑλκοῦνται, καὶ τὸν πλεύμονα πίμπλανται, οὐ δυνάμενοι τὸ ἔξοθεν πνεῦμα ἐπάγεσθαι. Τοῖσι τοιουτέοισι ἢν μὴ ἐς τὰ ἔξω μέρεα τοῦ τραχήλου ἑκουσίη ἀποφέρηται, δεινοτέρη καὶ ἀφυκτοτέρη ἐςὶ, διὰ τὴν ὥρην, ὅτι ἀπὸ θερμῶν καὶ δριμέων.

μά. Ἢν πυρετὸς λάβῃ παλαιῆς κόπρου οὐκ ὑπεούσης, ἢ νεοβρῶτι ἐόντι, ἤν τε ξὺν ὀδύνῃ πλευροῦ, ἤν τε μὴ, ἡσυχίην ἄγειν, μέχρις οὗ καταβῇ τὰ σιτία πρῶτον ἐς τὴν κάτω κοιλίην. Πόματι δὲ χρεέσθω, ὀξυμέλιτι. Ὁκόταν δὲ ἐς τὴν ὀσφὺν, βάρος ἥκῃ, κάτω κλύσαι κλυσμῷ, ἢ καθᾶραι φαρμάκῳ. Ὁκόταν δὲ καθαρθῇ, διαιτῇν ῥοφήματι πρῶτον, καὶ πόματι μελικρήτῳ.

Ἔπειτα σιτίοισι, καὶ ἰχθύσι ἑφθοῖσι, καὶ οἴνῳ
ὑδαρέι, ἐς νύκτα ὀλίγῳ, ἡμέρῃ δὲ, ὑδαρὲς μελίκρητον. Ὁκόταν δὲ αἱ φῦσαι δυσώδεες ἔωσι,
οὕτως ἢ βαλάνῳ, ἢ κλυσμῷ, εἰ δὲ μὴ, ἐπισχεῖν
ὀξύμελι πίνοντα, ἕως ἂν καταβῇ ἐς τὴν κάτω
κοιλίην. Εἶθ' οὕτως κλυσμῷ ὑπάγειν.

μβ'. Ἢν δὲ λαπαρῷ ἐόντι καῦσος ἐπιγένηται,
ἢν σοι δοκέῃ φαρμακεύειν, ἐπιτηδείως ἔχειν εἴσω
τριῶν ἡμερέων, μὴ φαρμακεύειν, ἀλλ' ἢ τεταρταῖον. Ὁκόταν δὲ φαρμακεύσῃς, τοῖσι ῥοφή-
μασι χρεόμενος, διαφυλάσσων τοὺς παροξυσ-
μοὺς τῶν πυρετῶν, ὅκως μηδέποτε προσοίσῃς
ἐόντων, μηδὲ μελλόντων ἔσεσθαι, ἀλλὰ λη-
γόντων, ἢ παυσαμένων, καὶ ὡς πόρρωτάτω
ἀπὸ τῆς ἀρχῆς. Ποδῶν δὲ ψυχρῶν ἐόντων, μήτε
ποτὸν, μήτε ῥόφημα, μήτ' ἄλλο μηδὲν δίδου

on un cathartique foible et donner des alimens liquides et de l'oxymel. Après la purgation, le malade doit user de la tisane et de l'hydromel pour boisson, et prendre ensuite une nourriture plus solide, telle que la chair de poisson bouilli ; un peu de vin trempé sur le soir, et de l'hydromel délayé pendant le jour. Il doit se servir d'un suppositoire ou de lavemens, s'il rend des vents très-fétides, et boire de l'oxymel, jusqu'à ce que les excrémens soient descendus dans les intestins inférieurs.

42. Si la fièvre ardente se déclare lorsque le ventre est libre, et qu'il vous paroisse nécessaire de purger, ne le faites pas durant les trois premiers jours, mais seulement au quatrième. Lorsque vous voudrez purger, ayez soin auparavant de donner la tisane : observez les paroxysmes, de manière à ne rien prescrire pendant leur durée, ou au moment de leur invasion, mais seulement au déclin ou après les accès, et toujours en vous éloignant le

plus qu'il est possible du commencement.
Lorsque les pieds sont froids, ne donnez ni
tisane, ni aliment liquide, ni boisson;
remarquez au contraire comme une chose très - importante d'attendre le retour
de la chaleur; donnez alors ce que vous
jugerez de plus convenable; car le froid
des pieds est toujours un signe d'accès
prochain. Si dans ce moment, vous donnez des alimens, vous faites une faute
capitale; et par là, vous augmentez
considérablement la maladie. Lorsque la
fièvre a cessé, les pieds deviennent beaucoup plus chauds que le reste du corps;
mais tandis que le froid s'empare des pieds,
le feu qui dévore la poitrine embrâse la
tête; et toute la chaleur se portant vers
cette partie, il n'est pas surprenant que
les pieds naturellement nerveux et secs,
se refroidissent : d'ailleurs, leur éloi-
gnement des lieux où réside la chaleur,
ne contribue pas peu à les refroidir, lorsque celle-ci se concentre dans la poitrine;
de même qu'il arrive par un changement

τοιόνδε, ἀλλὰ μέγιϛον ἡγεῖο τοῦτ' εἶναι δια-
φυλάσσεσϑαι ἕως ἂν διάϑερμοι σφόδρα γένωνται, εἶϑ' οὕτω τὸ ξυμφέρον πρόσφερε. Ὡς γὰρ
ἐπὶ τὸ πουλὺ σημήϊόν ἐϛι μέλλοντος πραξύν-
εσϑαι τοῦ πυρετοῦ, ψύξις ποδῶν. Εἰ δ' ἐν τοιουτέῳ καιρῷ προσοίσεις, ἅπαντα τὰ μέγιϛα ἐξ-
αμαρτήσεις· τὸ γὰρ νούσημα αὐξήσεις οὐ ϛμι-
κρῶς. Ὁκόταν δὲ ὁ πυρετὸς λήγῃ, τοὐναντίον
οἱ πόδες ϑερμότεροι γίγνονται τοῦ ἄλλου σώματος. Αὔξεται μὲν γὰρ ψύχων τοὺς πόδας,
ἐξαπτόμενος ἐκ τοῦ ϑώρηκος, ἐς τὴν κεφαλὴν
ἀναπέμπων τὴν φλόγα. ξυνδεδραμηκότος δὲ
ἀλέος τοῦ ϑερμοῦ ἅπαντος ἄνω, καὶ ἀναϑυμιω-
μένου ἐς τὴν κεφαλὴν, εἰκότως οἱ πόδες ψυχροὶ
γίγνονται, ἄσαρκες καὶ νευρώδεες φύσει ὑπάρ-
χοντες. Ἔτι δὲ πουλὺ ἀπέχοντες τῶν ϑερμοτά-
των τόπων, ψύχονται, ξυναϑροιζομένου τοῦ
ϑερμοῦ ἐς τὸν ϑώρηκα. Καὶ πάλιν ἀνάλογον
λυομένου τοῦ πυρετοῦ καὶ κατακερματιζομέ-
νου, ἐς τοὺς πόδας καταβαίνει. Κατὰ τόνδε
οὖν τὸν χρόνον, ἡ κεφαλὴ καὶ ὁ ϑώρηξ κατέ-
ψυκται αὐτέων. Ἕνεκεν τουτέου, προσαρτέον.

7..

Ὅτι, ὁκόταν οἱ πόδες ψυχροὶ ἔωσι, θερμὴν ἀ-
νάγκη τὴν κοιλίην εἶναι, καὶ πολλῆς ἄσης μεστὴν
καὶ ὑποχόνδριον ἐντεταμένον, καὶ ῥιπτασμὸν
τοῦ σώματος, διὰ τὴν ἔνδοθεν ταραχὴν, καὶ
μετεωρισμὸν γνώμης, καὶ ἀλγήματα. Καὶ ἕλ-
κεται, καὶ ἐμέειν ἐθέλει, καὶ ἢν πονηρὰ ἐμέῃ,
ὀδυνῆται. Θέρμης δὲ καταβάσης ἐς τοὺς πόδας,
καὶ οὔρου διελθόντος, ἢν μὴ ἱδρώσῃ, ἅπαντα
λωρᾷ. Κατὰ τόνδε οὖν τὸν καιρὸν, δεῖ τὸ ῥόφημα διδόναι. Τότε δὲ, ὄλεθρος.

analogue, que la fièvre venant à cesser, elle se divise pour ainsi dire, universellement; alors la chaleur se communique à toutes les parties et descend aux pieds. Pour lors la tête et la poitrine se refroidissent, et c'est pour cette raison que le malade doit prendre de la nourriture. Lorsque les pieds sont froids, l'estomac ne peut manquer d'être incommodé d'un excès de chaleur, d'où résultent une plénitude accompagnée d'un grand dégoût; la tension des hypocondres, l'agitation excessive à cause du trouble intérieur, le délire, les douleurs et les contractions des membres. Le malade est en outre tourmenté de fausses envies de vomir, ou s'il vomit il rend des matières très-mauvaises, et éprouve des douleurs. Au contraire lorsque les pieds sont chauds, et que l'urine coule facilement, quand même il ne paroîtroit point de sueur, tous ces fâcheux symptômes s'apaisent, et c'est alors cette occasion qu'il faut saisir pour donner au malade des alimens liquides, qui, dans tout autre temps, lui seroient pernicieux.

7....

43. Ceux qui ont le ventre libre, pendant tout le cours de la fièvre, doivent faire en sorte d'avoir les pieds aussi chauds que le reste du corps, en les chauffant et en y appliquant des ciroines, ou en les enveloppant de laine; mais lorsque la chaleur est la même que dans les autres parties, les fomentations ne sont bonnes que pour les préserver du froid; dans ce cas on ne doit point faire un trop fréquent usage d'hydromel, ni d'eau froide. La plupart de ceux qui ont le ventre trop libre pendant la fièvre, et qui sont dans le délire, arrachent des flocons de leurs couvertures, se frottent le nez, répondent précipitamment à ce qu'on leur demande, et ne tiennent aucun discours suivi. Ces symptômes me paroissent être produits par la bile noire. Si les selles sont liquides, je crois qu'on ne peut rien donner de mieux au malade que des tisanes rafraîchissantes et épaisses, et des boissons propres à arrêter le cours de ventre; mais plutôt vineuses qu'astringentes.

44. Quant à ceux qui, dès le commen-

μγ′. Ὁκόσοισι δὲ διὰ τέλεος ἡ κοιλίη ἐν τοῖσι πυρετοῖσι ὑγρὴ, τουτέοισι διαφερόντως τοὺς πόδας θερμαίνων καὶ περιςέλλων, κηρώμασι καὶ ταινιδίοισι περιελίσσων πρόσεχε, ὅκως μὴ ἔσονται ψυχρότεροι τοῦ λοιποῦ σώματος. Θερμοῖσι δὲ ἐοῦσι, θέρμασμα μηδὲν πρόσφερε, ἀλλὰ παρατήρει, ὅκως μὴ ψυχθήσονται. Πόματι δὲ χρέεσθαι, ὡς ἐλαχίςῳ ὕδατι ψυχρῷ, ἢ μελικρήτῳ. Ὁκόσοισι δὲ ἐν πυρετοῖσι, κοιλίη ὑγρὴ, καὶ γνώμη τεταραγμένη· καὶ οἱ πολλοὶ τῶν τοιουτέων τὰς κροκίδας ἀφαιρέουσι, καὶ τὰς ῥῖνας σκάλλουσι, καὶ κατὰ βραχὺ μὲν ἀποκρίνονται τὸ ἐρωτώμενον. Αὐτοὶ δὲ ἀπ᾽ ἑωυτέων οὐδὲν λέγουσι κατηρτημένον· δοκέει οὖν μοι τὰ τοιάδε, μελαγχολικὰ εἶναι, ὅσων τοιῶνδε ἐόντων. Ἢν ἡ κοιλίη ὑγρὴ ᾖ, καὶ ξυστήκη, δοκέει μοι τὰ ῥοφήματα, ψυχρότερα καὶ παχύτερα προσφέρειν, καὶ τὰ πόματα ςαλτικὰ, καὶ οἰνωδέςερα, ἢ ςυπτικώτερα.

μδ′. Ὁκόσοισι δὲ τῶν πυρετῶν ὀξινοί τε ἀπ᾽

7....*

ἀρχῆς, καὶ σφυγμοὶ κεφαλῆς εἰσί, καὶ οὖρα λεπτὰ,
τουτέοισι προσδέχεσθαι πρὸς τὰς κρίσιας παρο-
ξυνόμενον τὸν πυρετόν· οὐ θαυμάσαιμι δ᾽ ἄν,
οὐδ᾽ εἰ παραφρονήσειαν. Οἶσι ἐν ἀρχῇ τὰ οὖρα
νεφελοειδέα, ἢ καὶ παχέα, τοὺς τοιούσδε ὑπο-
καθαίρειν, ἢν καὶ τὰ ἄλλα ξυμφέρῃ. Ὁκόσοισι
δὲ ἐν ἀρχῇ τὰ οὖρα λεπτὰ, μὴ φαρμάκευε τοὺς
τοιουτέους, ἀλλ᾽ ἢν δοκέῃ, κλύσαι. Τουτέους ξυμφέρει, οὕτως θεραπεύεσθαι, τῷ σώματι ἡσυχίην ἄγοντας, ἀλείφοντάς τε καὶ περιστέλλοντας
ὁμαλῶς. Ποτῷ δὲ χρέεσθαι, μελικρήτῳ ὑδα-
ρέϊ· καὶ ῥοφήματι, χυλῷ πτισάνης ἐς ἑσπέρην.
Κοιλίην δὲ ὕπαγε κατ᾽ ἀρχὰς κλυσμῷ. Φάρμακα
δὲ μὴ πρόσαγε τουτέοισιν. Ἢν γάρ τι κινήσῃς
κατὰ κοιλίην, τὸ οὖρον οὐ πεπαίνεται, ἀλλ᾽
ἀνίδρῳ τε καὶ ἀκρίτως ὁ πυρετὸς ἐπὶ πουλὺν
χρόνον ἔσαι. Τὰ δὲ ῥοφήματα ὁκόταν ἐγγὺς
τῶν κρισίων ᾖ, μὴ δίδου ἢν θορυβῆται· ἀλλ᾽
ὅταν ἀνῇ καὶ ἐπιδιδῷ ἐπὶ τὸ βέλτιον.

cement de la fièvre, sont attaqués de vertiges et de battemens à la tête, et qui rendent une urine crue et claire, on doit s'attendre à voir augmenter la fièvre vers le temps de la crise ; je ne serois même point surpris qu'il leur survînt du délire. Ceux dont l'urine est épaisse et trouble au commencement, doivent être purgés, pourvu que rien ne s'y oppose ; mais en cas d'urines ténues, il ne faut pas purger ; on peut avoir recours aux lavemens si on le juge nécessaire, toutefois, en observant ce qui suit : le malade doit se tenir en repos, s'oindre et se couvrir également, boire de l'hydromel délayé ; y ajouter des alimens liquides, et prendre sur le soir la crême de tisane. Au commencement, on peut user de lavemens, mais non pas de purgatifs ; car le relâchement du ventre suffit pour empêcher la coction de l'urine, et prolonger considérablement la fièvre, sans aucune sueur ni crise. Ne donnez point d'aliment liquide à l'approche de la crise, lorsqu'il y a un grand trouble ; mais seulement au moment

7.....

du relâche et d'un soulagement sensible.

45. On doit observer les crises dans toutes les fièvres ; et défendre alors toutes espèces d'alimens liquides. Il y a des fièvres qui sont ordinairement longues : lorsqu'elles s'accompagnent du froid des extrémités, elles sont sujettes à des métastases et à des abcès autour du cou et des oreilles. Supposé que les pieds soient chauds , on doit s'attendre à d'autres accidens , tels que le saignement de nez et quelquefois la diarrhée. Ceux qui sont attaqués de fièvre asode ou avec anxiétés et refroidissement des extrémités ; et qui éprouvent une tension des hypocondres et une inquiétude qui ne leur permet pas un moment de repos, ont besoin de beaucoup de soin et d'attention. Il faut se conduire de manière à ne leur permettre que de l'oxymel délayé , et ne leur donner aucun aliment liquide , jusqu'à ce que la fièvre ait cessé, et que l'urine présente des signes de coction. Ces malades doivent coucher dans une chambre obscure , sur un lit

με'. Φυλάσσεσθαι δὲ χρὴ καὶ ἁπάντων τῶν πυρετῶν τὰς κρίσιας, καὶ ἀφαιρέειν τὰ ῥοφήματα κατὰ τοῦτον τὸν καιρόν. Μεμαθήκασι δὲ μακροὶ οἱ πυρετοὶ οἵδε γίγνεσθαι, καὶ ἀποσκήμματα ἴσχειν, ἢν μὲν τὰ κάτω ψυχρὰ ᾖ, περὶ ὦτα καὶ τράχηλον. Ἢν δὲ μὴ ψυχρά, ἄλλας ἴσχει μεταβολάς· ῥέει δὲ καὶ αἷμα ἐκ ῥινέων, καὶ αἱ κοιλίαι τοῖσι τουτέοισι ἐκταράσσονται. Ὁκόσοισι δὲ πυρετοὶ ἀσώδεές εἰσι, καὶ ὑποχόνδρια ξυντείνουσι, καὶ κεκλιμένοι οὐκ ἀνέχονται ἐν τῷ αὐτέῳ, καὶ τὰ ἄκρεα ψύχονται ἅπαντα, πλείστης ἐπιμελήίης καὶ φυλακῆς δέονται. Διάγειν δὲ τουτέοισι προσφέροντας μηδὲν ἄλλο, ἢ ὀξύμελι ὑδαρές. Ῥόφημα δὲ μὴ πρόσφερε, ἕως ἂν λήξῃ καὶ τὸ οὖρον πεπανθῇ. Κατακλίνειν δὲ ἐς ζοφερὰ οἰκήματα καὶ κατακεκλίσθαι ὡς ἐπὶ μαλθακωτάτοισι στρώμασι πλεῖστον χρόνον ἐπὶ τὰ αὐτὰ καρτερέοντα, καὶ ὡς ἥκιστα ῥιπτάζειν· μάλιστα γὰρ τοῦτο τοὺς τοιουτέους ὠφελέει. Ἐπὶ δὲ τὸ ὑποχόνδριον, λίνου σπέρμα ἐγχρίων ἐπιτίθει, φυλασσόμενος ὅπως

μὴ φρίξῃ προστιθέμενος. Ἔςω δὲ ἀκροχλίαρον, ἑφθὸν ὕδατι καὶ ἐλαίῳ.

μζ΄. Τεκμαίρεσθαι δὲ ἐκ τῶν οὔρων, τὸ μέλλον ἔσεσθαι· Ἢν μὲν γὰρ παχύτερα καὶ ὠχρότερα ᾖ, βελτίω, ἢν δὲ λεπτότερα καὶ μελάντερα, πονηρότερα. Ἢν δὲ μεταβολὰς ἔχῃ, χρόνον τε σημαίνει καὶ ἀνάγκη τῷ νουσήματι μεταβάλλειν καὶ ἐπὶ τὰ χείρω καὶ ἐπὶ τὰ βελτίω, τὴν ἀνωμαλίην. Τοὺς δὲ ἀκαταςάτους τῶν πυρετῶν, ἐᾷν μέχρις ἂν καταςῶσι. Ὁκόταν δὲ ςῶσι, ἀπαντῆσαι διαίτῃ καὶ θεραπηίη τῇ προσηκούσῃ, κατὰ φύσιν θεωρέων. Εἰσὶ δὲ ὄψιες πολλαὶ τῶν καμνόντων· διὸ προσεκτέον τῷ ἰωμένῳ, ὅκως μὴ διαλήσεταί τις τῶν προφάσιων. Μήτε τῶν κατὰ λογισμὸν, μήτε ὁκόσα ἐς ἀριθμὸν ἄρτιον, ἢ περιττὸν δεῖ φανῆναι. Μάλιςα

mollet, demeurer long-temps dans la même posture, et éviter autant qu'il sera possible toute agitation du corps; par ce moyen, ils se sentiront considérablement soulagés. Il est même bon d'appliquer, sur les hypocondres, un cataplasme de graine de lin, en ayant l'attention de ne point le laisser refroidir. Le cataplasme doit être tiède, et cuit d'abord dans l'eau et l'huile.

46. On peut tirer des conjectures très-probables des urines. Celles qui sont troubles et pâles sont meilleures que les noires, sans consistance. Leur fréquente variation indique une fièvre de longue durée, et par conséquent que la maladie est irrégulière, et sujette à divers changemens, soit en bien, soit en mal. Il faut laisser aller les fièvres très-irrégulières jusqu'à ce qu'elles se soient fixées; pour lors on doit leur opposer un régime convenable. La meilleure manière de les guérir, c'est d'employer la diète et le traitement le plus approprié au but de la nature. Le visage et tout l'extérieur du malade varient et

méritent toute notre attention : il est donc
du devoir d'un bon observateur, de ne
laisser échapper aucune indication, soit
qu'elle se manifeste par des signes extérieurs, soit qu'il faille la découvrir par le
raisonnement, et de ne négliger spécialement aucune de celles qui appartiennent
aux jours pairs ou impairs. On doit surtout appréhender le nombre impair, parce
que les jours qui y ont rapport, influent
diversement sur le sort des malades. On
observera donc le premier jour où la
maladie a commencé, d'où et comment elle
est venue ; ce qui est la première et la
principale chose à considérer.

47. Après avoir bien examiné le malade,
et pesé toutes choses concernant son état, on
s'informera s'il ressent des douleurs ou une
pesanteur de tête ; si les hypocondres et les
côtés sont douloureux ; si la région précor-
diale est gonflée ou déprimée inégalement ; si
la douleur est accompagnée de la toux ; s'il y
a du dégoût, des tranchées ou des douleurs
de ventre. Lorsque quelque symptôme de

μὲν ὧν δεῖ περιττὸν ἀριθμὸν εὐλαβέεσθαι, ὡς
ἑωυταὶ αἱ ἡμέραι ἑτερορρόπεας ποιεῦσι τοὺς
κάμνοντας. Φυλάσσεσθαι οὖν δεῖ τὴν πρώτην
ἡμέρην, ἐν ᾗ ἦρκται ἀσθενέειν ὁ κάμνων, ἰδόν-
τα τὴν ἀρχὴν, ἐξ ὅτου καὶ ὅτε. Ἡγέεται γὰρ
τοῦτο πρῶτον εἰδῆσαι.

μζ. Ὁκόταν δὲ ἔρῃ αὐτὸν καὶ διασκέψῃ ταῦτα ἅπαντα πρῶτον μὲν κεφαλὴν, ὅκως ἔχῃ, εἰ
ἀνάλγητος, καὶ μὴ βάρος ἔχῃ ἐν ἑωυτῇ. Ἔπειτα ὑποχόνδρια καὶ τὰ πλευρά, εἰ τὰ μὲν ἀνάλ-
γητα. Ὑποχόνδριον μὲν γὰρ, εἰ ἐπίπονον ᾖ,
ἢ ἐπηρμένον, ἢ ἔχῃ τινά σκολιότητα, ἢ κόρον, ἢ
πλευροῦ ἀλγηδὼν ἐνῇ, καὶ ἅμα τῷ ἀλγήματι, ἢ
βηχίον, ἢ ςρόφος, ἢ πόνος κοιλίης. Ὅταν δέ τι
τουτέων παρῇ, ἐν ὑποχονδρίῳ μὲν, μάλιστα λύειν

τὴν κοιλίην, κλυσμοῖσι. Πινέτω δὲ μελίκρητον θερμὸν ἀπεψημένον. Καταμανθάνειν δὲ καὶ ἐν τῇσι
ἐξαναστάσεσι, εἰ λυποθυμέει, καὶ εἰ τοῦ πνεύματος εὐφορίη αὐτὸν ἔχει. Ἰδεῖν τε καὶ διαχώρησιν, μήτι μέλαν διεχώρησεν ἰσχυρῶς χρῶμα.
Καὶ εἰ καθαρὸν, ὁκοῖα ὑγιαίνοντος ἂν εἴη διαχωρήματα, καὶ ὁ πυρετὸς ἐς τὴν τρίτην ἐπιπα-
ροξυνόμενος. Κατιδὼν δὲ εὖ μάλα τοὺς τοιούσδε
ἐν ταύτῃσι τῇσι νούσοισι τριταίους, πρὸς
ταῦτα ἤδη καὶ τὰ ἄλλα, ξυνορᾷν. Καὶ ἢν ἡ
τετάρτη τῇ τρίτῃ ἡμέρῃ ὅμοιον ἔχῃ τι τῶν αὐτέων τουτέων, κινδυνώδης ὁ κάμνων γίγνεται.

μή. Τὰ δὲ σημήϊα, ἡ μὲν μέλαινα διαχώρη-
σις θάνατον σημαίνει· ἢν δὲ ὁμοίη τῷ ὑγιαίνοντι, ὁκόταν ἀνὰ ἀπάτης τῆς ἡμέρης φαίνηται,
σωτηρίην. Ὁκόταν δὲ μὴ ὑπακούῃ τῇ βαλάνῳ,
ἐνῇ δὲ τοῦ πνεύματος εὐφορίη, διανιστὰς ἐπὶ
τὸν θρόνον, ἢ αὐτοῦ ἐν τῇ κλίνῃ ἢν ἀψυχίη
ἐνῇ· ταῦτα δὲ ὁκόταν προσῇ τῷ κάμνοντι ἢ

cette nature affecte les hypocondres , ce qui convient le mieux, est un clystère laxatif. Le malade boira de l'hydromel cuit , le plus chaud qu'il pourra. Informez-vous aussi s'il n'est pas sujet à tomber en défaillance lorsqu'il se lève , et si la respiration est libre ; examinez encore si les selles sont extrêmement noires , ou aussi louables que celles des personnes saines : remarquez encore si la fièvre augmente, au troisième jour. Après avoir considéré ce qui arrive les trois premiers jours, il reste encore plusieurs choses à examiner, par exemple : si quelques-uns des symptômes dont nous avons parlé, sont les mêmes le quatrième jour que le troisième , le malade est en danger.

48. Il y a aussi d'autres signes à considérer : les selles noires présagent la mort; mais si elles sont comme dans l'état de santé , c'est un signe de convalescence , lorsqu'elles paroissent ainsi tous les jours. Supposé qu'il ne soit pas possible de procurer une selle au malade , au moyen d'un

suppositoire, et que sa respiration continue cependant à être libre, mais qu'il tombe en défaillance lorsqu'il s'assied ou se couche dès les premiers jours de la fièvre; on doit s'attendre au délire, soit que cela arrive à un homme ou à une femme. Les mains méritent également notre attention : si elles sont tremblantes, on peut s'attendre à un saignement de nez. Examinez aussi les ailes du nez : si l'air passe également des deux côtés ou s'il sort abondamment par le nez, les convulsions sont prochaines, et la mort doit bientôt survenir : le médecin est alors fondé à la prédire. Si la fièvre survient en hiver et qu'elle soit accompagnée d'aridité de la langue, en cas de défaillances, quoique celles-ci soient suivies ordinairement de rémission de la fièvre; on doit veiller à ce que le malade ne soit pas exténué par la faim, et lui donner la crème de tisane, de l'eau et de l'hydromel, sans avoir du tout de confiance à la ré-

τῇ καμνούτῃ καταρχάς, παραφροσύνην προσδέχου ἐσομένην. Προσέχειν δὲ χρὴ καὶ τῇσι χερσί·
ἢν γὰρ τρομεραὶ ἔωσι, προσδέχου τῷ τοιῷδε
ἀπόταξιν αἵματος ἐκ ῥινέων ἐσομένην. Ὁρῆν δὲ
χρὴ καὶ τοὺς μυκτῆρας, ἢν ὁμοίως τὸ πνεῦμα
δι’ ἀμφοτεροίων ἕλκηται, καὶ ἢν πουλὺ φέρηται
ἐκ τῶν μυκτήρων, φιλέει γίγνεσθαι σπασμός. Ἢν
δὲ σπασμὸς γένηται τῷ τοιῷδε, θάνατος προσ-
δόκιμος· καὶ καλῶς ἔχει προλέγειν. Εἰ δὲ ἐν
πυρετῷ χειμερινῷ, ἡ γλῶσσα τρηχύη γένηται,
καὶ ἀψυχίαι ἐνέωσι, φιλέει τῷ τοιῷδε καὶ ἐπά-
νεσις εἶναι τοῦ πυρετοῦ. Ἀλλ’ ὅμως τὸν τοιόνδε
παραφυλάσσειν τῇ λιμοκτονίῃ, καὶ τῇ ὑδατο-
ποσίῃ, καὶ μελικρήτου πόσει· καὶ χυλοῖσι
παραφύλασσε, μηδὲν πιστεύων τῇ ἀνέσει τῶν
πυρετῶν. Ὅσοι δὲ τοιάδε ἔχουσι σημήϊα ἐπι-
κίνδυνοί εἰσι θνήσκειν. Ὁκόταν δὲ τοιαῦτα ξυν-
ειδῇς, οὕτω προλέγειν, ἢν σοι ἀρέσκῃ, θεωρή-
σας εὖ μάλα.

μδ΄. Ὁκόταν δὲ πυρετοῖσι φοβερόν τι γένηται πεμπταίοισι ἐοῦσι, ἢν κοιλίη τε ἐξαπίνης
ὑγρὰ διαχωρήσῃ καὶ ἀψυχίη γένηται, ἢ ἀφωνίη
ἐπιλάβῃ, ἢ σπασμώδης γένηται, ἢ λυγμώδης,
ἐπὶ τουτέοισι καὶ ἀσώδης φιλέει γενέσθαι, καὶ
περὶ ὑπορρίνιον καὶ μέτωπον ἱδρῶτες, καὶ
αὐχένα ὄπισθεν τῆς κεφαλῆς. Οἱ δὲ ταῦτα
πάσχοντες θνήσκουσι, οὐκ ἐς μακρὸν πνευ-
ματωθέντες. Ὁκόσοισι δὲ ἐν πυρετοῖσι, τὰ
σκέλεα γίγνεται φυματώδεα, καὶ ἐγχρονιζόμενα
μὴ ἐκπεπαίνηται, ἔτι ἐόντων ἐν πυρετοῖσι,
καὶ προσπέσῃ πνιγμὸς ἐν φάρυγγι, ἰσχνῶν
ἐόντων τῶν περὶ φάρυγγα, καὶ μὴ σβεσθῇ,
φιλέει τῷ τοιῷδε αἷμα ἐκ τῶν ῥινέων ῥέειν. Κ'
ἢν μὲν πουλὺ ῥυῇ, λύσιν σημάνει τῆς νούσου,
ἢν δὲ μὴ, μακρήν. Ὁκόσῳ δ' ἂν ἔλασσον ῥυῇ,
τοσῷδε χεῖρον καὶ ἐπίμηκες. Ἢν δὲ τ' ἄλλα

mission de la fièvre ; parce qu'en effet de tels signes sont très-dangereux et même mortels. Lorsque vous serez suffisamment instruit sur tout cela, vous pourrez faire votre pronostic ; mais que ce soit toujours avec une grande réserve.

49. S'il survient quelque symptôme formidable, dans les fièvres, le cinquieme jour ; si le ventre se lâche tout-à-coup et rend beaucoup de selles liquides, et qu'il y ait subitement perte de connoissance ou de la parole ou des spasmes ou un hocquet opiniâtre ; ces symptômes désignent ordinairement une fièvre asode. Il paroît alors des petites sueurs aux ailes du nez, au front et à la partie postérieure du cou. Les personnes qui éprouvent ces symptômes, ne tardent pas à mourir, ayant la respiration très-gênée. Lorsque dans la fièvre, des tubercules, longs à mûrir, se portent aux jambes, si les symptômes ne s'adoucissent pas, et qu'il survienne de la suffocation, sans aucune tumeur à la gorge ; si les tubercules ne

se sont pas éteints, il arrive ordinairement une hémorrhagie du nez dont l'abondance indique une terminaison prochaine de la maladie ; dans le cas contraire, c'est un signe de prolongation. En effet, moins l'hémorrhagie est copieuse, plus la maladie devient fâcheuse et longue : si d'ailleurs le malade se trouve soulagé, il peut s'attendre à des douleurs aux pieds ; mais si la douleur, après s'être fixée sur cette partie, devient excessive, et est suivie d'une inflammation continue, elle s'empare peu-à-peu du cou, des clavicules, des épaules, de la poitrine et des articulations ; et ces dernières sont nécessairement affectées de tubercules. Si ceux-ci viennent à s'éteindre, et qu'il paroisse un tremblement de mains, il y aura des convulsions et du délire. Des pustules et des taches rouges s'élèvent sur les sourcils ; les paupières se gonflent et se rapprochent, il y survient une inflammation sèche, et le délire augmente beaucoup.

ῥήϊςα γένηται, προδέχεσθαι τῷ τοιῷδε, ἐς
πόδας ἀλγήματα. Ἢν δὲ ἅψηται τοῦ ποδὸς,
καὶ ἐπώδυνος γενόμενος παραμένῃ πυριφλε-
γὴς γενόμενος καὶ μὴ λυθέῃ, κατὰ σμικρὸν ἥξει.
Καὶ ἐς αὐχένα ἀλγήματα, καὶ ἐς κληῖδα, καὶ
ἐς ὦμον, καὶ ἐς ςῆθος, καὶ ἐς ἄρθρον. Καὶ
τοῦτο δεήσει φυματῶδες γενέσθαι. Σβεννυμένων
δὲ τουτέων, ἢν αἱ χεῖρες ἐφέλκωνται, ἢ τρομεραὶ γένωνται, σπασμὸς τὸν τοιόνδε ἐπιλαμβάνει, καὶ παραφροσύνη. Ἀτὰρ καὶ φλυζάκια
ἐπὶ τὴν ὀφρὺν, καὶ ἐρυθήματα ἴσχει, καὶ
βλέφαρον τὸ ἕτερον παρὰ τῷ ἕτερον παρα-
βλαςάνει. Καὶ σκληρὴ φλεγμονὴ κατέχει, καὶ
οἰδέει ἰσχυρῶς ὁ ὀφθαλμὸς, καὶ παραφροσύνη
μέγα ἐπιδιδοῖ.

ν΄. Αἱ δὲ νύκτες μᾶλλον σημαίνουσι, ἢ αἱ
ἡμέραι, τὰ περὶ τὴν παραφροσύνην. Τὰ δὲ
σημήϊα μάλιςα γίγνεται πολλὰ ἐπὶ τὸν περισσὸν
ἀριθμὸν, ἢ ἐπὶ τὸν ἄρτιον. Ὁκοτέρῳ δ' ἂν
τουτέων τῶν ἀριθμῶν γίγνηται, ὀλέθριοι ἐπιγίγνονται. Τοὺς τοιουτέους δὲ, ἢν μὲν ἐξ ἀρχῆς
φαρμακεύειν προαιρῇ, πρὸ τῆς πέμπτης, ἢν
βορβορύξῃ ἡ κοιλίη, εἰ δὲ μὴ, ἐὰν ἀφαρμά-
κευτον εἶναι. Ἢν δὲ διαβορβορύξῃ, καὶ τὰ ὑποχωρήματα χολώδεα ᾖ, σκαμμωνίῳ ὑποκάθηρε μετρίως. Τῇ δὲ ἄλλῃ θεραπηίῃ, ὡς ἐλάχιςα
προσφέρειν πόματα καὶ ῥοφήματα, ἵνα βελ-
τίονος ἔχῃ, ἢν μὴ ὑπερβῶσι τὴν τεσσαρεσκαι-
δεκάτην, ἐπανέντες. Ὁκόταν πυρέσσοντι τεσ-
σαρεσκαιδεκαταίῳ ἐόντι ἀφωνίη προσγένηται,
οὐ φιλέει ἥκειν λύσις ταχεῖη, οὐδ' ἀπαλλαγὴ
τοῦ νουσήματος γίγνεσθαι, ἀλλὰ χρόνον τῷ
τοιῷδε σημαίνει. Ὁκόταν δὲ φανῇ, ἐπὶ τῇ
ἡμέρῃ ταύτῃ μακρότερον ξυμπίπτει. Ὁκόταν δὲ
πυρέσσοντι τεταρταίῳ, ἡ γλῶσσα ἐκτεταραγμένη
διαλέγεται, καὶ ἡ κοιλίη χολώδεα ὑποχωρέῃ
ὑγρὰ, φιλέει παραληρεῖν ὁ τοιόσδε. ἀλλὰ χρὴ

50. Le délire s'annonce ordinairement d'une manière plus manifeste la nuit que le jour. Un grand nombre de signes sont aussi plus remarquables par rapport au nombre impair, qu'ils ne le sont relativement au nombre pair ; au reste l'un et l'autre sont également funestes. S'il est nécessaire de purger au commencement, il faut que ce soit avant le cinquième jour, pourvu qu'on s'apperçoive d'un murmure des intestins, autrement on doit s'abstenir des purgatifs : mais en cas de murmure et de déjections bilieuses, on fera bien de purger modérément avec la scammonée. Quant au reste du traitement, on ne donnera que très-peu de boisson et d'alimens liquides jusqu'à ce que le malade se trouve mieux, si la rémission ne passe pas le quatorzième jour. Lorsque celui qui a la fièvre vient à perdre la voix à cette époque, cela n'annonce pas une terminaison très-prochaine, mais au contraire, une maladie longue ; et plus encore, si c'est après le quatorzième jour. Si une personne attaquée de la fièvre éprouve

quelque difficulté à parler le quatrième jour, et que les selles soient bilieuses sans consistance, il lui survient pour l'ordinaire du délire. Il faut en outre, faire beaucoup d'attention aux accidens qui peuvent survenir.

51. Dans les fièvres aiguës d'été et d'automne, l'éruption soudaine de quelques gouttes de sang du nez, indique une grande tension et une inflammation profonde des veines, et des urines claires pour le jour suivant. Si le malade est dans la fleur de l'âge, endurci à la fatigue, bien charnu, sujet à la mélancolie, ou à des excès de boisson qui lui ont rendu les mains tremblantes, vous pourrez annoncer, selon toute probabilité, qu'il sera attaqué de délire ou de convulsions. Il vaut mieux que ces symptômes paroissent les jours pairs, qu'aux jours impairs, car alors ils sont ordinairement mortels ; à moins que le sang à raison de la pléthôre, ne fasse promptement irruption par le nez ou par les hémorrhoïdes, ou qu'il ne

παραφυλάτσειν παρεπόμενον τοῖσιν ἀποβαί-
νουσι.

να΄. Θερινῆς καὶ μετοπωρινῆς ὥρης ἐπὶ τῶν
ὀξέων, αἵματος ἀπόταξις ἐξαπίνης, ξυντονίην
καὶ πολλὴν φλεγμασίην κατὰ τὰς φλέβας δηλοῖ,
καὶ ἐς τὴν ὑστεραίην λεπτῶν οὔρων ἐπιφάσιας.
Καὶ, ἢν ἀκμάζῃ τῇ ἡλικίῃ καὶ τὸ σῶμα ἐκ
γυμνασίων ἢ εὐσαρκώσιος ἔχῃ, ἢ μελαγχο-
λικὸς, ἢ ἐκ πόσιος χεῖρες τρομεραὶ, καλῶς
ἔχει παραφροσύνην προειπεῖν, ἢ σπασμόν.
Κἢν μὲν ἐν ἀρτίῃσι ἐπιγένηται, βέλτιον· ἐν
κρισίμῃσι δὲ, ὀλέθριον, ἢν μὴ πουλὺ ἅλις
ἀποσυθὲν αἷμα ἐξόδους ποιήσηται τῆς πλεονεξίης κατὰ ῥῖνας, ἢ καθ' ἕδρην, ἢ ἐμπυήσεις, ἢ
μετατάσεις, ἢ ἀποστάσεις, ἢ πόνους ἐν τῷ
ὑποχονδρίῳ, ἢ ἐς ὄρχιας, ἢ ἐς σκέλεα. Περθέν-
των δὲ τουτέων ἔξοδοι γίγνονται πτυσμῶν καὶ
οὔρων παχέων, λητῶν, λευκῶν. Πυρετῷ

8..*

λυγγώδεϊ ὀπὸν σιλφίου, ὀξύμελι, δαῦκον τρίψας πιέειν δίδου, καὶ χαλβάνην ἐν μέλιτι, καὶ κύμινον ἐκλεικτικόν· καὶ χυλὸν πτισάνης ἐπὶ τουτέοισι ῥοφέειν. Ἄφυκτος δὲ ὁ τοιοῦτος, ἢν μὴ ἱδρῶτες κριτικοὶ καὶ ὕπνοι ὁμαλοὶ ἐπιγένωνται, καὶ οὖρα παχέα καὶ δριμέα καταδράμῃ, ἢ ἐς ἀπόστασιν στηρίξῃ. Κόκκαλος καὶ σμύρνα, ἐκλεικτόν. Πινέειν δὲ τουτέοισι διδόναι, ὀξύμελι ὡς ἐλάχιστον, ἢν δὲ διψώδεες ἔωσι σφόδρα, περὶ τοῦ κριθίνου ὕδατος.

survienne une suppuration ou un transport d'humeurs vers quelque partie, ou tout autre changement ; ou des douleurs aux hypocondres, aux testicules ou aux jambes. La cessation de ces accidens est souvent suivie d'expectoration ou d'excrétion d'une urine épaisse et blanche avec un sédiment lisse. Dans la fièvre qui est accompagnée du hoquet, on fera prendre au malade du suc de silphium et de semence de daucus ou carotte sauvage pilée avec de l'oxymel ; et on lui donnera du galbanum dans du miel avec du cumin, en forme d'éclegme ; il peut en ensuite prendre du suc de tisane écrémée. Il ne peut échapper s'il ne lui survient pas de sueurs critiques ou un sommeil régulier ou des urines âcres et épaisses, à moins que la maladie ne se termine par un abcès. On peut composer un éclegme avec des pignons et de la myrrhe. Le malade doit boire de l'oxymel en très-petite quantité ; et s'il est très-altéré, il faut lui donner de l'eau d'orge.

8...

52. On doit observer de la manière suivante, la péripneumonie et la pleurésie: s'il y a une fièvre aiguë, si la douleur existe d'un côté seulement ou de tous les deux; si la respiration est élevée et difficile; s'il y a de la toux; si les crachats sont jaunes, livides, ténus, écumeux ou très-rouges, ou s'il y a quelque autre différence par rapport à leur état naturel? alors on doit se conduire ainsi : supposé que la douleur s'étende aux clavicules, à la poitrine, à la mamelle ou aux bras; on ouvrira la veine interne du bras du côté de la douleur. On laissera couler le sang plus ou moins abondamment, suivant la saison, l'âge, le tempérament et la couleur du fluide : on peut même pousser la saignée jusqu'à la défaillance, si la douleur est aiguë, et donner ensuite un lavement. La douleur est-elle située au-dessous de la poitrine et accompagnée d'une violente tension? purgez avec un médicament qui convienne à la pleurésie; ne donnez rien au malade pendant l'effet de la purgation, mais seulement après; alors

νγ'. Τὰ δὲ περιπλευμονικά καὶ πλευριτικά ὧδε χρὴ σκέπτεσθαι· ἢν ὀξύς τε ὁ πυρετὸς ᾖ, καὶ τὰ ὀδυνήματα τοῦ ἑτέρου πλευροῦ, ἢ ἀμφοτεραίων, καὶ τοῦ πνεύματος δὲ ἀναφερομένου, ἢν πονέῃ, καὶ βῆχες ἐνέωσι, καὶ πτύσματα ἀνίῃ πυῤῥὰ, ἢ πέλια, ἢ καὶ λεπτά, καὶ ἀφρώδεα, καὶ ἀνθηρά, καὶ εἴτι ἄλλο διάφορον ἔχοι, παρὰ τὰ μεμαθηκότα τουτέοισι, οὕτω χρὴ διάγειν. Ἢν μὲν ὀδύνη ἄνω περαίνῃ πρὸς κληῗδα, ἢ περὶ μαζὸν, ἢ περὶ βραχίονα, τάμνειν χρὴ τὴν ἐν τῷ βραχίονι φλέβα τὴν εἴσω, ἐπ' ὁκότερον ἂν ᾖ τῶν μερίων, κατὰ τόδε. Ἀφαιρέειν δὲ κατὰ τὴν τοῦ σώματος ἕξιν, καὶ ὥρην, καὶ ἡλικίην, καὶ χροιήν, πλεῖον καὶ θᾶσσον· ἢν ὀξὺ τὸ ἄλγημα ᾖ, ἄγειν πρὸς λειποθυμίην. Ἔπειτα ὑποκλύζειν μετὰ τοῦτο. Ἢν δὲ ὑποκάτω τοῦ θώρηκος ᾖ τὸ ἄλγημα, καὶ ξυντείνῃ λίην, τῷ πλευριτικῷ τὴν κοιλίην ὑποκάθαιρε. Μεσηγὺ δὲ τῆς καθάρσιος, μηδὲν δίδου· μετὰ κάθαρσιν δὲ, ὀξύμελι. Φαρμακεύειν δὲ τεταρταῖον, τὰς δὲ ἐξ ἀρχῆς τρεῖς ὑποκλύζειν. Καὶ ἢν μὴ κουφίζῃ

οὕτως, ὑποκάθαιρε. Φυλακὴ δὲ ἔξω, ἕως
ἀπυρέτου καὶ ἑβδόμης. Ἔπειτα, ἢν ἀσφαλὴς
φαίνηται ἐὼν, οὕτω χυλῷ ὀλίγῳ καὶ λεπτῷ τὸ
πρῶτον ξὺν μέλιτι μίσγων, δίδου. Ἢν δὲ ἀνά-
γηται ῥηϊδίως, καὶ εὔπνοος ᾖ, καὶ ἀνώδυνος τὰ
πλευρὰ, κατὰ σμικρὸν, παχυτέρῳ τε καὶ
πλείονι, καὶ δὶς τῆς ἡμέρης. Ἢν δὲ μὴ ῥηϊδίως
ἀπαλλάσσῃ, ἔλασσόν τε τὸ πόμα, καὶ τὸ
ῥόφημα ὀλίγον, χυλὸν λεπτὸν, καὶ ἅπαξ, καὶ
ἐν ὁκοτέρῃ ἂν ὥρῃ βέλτιον διάγει. Γνώσῃ δὲ
καὶ ἐκ τῶν οὔρων. Δεῖ δὲ ῥόφημα προσφέρειν
τοῖσι ἐκ τῶν νουσημάτων μὴ πρότερον ἢ
πέπονα τὰ οὖρα, ἢ πτύσματα ἴδῃς γεγενημένα.
Ἢν δὲ φαρμακευθεὶς συχνὰ καθαρθῇ, ἀναγκαῖον
διδόναι ἔλασσον καὶ λεπτότερον. Οὐ γὰρ
δυνήσεται ὑπὸ κενεαγγείης ὑπνώσσειν, οὐδὲ
πέσσειν ὁμοίως, οὐδὲ τὰς κρίσιας ὑπομένειν·
ἀλλ', ἐπειδὰν ξυντήξιες ὤμων γένονται, καὶ τὰ
ἀντέχοντα ἀποβάλλῃ, ἀνθέξει οὐδέν.

qu'il boive de l'oxymel. Purgez au quatrième jour, mais n'usez que de lavemens les trois premiers ; et supposé qu'il n'y ait pas de soulagement, ayez recours aux purgatifs ; veillez attentivement le malade jusqu'à ce que la fièvre l'ait quitté, et que le septième jour soit arrivé. S'il paroît alors hors de danger, procédez comme il suit : donnez-lui d'abord un peu de tisane écrêmée avec du miel ; ensuite s'il expectore facilement, et si la respiration est libre, et que la douleur de côté s'apaise, donnez lui la tisane plus épaisse, deux fois par jour, et en plus grande quantité. Lorsqu'au contraire, la maladie ne cède pas facilement, la boisson doit être moins copieuse, et les alimens liquides en moindre quantité ; c'est-à-dire, le suc de tisane ne doit point être épais, et le malade ne doit en user qu'une fois par jour, et seulement lorsqu'il commence à se trouver mieux ; ce que vous connoîtrez en examinant l'urine. Dans ces maladies vous ne devez permettre aucun aliment liquide, à moins que vous n'apper-

8.....

ceviez des signes de coction, qui aient rapport à l'urine ou à la matière de l'expectoration. Si le malade a été souvent purgé, il faut nécessairement lui donner une nourriture un peu plus copieuse, mais plus légère ; autrement, il seroit privé du sommeil, à cause de l'inanition des vaisseaux, et ne pourroit supporter la crise. Mais dès que les crudités sont évacuées, rien n'empêche qu'il n'use d'une nourriture plus abondante.

55. Les crachats sont dans un état de coction, lorsqu'ils ressemblent à du pus ; et les urines lorsqu'elles déposent un sédiment rougeâtre, semblable à la farine d'orobe. Dans les douleurs de côté, il est à propos d'user de fomentations chaudes et de cérat ; d'oindre les jambes et les lombes avec de l'huile ou de la graisse chaude, et d'appliquer sur les hypocondres un cataplasme de farine de graine de lin, qui s'étende jusqu'aux mamelles. Lorsque la péripneumonie est dans toute sa force, on ne peut y remédier sans le

νγ. Πέπονα δέ ἐςι τὰ μὲν πτύελα, ὁκόταν γένηται ὅμοια τῷ πύῳ. Τὰ δὲ οὖρα τὰς ὑποςάσιας ὑπερύθρους ἔχοντα, ὁκοῖον ὄροβος. Οὐδὲν δὲ κωλύει καὶ πρὸς τὰ ἄλλα ἀλγήματα τῶν πλευρίων, καὶ χλιάσματα προστιθέναι, καὶ κηρώματα. Ἀλείφειν δὲ τὰ σκέλεα καὶ ὀσφὺν, θερμῷ, καὶ λίπος ἐγκαταλείφειν, ἐπὶ δὲ ὑποχόνδρια λίνου σπέρμα καταπλάσσειν ἕως μαζῶν. Ἀκμαζούσης δὲ τῆς περιπλευμονίης, ἀβοήθητον μὴ ἀνακαθαιρομένου. Καὶ πονηρὸν ἢν δύσπνοος ᾖ, καὶ τὰ οὖρα λεπτὰ καὶ δριμέα, καὶ οἱ ἱδρῶτες περὶ τράχηλον καὶ κεφαλὴν γίγνωνται. Οἱ

τοιουτέοι γὰρ ἱδρῶτες πονηροί, ὑπὸ πνιγμοῦ
καὶ ῥογμῆς καὶ βίης ἐπικρατεόντων τῶν νουσημάτων. Ἢν μὴ οὖρα πολλὰ, καὶ παχέα ὁρ-
μήσῃ, καὶ πτύσματα πέπονα ἔλθῃ, ὅ,τι δ᾽ ἂν
τουτέων αὐτοματίσῃ, λύσει τὸ νούσημα. Περιπλευμονίης ἔκλεικτον, χαλβάνη καὶ κόκκαλος,
ἐν μέλιτι Ἀττικῷ. Ἀβρότονον ἐν ὀξυμέλιτι, Πέ-
περι, ἐλλέβορος μέλας, ἀποζεύσας, καὶ πλευριτικῷ ἐν ἀρχῇ περιωδύνῳ ἐόντι, δίδου. Ἀγαθὸν
δὲ καὶ τὸ Πάνακες ἐν ὀξυμέλιτι ἀναζέσαντα καὶ
διηθέοντα, διδόναι πίνειν, καὶ ἡπατικοῖσι, καὶ
τῇσι ἀπὸ τῶν φρενῶν περιωδυνίῃσι. Καὶ ὁκόσα
δεῖ ἐς κοιλίην ἢ ἐς οὔρησιν, ἐν οἴνῳ καὶ μέλιτι.
Τὰ δὲ ἐς κοιλίην, ξὺν ὑδαρεῖ μελικρήτῳ πίνειν
πλείω δίδου.

secours de l'expectoration ; et celle-ci est
mauvaise, s'il y a difficulté de respirer, si
l'urine est claire et âcre, et si des sueurs
paroissent autour du cou et à la tête. En
effet, ces sueurs sont funestes, parce
qu'elles sont produites par la suffocation, et
qu'elles indiquent la violence et les progrès
de la maladie. On ne peut espérer de soulagement à moins qu'il ne survienne un flux
abondant d'urine épaisse, ou une expectoration de matière cuite : l'une ou l'autre de
ces crises spontanées, termine la maladie.
On prépare pour la péripneumonie un
éclegme, avec des pignons, du galbanum
et du miel attique. Au commencement de
la pleurésie, lorsque la douleur est poi-
gnante, on fera bouillir de l'aurone, du
poivre, et de l'ellébore noir dans de l'oxymel, pour en donner au malade. La décoction de panax, dans de l'oxymel, donnée
comme boisson, est utile dans les affections du foie, et les douleurs situées aux
environs du diaphragme : ce qui opère par
les selles ou les urines doit être donné

dans du vin et du miel ; mais quant à la purgation en particulier, il convient de faire boire en plus grande quantité, de l'hydromel aqueux.

54. Lorsque la dysenterie vient à cesser subitement, il survient un abcès ou toute autre espèce de tumeur, ou une fièvre, ou des sueurs, des urines épaisses, et blanches, ou la fièvre tierce, ou des varices ; autrement, il est à craindre que la douleur ne se fixe aux testicules, aux jambes ou aux hanches. Dans la fièvre bilieuse, l'ictère qui survient avec le frisson avant le septième jour, la termine ; mais il est funeste lorsqu'il se déclare après cette époque et sans aucun frisson.

55. La saignée apaise les convulsions tétaniques, qui se déclarent vers les lombes, et détruit les stagnations des esprits dans les veines, à la suite d'humeurs mélancoliques. Lorsque le corps est tiré en devant avec violence par les tendons ; que les sueurs paroissent autour du cou et du visage ; que la violence de la douleur

νδ´. Δυσεντερίη ἀπόσημα, ἢ ἔπαρμά τι παυ-
σαμένη ποιήσει, ἢν μὴ ἐς πυρετοὺς, ἢ ἱδρῶτας,
καὶ οὖρα παχέα, καὶ λευκὰ καὶ λίην ἐπιφανέη, ἢ
ἐς τριταίους, ἢ ἐς κιρσὸν, ἢ ἐς ὄρχιν, ἢ ἐς
σκέλεα, ἢ ἐς ἰσχία ςηρίξη ἡ ὀδύνη. Ἐν πυρετῷ
χολώδεῖ πρὸ τῆς ἑβδόμης μετὰ ῥίγεος ἴκτερος
ἐπιγενόμενος, λύει τὸν πυρετόν. Ἄνευ δὲ
ῥίγεος ἢν ἐπιγένηται ἔξω τῶν καιρῶν, ὀλέθριον.

νε´. Τέτανοι δὲ ὀσφύος, καὶ ἀπὸ μελαγχο-
λικῶν διὰ φλεβῶν, πνευμάτων ἀπολήψιες ὁκόταν
ἔωσι, φλεβοτομίη λύει. Ὁκόταν δὲ ἀπὸ τῶν
τενόντων σφοδρῶς ἔμπροσθεν ἀντισπῶνται,
καὶ ἱδρῶτες περὶ τράχηλον καὶ πρόσωπον, ὑπὸ
τοῦ πόνου δακνομένων, καὶ ξηραινομένων
*

τῶν τενόντων, καὶ τῶν οὐρωδέων· οἱ παχύ-
τεροι τὴν ῥάχιν ξυνέχουσιν, ἢ οἱ μέγιστοι
ξύνδεσμοι, καταπεφυκότες ἕως ἐς πόδας ἀπο-
τελευτῶσι· τῷ τοιῷδε, ἢν μὴ πυρετὸς καὶ
ὕπνος ἐπιγένηται καὶ τὰ ἑπόμενα οὖρα πέψιν
ἔχοντα ἔλθῃ, καὶ ἱδρῶτες κριτικοί, πίνειν οἶνον
κρητικὸν οἰνώδεα, καὶ ἄλητον ἑφθὸν ἐσθίειν,
καὶ κηρωτῇ ἀλείφειν καὶ ἐγχρίειν, τάτε σκέλεα
περιελίσσειν ἕως τῶν ποδῶν, θερμῷ προσβρέ-
χων ἐν σκάφῃ, καὶ βραχίονας ἕως δακτύλων
κατελίσσειν, καὶ ὀσφὺν ἀπὸ τοῦ τραχήλου ἕως
τῶν ἰσχίων, σινδόνιον ἐγκηρώσας μαλακῷ δέρ-
ματι, ὅκως καὶ τὰ ἔξωθεν περιέξει. Καὶ διαλιπὼν
πυρία τοῖσιν ἀσκίοισι, θερμὸν ὕδωρ ἐγχέων,
καὶ περιτείνων σινδόνιον, ἐπικάλυπτε ἑωυτόν.
Κοιλίην δὲ μὴ λίην λύσῃς, ἢν μὴ βαλάνῳ, ἢν
πουλὺς ὁ χρόνος ᾖ, καθ' ὃν ἀδιαχώρητος μένει,
καὶ ἢν μέν ἐπιδιδῷ τί σοι ἐπὶ τὸ βέλτιον· εἰ
δὲ μή, τοῦ μάδου τῆς ῥίζης τρίβων ἐν οἴνῳ
εὐώδεϊ, καὶ δαῦκον πίνειν δίδου πρωὶ νήστει,
πρὸ τοῦ βρέχειν. Ταχὺ ἐπὶ τουτέοισι, τὸ
ἄλευρον ἑφθὸν χλιαρόν, ἐσθιέτω ὡς πλεῖστον

aiguillonne et dessèche les nerfs qui s'étendent jusqu'au sacrum; ainsi que les muscles très-épais qui environnent l'épine du dos, dans cette partie où les plus grands nerfs prennent leur origine, et s'étendent jusqu'aux pieds; à moins que le malade ne soit attaqué de la fièvre, qu'il n'ait un sommeil tranquille, ou des sueurs critiques, ou un flux d'urine avec des signes de coction, on lui donnera du vin de Crète et de la farine cuite. Il est bon encore de l'oindre avec des cérats émolliens, de lui baigner les jambes dans un vase rempli d'eau chaude, et de lui envelopper ensuite les bras et les jambes jusqu'à l'extrémité des doigts. Appliquez-encore sur la région des lombes un morceau de peau chaude, couverte de graisse et de cérat, qui s'étende depuis le cou jusqu'aux hanches, de telle sorte qu'il embrasse toute la partie extérieure du tronc. On peut aussi fomenter de temps en temps les autres parties avec des vessies pleines d'eau chaude; et après avoir bien enveloppé le malade , il faut le coucher. Gardez-vous de trop le purger ; mais s'il étoit constipé depuis long-temps , servez-vous d'un suppositoire , et s'il produit l'effet que vous désirez , il soulagera le malade ; sinon vous lui ferez boire, le matin à jeun , avant de le baigner , du vin odorant mêlé avec de la racine de brione et de carotte sauvage ; donnez-lui ensuite à manger de la bouillie bien chaude , et du vin trempé à discrétion. S'il s'en trouve bien , on peut en tirer un bon augure; autrement faites votre pronostic.

56. Toutes les maladies se terminent à l'aide des évacuations qui se font par la bouche, ou par le ventre, ou par la vessie, ou par quelque autre voie semblable : les sueurs sont communes à toutes les maladies. Purgez avec l'ellébore ceux qui ont des fluxions d'humeurs qui leur descendent de la tête : mais craignez de donner l'ellébore à ceux qui sont attaqués d'abcès , ou de rupture de vaisseau , ou de foiblesse produite par l'intempérance , ou de suppuration

καὶ οἶνον ὁκόταν βούληται εὔκρητον ἐκπινέτω. Καὶ ἢν μέν σοι ἐπιδιδῷ, ἐπὶ τὸ βέλτιον· εἰ δὲ μή, προλέγειν.

νϛ'. Τὰ δὲ νουσήματα ἅπαντα, λύεται, ἢ κατὰ στόμα, ἢ κατὰ κοιλίην, ἢ κατὰ κύστιν, ἢ τινος ἄλλου τοιουτέου ἄρθρου· ἢ δὲ τοῦ ἱδρῶτος ἰδέη, κοινὴ ἁπάντων. Ἑλλεβορίζειν δὲ χρὴ, οἷσιν ἀπὸ κεφαλῆς φερέται ρεῦμα. Ὁκόσοι δὲ ἐξ ἀποστημάτων, ἢ φλεβορραγίης ἢ δι' ἀκρησίην ἢ δι' ἄλλην τινὰ ἰσχυρὴν αἰτίην ἔμπυοι γίγνονται, μὴ δίδου ἐλλέβορον τοῖσι τοιουτέοισιν, οὐδὲν γὰρ ὠφελήσει. Καὶ ἢν τι πάθη, αἴτιον δόξει εἶναι ἐλλέβορος. Ἢν δὲ διαλύηται τὸ σῶμα, ἢ πόνος ἐν κεφαλῇ, ἢ ἐμπεπλασμένα τὰ οὔατα, ἢ ῥὶς, ἢ πτυελισμὸς, ἢ γουνάτων βάρος, ἢ σώματος ὄγκος παρὰ τὸ ἔθος, ὅτι ἂν ξυμβαίνῃ μήτε ὑπὸ ποτῶν, μήθ' ὑπὸ ἀφροδισίων, μήτε ὑπὸ λύπης, μήτε ὑπὸ φροντίδων, μήτε ἀγρυπνιῶν. Κ' ἢν μέν τι τουτέων ἔχῃ αἴτιον, πρὸς τοῦτο ποιέεσθαι τὴν θεραπηΐην.

νζ. Τὰ δὲ ἐκ πορηΐης ἀλγήματα, πλευρέων, νότου, ὀσφύος, ἰσχίων, καὶ ὁκόσα ἀναπνέοντες ἀλγέουσι πρόφασιν ἔχοντες. Πολλάκις γὰρ μεμάθηκε φοιτῆν, ἐκ κραιπαλέων, καὶ βρωμάτων φυσωδέων, ἀλγήματα ἐς ὀσφὺν καὶ ἐς ἰσχία. Οἷσι δ' ἂν αὐτέων ᾖ τοιάδε, δυσουρέεται. Τουτέων δὲ πορηΐη αἰτίη, καὶ κορυζέων καὶ βράγχων.

interne; qu'elle qu'en soit la cause; car alors, il ne peut y avoir de soulagement par la purgation. Si la maladie augmente, il semblera en effet que ce soit à cause de l'ellébore. Mais en cas de langueur, de douleur de tête, si les oreilles sont comme obstruées ainsi que le nez; si le malade éprouve une salivation ou une pesanteur aux genoux ou une sorte de gonflement général, quel que soit l'un ou l'autre de ces symptômes, s'il ne provient d'excès vénériens ou de boissons, de chagrins, de travaux d'esprit ou de veilles opiniâtres; l'ellébore convient. Lors donc que quelqu'une de ces causes existe, on doit y avoir égard pour le traitement.

57. Les douleurs dans les cotés, le dos, les reins et les hanches, et tout ce qui rend la respiration difficile, sont quelquefois l'effet de la fatigue; quoique les douleurs des reins et des hanches, viennent souvent d'intempérance ou de l'usage d'alimens

flatueux : la dysurie, l'enchifrènement et l'enrouement sont aussi souvent causés par les voyages.

58. On tire du régime un grand nombre d'indications qu'il est bon de connoître, à raison des écarts que l'on commet dans la manière de vivre accoutumée. Quiconque dîne contre son habitude, se sent l'estomac gonflé ; est accablé de plénitude et de sommeil ; s'il soupe encore, le ventre ne peut manquer d'en être troublé. Il est utile de dormir au sortir du bain, et ensuite de faire plusieurs tours de promenade, mais lentement, et de souper, si les selles sont évacuées. On doit alors boire du vin moins trempé et en plus petite quantité ; si la constipation continue, il faut se faire oindre avec de l'huile chaude; et si l'on se sent altéré, on boira un peu de vin blanc doux et trempé. On se livrera au repos; si le sommeil ne vient pas, ce sera un motif de prolonger le temps du repos ; il est d'ailleurs nécessaire de se conduire pour le régime comme à la suite d'intempérance.

νή. Ὁκόσα δὲ ἀπὸ διαιτημάτων, τὰ μὲν πολλὰ ἕκαςος ὡς ἂν παρὰ τὸ ἔθος διαιτηθῇ, μάλιςα ἐπισημαίνει. Καὶ γὰρ ὁκόσοι ἂν μὴ μεμαθηκότες ἀριςῆν, ἢν ἀριςήσωσι, ὄγκος πουλὺς αὐτέοισι τῆς γαςρὸς, καὶ νυςαγμὸς, καὶ πληθώρη. Ἢν δὲ ἐπιδειπνήσωσι, κοιλίη ἐκταράσσεται. ξυμφέρει δὲ τουτέοισι ἐκλουσκμένοισι καθεύδειν· κοιμηθέντας δὲ περιπατῆσαι βραδέως συχνὴν περίοδον. Κ' ἢν μὲν λαπαχθῇ, δειπνῆσαι καὶ πιεῖν οἶνον ἐλάσσονα ἀκρητέςτερον· ἢν δὲ μὴ λαπαχθῇ, ὑποχρίσασθαι τὸ σῶμα θερμῷ, καὶ ὑδαρέα οἶνον λευκὸν, ἢ γλυκὺν, ἢν διψῇ ἐπιπιόντα ἀναπαύεσθαι. Ἢν δὲ μὴ ἐγκοιμηθῇ, πλείω ἀναπαύεσθαι. Τὰ δ' ἄλλα ἁρμαίως τοῖσιν ἐκ κραιπάλης διαιτᾶσθαι.

νη. Τὰ δὲ ἀπὸ πομάτων, ὁκόσα μὲν ὑδαρέα,
βραδυπορώτερά ἐςι, καὶ ἐγκυκλέεται, καὶ
ἐπιπολάζει περὶ ὑποχόνδρια, καὶ ἐς οὔρησιν οὐ
κατατρέχει. Τοιουτέου δὲ πόματος πληρωθεὶς,
μηδὲν ἔργον ὀξέως διαπράξῃ, ὁκόσα τῷ σώματι
ξυνταθέντι, βίῃ, ἢ τάχεϊ πονέειν ξυμβαίνει.
Ὡς μάλιςα δὲ ἡσυχαζέτω, ἕως ἂν καταπερθῶσι
μετὰ τῶν σιτίων. Ὁκόσα δὲ τῶν πομάτων
ἀκρητέςερά ἐςι ἢ αὐςηρότερα, παλμὸν ἐν τῷ
σώματι καὶ σφυγμὸν ἐν τῇ κεφαλῇ ἐμποιέει,
τουτέοισι καλῶς ἔχει ἐπικοιμᾶσθαι, καὶ θερμόν
τι ῥοφέειν, πρὸς ὅπερ μάλιςα ἡδίςως ἔχουσι.
Νηςὴ δὲ πονηρὸν πρὸς τὴν κεφαλαλγίην καὶ
κραιπηλήν. Ὁκόσοι δὲ μονοσιτεύουσι, κεῖνοι
καὶ ἀδύνατοί εἰσι, καὶ οὐρέουσι θερμὸν παρὰ τὸ
ἔθος κενεαγγέοντες. Γίγνεται δὲ καὶ τὸ ςόμα,
ἁλυκὸν καὶ πικρόν. καὶ τρέμουσι ἐν παντὶ
ἔργῳ, καὶ κροτάφους ἐπιξυντείνονται, καὶ τὸ
δεῖπνον οὐ δύνανται πέσσειν, ὅκως περ ἢν
ἡριςηκότες ἔωσι. Τουτέους δὲ χρὴ πίνειν ἔλασσον
ἢ μεμαθήκασι, καὶ ὑγροτέρην μάζαν ἀντὶ
ἄρτου, καὶ λαχάνων λάπαθα, ἢ μαλάκην, ἢ

58. Quant aux boissons, aqueuses, elles passent avec peine, s'amassent et flottent autour des hypocondres et ne parcourent que difficilement le trajet de l'urine. Quiconque se gorge de ces sortes de boissons, ne peut vaquer à aucune affaire qui demande de grands efforts, de la force et de l'agilité ; dans ce cas, il ne faut point se livrer au travail et attendre que ces fluides soient digérés avec les alimens. Les boissons les plus fortes et les plus austères, causent des palpitations dans le corps et des battemens à la tête. Il est bon alors de dormir et de boire quelque liqueur chaude, surtout celle qui plaît le plus. Le jeûne ne vaut rien pour les maux de tête à la suite de débauche. Ceux qui ne font qu'un repas par jour se sentent vides et faibles : leur urine est chaude à cause de l'inanition non habituelle de leurs vaisseaux ; ils ont un goût de sel et d'amertume à la bouche, et ne peuvent rien faire sans trembler ; ils ont en outre de la tension aux tempes. S'ils veulent souper, ils ne sont pas en état de digérer, aussi bien

que s'ils avoient dîné. Il convient alors de boire moins qu'à l'ordinaire et de faire usage de gâteau délayé, au lieu de pain; d'oseille ou de mauve, de poirée, de tisane d'orge mondé: il faut boire, au repas, une petite quantité de vin bien trempé, et se promener un peu après souper jusqu'à ce que les urines coulent naturellement et soient évacuées. On peut aussi, dans les mêmes circonstances, manger de la chair de poisson bouilli.

59. Les alimens manifestent surtout leurs qualités par les effets qu'ils produisent; par exemple, l'ail engendre des vents et des chaleurs d'estomac; rend la tête pesante, cause des nausées et augmente les douleurs auxquelles on est sujet; mais il provoque l'urine, ce qui le rend propre à cet usage. Il est excellent pour prévenir l'ivresse et rend apte aux excès de boisson. Le fromage engendre des vents et est astringent; fait fermenter les alimens, est cru et indigeste; il est très-pernicieux à ceux qui boivent avec excès. Les légumes de toute espèce, soit crus soit cuits, accommodés, frais ou frits; excitent des

πτισσάνην, ἢ τεῦτλα. Πίνειν δὲ κατὰ τὸ σιτίον, οἶνον, ὁκόσον ξύμμετρον καὶ ὑδαρέςερον· καὶ ἀπὸ δείπνου περιπατήται ὀλίγον, ἕως οὖρα καταδράμῃ καὶ οὐρήσῃ. Χρήσθω δὲ καὶ ἰχθύσι ἐφθοῖσι.

νθ΄. Βρώματα δὲ μάλιςα ἐπισημαίνει· σκόροδον φύσαν, καὶ θέρμην περὶ τὸν θώρηκα, καὶ κεφαλῆς βάρος, καὶ ἄσην· καὶ εἴτι ἄλλο ἄλγημα εἴη μεμαθηκὸς πρόσθεν παροξύνειε ἄν. Οὐρητικὸν δὲ, καὶ τοῦτο ἔχει ἀγαθόν. Ἄριςον δὲ αὐτοῦ φαγέειν, εἰ μέλλοι τις ἐς πόσιν ἰέναι, ἢ μεθύειν. Τυρὸς δὲ φύσαν ἐμποιέει, καὶ ςεγνότητα, καὶ σιτίων ἐξαψιν ποιήσει. Τότ᾿ ὠμὸν καὶ ἄπεπτον, κάκιςον δὲ ἐν ποτῷ φαγέειν πεπληρωμένοισι. Ὄσπρια δὲ πάντα φυσώδεα καὶ ὠμὰ καὶ ἐφθὰ καὶ πεφρυγμένα, καὶ βεβρεγμένα, καὶ χλωρά. Τουτέοισι δὲ μὴ χρέεσθαι, ἢν μὴ μετὰ καὶ ἑτέρων σιτίων. Ἔχει δὲ καὶ ἰδίας μοχθηρίας, ἕκαςον αὐτέων. Ἐρέβινθος μὲν φύσαν ὠμὸς καὶ πεφρυγμένος, καὶ πόνον ἐμποιέει. Φακὸς δὲ ςύφει, καὶ ἄραδον ἐμποιέει, ἢν μετὰ τοῦ φλοιοῦ ἢ. Θέρμος δὲ ἥκιςα τουτέων κακὰ ἔχει. Σιλφίου δὲ καυλὸς καὶ ὀπὸς, ἔςι μὲν οἷσι, μάλιςα τοῖσι δὲ ἀπείροισι, οὐ διέρχεται ἡ κοιλίη. Ἀλλὰ καλέεται ξηρὴ χολέρη· μάλιςα δὲ γίγνεται, ἢν μετὰ πολλοῦ τυροῦ μιχθῇ, ἢ κρεωφαγίης βοηίων κρεῶν.

μ΄. Τὰ μὲν γὰρ μελαγχολικὰ παθήματα καὶ παροξυνθείη ἂν ὑπὸ βοηίων κρεῶν. Ἀνυπέρβλητος γὰρ ἡ φύσις αὐτέων, καὶ οὐ τῆς τυχούσης κοιλίης καταπέψαι. Βέλτιςα δ᾽ ἂν καὶ ἀπαλλάττοιεν, εἰ διίρθοισί τε χρέοιντο, καὶ ὡς παλαιοτάτοισι. Αἰγήια δὲ κρέα, ξυμφορώτερα, πλὴν ὅσα τε βοηίοισι ἔνι κακὰ ἅπαντα ἔχει. Ἤγουν τήν τε ἀπεψίην, καὶ φυσωδέςερα, καὶ ἐρευγματώδεα, καὶ χολέρης

flatuosités; ils ne conviennent qu'avec d'autres alimens. Chaque espèce a en outre des inconvéniens particuliers : les pois chiches, crus ou bouillis, engendrent des vents et des douleurs ; les lentilles , prises avec leurs robes , sont astringentes , et causent de violentes palpitations de cœur : les lupins sont les moins malfaisans de cette espèce. Le silphium , tant la plante que son suc , se digère aisément par quelques estomacs ; mais il ne passe pas bien chez les personnes qui n'y sont point accoutumées , et leur cause , ce que nous nommons le colera sec , surtout lorsqu'on fait usage en même temps de fromage ou de bœuf.

60. La chair de bœuf augmente toutes les affections mélancoliques , en raison de sa nature ; cette chair est la plus forte : en conséquence, tous les estomacs ne peuvent la digérer ; mais on corrige facilement ses effets par la cuisson, et en ayant soin de choisir la chair de bœuf déjà ancienne. Celle de chèvre a tous les inconvéniens du bœuf, quoiqu'elle paroisse plus

digestible ; et néanmoins son grand usage augmente toutes les affections mélancoliques ; car, elle résiste plus que toute autre à la coction, et pour cette raison, elle engendre des vents, des rapports et de la bile. Celle qui est très-odorante, ferme et agréable au goût est excellente cuite, mais froide : la plus mauvaise n'a aucune saveur, est dure et de mauvaise odeur, particulièrement quand elle est récente ; elle est meilleure au printemps qu'en toute autre saison, et mauvaise surtout en automne. La chair de porc ne vaut rien, lorsqu'elle n'est pas assez ou trop cuite ; car elle engendre alors plus de bile et dérange plus facilement l'estomac : celle de truie est préférable ; il faut qu'elle ne soit ni trop grasse, ni trop maigre, ni d'un âge déjà ancien, comme celle des victimes ; on doit la servir un peu froide après l'avoir dépouillée.

61. Dans le colera sec, le ventre est distendu par l'air qui circule avec bruit dans les intestins ; les douleurs s'emparent des

γεννητικά. Ἔςι δὲ τὰ εὐωδέςατα, ςερεά, καὶ ἥδιςα ταῦτα ἄριςα διέφθα καὶ ψυχρά. Τὰ δὲ ἀηδέςατα, καὶ δυσώδεα καὶ σκληρὰ, ταῦτα κάκιςα· ἀλλὰ δὴ καὶ τὰ πρόσφατα. Βέλτιςα δὲ ἐςι ἐν θέρους καιρῷ· ἐν δὲ μετοπώρου καιρῷ, κάκιςα. Χοίρεια δὲ πονηρά, ὁκόταν ᾖ ἐνωμότερα, ἢ περικαέα· χολερώτερα δ᾽ ἂν εἴη, καὶ ἐκταρακτικά. Ὕεια δὲ βέλτιςα τῶν κρεῶν ἀπάντων. Κράτιςα δὲ τὰ μήτε ἰσχυρῶς πίονα, μήτε πάλιν ἰσχυρῶς λεπτά, μήτε ἡλικίην φέροντα παλαιοῦ ἱρηίου. Ἐσθίειν δὲ ἄνευ τῆς φορινῆς καὶ ὑπόψυχρα.

μα᾽. Χολέρης δὲ ξηρῆς. Ἡ γαςὴρ περύσηται, καὶ ψόφοι ἔνεισι, καὶ ὀδύνη πλευρέων καὶ ὀσφύος· διαχωρέει δὲ οὐδὲν κάτω, ἀλλ᾽ ἀπε-

9....*

ςέγνωται. Τὸν τοιόνδε διαφύλαξον, ὅκως ἐμέσηται μὴ, ἀλλ᾽ ἡ κοιλίη ὑπελεύσηται. Κλύσον οὖν ὅτι πάχος θερμῷ, καὶ ὡς λιπαρωτάτῳ. Καὶ ἐς ὕδωρ, ἀλείφων ὡς πλεῖςον, κάθιζε θερμὸν, ἐν σκάφῃ κατακλίνων, καὶ τοῦ θερμοῦ παράχεε κατὰ σμικρόν· καὶ ἢν θερμαινομένῳ αὐτέῳ ἡ κοιλίη ὑπάγῃ, λέλυται. Ξυμφέρει δὲ καὶ ἐγκοιμᾶσθαι τῷ τοιῷδε, καὶ πίνειν οἶνον λεπτὸν, καὶ παλαιὸν, καὶ ἀκρητέςερον. Καὶ ἔλαιον δίδου, ὥςτε ἡσυχίη, καὶ ἡ κοιλίη ὑπίῃ, καὶ λέλυται. Σιτίων δὲ καὶ τῶν ἄλλων ἀπιχέσθω· ἢν δὲ μὴ ἀνῇ ὁ πόνος, ὄνου γάλα δίδου πίνειν, ἕως ἂν καθαρθῇ. Ἢν δὲ ὑγρὴ ἡ κοιλίη ᾖ, καὶ χολὴ ὑποχωρέῃ, καὶ ςρόφοι, καὶ ἔμετοι, καὶ πνιγμοὶ, τουτέοισι κράτιςον ἀτρεμίζειν. Πίνειν δὲ μελίκρητον, καὶ μὴ ἐξεμέειν.

μβ. Ὑδρώπων δύο φύσιες, ὧν ὁ μὲν ὑπο-

côtés et des reins; rien ne passe par les selles; la constipation est opiniâtre. Gardez-vous bien de donner un vomitif, contentez-vous de purger par bas. Faites prendre d'abord un clystère doux et très-gras ; et après avoir oint le malade , conduisez-le au bain , où il y ait très-abondamment de l'eau chaude ; placez-le dans une cuve , et versez l'eau sur lui par degrés ; si le bain chaud produit quelque effet sur le ventre , il fera cesser le mal. Il convient de dormir après le bain, et de boire un vin léger, et pur. On donnera de l'huile pour calmer les douleurs et relâcher le ventre , ce qui est alors la guérison : mais il faut éviter toute espèce d'aliment. Si la douleur ne s'apaise point, donnez du lait d'ânesse jusqu'à ce qu'il purge. Si les excrémens sont liquides et bilieux ; s'il y a des tranchées , des vomissemens et des suffocations , le malade doit se tenir en repos , boire de l'hydromel , et éviter autant qu'il le pourra le vomissement.

62. Il y a deux sortes d'hydropisies ;

l'anasarque, qu'il est bien difficile de guérir, même lorsqu'elle ne fait que commencer; et l'emphysème, dont on ne guérit pas sans beaucoup de bonheur, et qui exige sur-tout beaucoup d'exercice, des fomentations chaudes, un régime suivi, et l'usage d'alimens chauds et âcres comme le meilleur moyen de se fortifier et de faciliter l'excrétion de l'urine. Il faut avoir recours à la saignée du bras, si la respiration est gênée, si le sujet est robuste et dans la fleur de l'âge, et si c'est au printemps : en outre il doit se nourrir de pain chaud trempé dans du vin noir et de l'huile; de chair de porc cuite dans du vinaigre; boire très-peu; faire autant d'exercice qu'il le pourra; et se promener dans les lieux escarpés. Ceux qui ont le bas-ventre chaud, sont sujets à des selles âcres et irrégulières; et à des flux de ventre excessifs. Si les forces le permettent, ils doivent prendre une dose d'ellébore blanc, si non, on doit leur donner du suc de froment nouveau, épais et froid; du gruau de lentilles,

σαρκίδιος ἐγχειρέων γίγνεσθαι, ἄφυκτος· ὁ δὲ
μετ᾽ ἐμφυτημάτων, πολλῆς εὐτυχίης δεόμενος.
Μάλιςα δὲ ὑπο ταλαιπωρίης καὶ πορίης καὶ
ἐγκρατηίης, ξηρὰ καὶ δριμέα, ἐσθίτω. Οὕτω
γὰρ οὐρητικώτατος ἂν εἴη, καὶ ἰσχύοι μάλιςα.
Ἢν δὲ δυσπνοος ᾖ, καὶ ἡ ὥρη τηρινὴ ἐοῦσα
τύχῃ, καὶ ἡλικίη ἅμα ἀκμάζῃ, καὶ ῥώμη ᾖ,
ἀπὸ τοῦ βραχίονος αἷμα ἀφαιρέειν, εἶτα
θερμοὺς ἄρτους ἐξ οἴνου μέλανος καὶ ἐλαίου
ἀποβάπτων, ἐσθιέτω, καὶ ὡς ἐλάχιςα πινέτω,
καὶ ὡς πλεῖςα πονείτω. Καὶ κρέα ὑήϊα σαρκώδεα ἐσθιέτω μετὰ ὄξους ἐφθά, ὅκως πρὸς τοῦτο
προσάντεας περιπάτους ἀντέχῃ. Ὁκόσοι κοιλίας
τὰς κάτω θερμὰς ἔχουσι, καὶ δριμέα τὰ ὑποχωρήματα, καὶ ἀνώμαλα διέρχεται, ὑπὸ
ξυντήξιος αὐτέοισι. Ἢν μὲν δυνατοὶ ἔωσι,
ἐλλεβόρῳ τῷ λευκῷ ἀντισπᾶσαι. Ἢν δὲ μὴ, ὁ
χυλὸς τῶν σιτανίων πυῤῥῶν, παχὺς, ψυχρὸς,
καὶ τὸ φάκινον ἔτνος, καὶ ἄρτοι ἐγκρυφίαι,
καὶ ἰχθύες, πυρέσσουτι μὲν ἑφθοὶ, ἀπυρέτῳ
δὲ ἐόντι, ὀπτοὶ, καὶ οἶνος μέλας ἀπυρέτῳ.
Ἢν δὲ μὴ, ὕδωρ ἀπὸ μεσπίλων, ἢ μύρτων,

ἢ μήλων, ἢ οὔων, ἢ φοινικοβαλάνων, ἢ οἰνάν-
θης ἀμπελικῆς. Ἢν τε πυρετὸς μὴ ἔχοι, καὶ ςρόφοι ἔωτι, γάλα βοήΐον θερμὸν ὀλίγον τὸ πρῶτον,
ἔπειτα ἐκ προσαγωγῆς πλεῖον· καὶ λίνου
σπέρμα, καὶ πύρινα ἄλφιτα. Καὶ τῶν αἰγυπτίων
κυάμων ἐξελὼν τὰ πικρά, καταλέσας καὶ ἐπι-
πάσσων, πινέτω. Καὶ ὠὰ ἡμιπαγέα ἐσθιέτω
ὀπτά, καὶ σεμίδαλιν· καὶ κέγχρον, καὶ χόν-
δρον ἐφθὸν ἐν γάλακτι, ἐφθὰ ψυχρὰ ἐσθίειν,
καὶ τὰ τουτέοισι ὅμοια καὶ ποτὰ καὶ ἐδέσματα
προσφερέσθω.

λγ. Τῆς διαιτητικῆς ἐςι μέγιςον παρα-
τηρεῖν καὶ φυλάσσειν, ὥσπερ ἐν τοῖσι

du pain cuit sous la cendre, ou du poisson, qui doit être bouilli pour ceux qui ont la fièvre, et rôti pour les autres. S'il n'y a pas de fièvre on fera boire du vin noir ou de l'eau, que l'on aura fait macérer avec des nèfles, des baies de myrte, des pommes, des sorbes, des dattes ou des raisins sauvages : si le malade est incommodé de tranchées, il boira du lait de vache chaud en petite quantité d'abord, mais plus copieusement dans la suite ; ou bien encore on lui préparera une boisson avec la graine de lin et du froment rôti, réduit en farine ; des fèves d'Egypte dont on ôtera l'amer ou l'écorce, que l'on moudra et que l'on fera macérer ; il mangera aussi des œufs à demi-cuits, des farines de froment, de millet et d'épautre cuite dans du lait. Ces alimens doivent être servis froids. On fera usage des mêmes alimens et boissons dont nous venons de parler.

65. Un des points les plus importans du régime dans les maladies aiguës et dans les

maladies chroniques, est de savoir bien observer et juger quand il faut donner de la nourriture aux malades : pour cela, il faut bien remarquer les paroxysmes des fièvres et leurs rémissions, afin de saisir l'occasion favorable, où l'on peut avec sûreté, prescrire des alimens ou les supprimer, et connoître ainsi quand la maladie est éloignée de son plus haut dégré.

64. Il est utile de savoir quand les douleurs de tête viennent d'un violent exercice, comme de la course, de la chasse, des voyages ou de quelque autre travail hors de saison, ou d'actes vénériens. Observez aussi la disposition de ceux qui ont mauvaise couleur, et chez lesquels la voix est enrouée, ou la rate gonflée, le sang décomposé ; qui sont sujets à l'asthme, à la toux sèche et à une grande soif ; aux rapports occasionnés par les vents et aux stagnations des esprits dans les veines. Il faut encore bien remarquer ceux qui éprouvent des distensions dans les hypocondres, ou les côtés et le dos ; et qui ont des engourdissemens ou

ὀξέσι καὶ ἐν τοῖσι μακροῖσι ἀῤῥωςήμασι, καὶ τὰς ἐπιτάσιας τῶν πυρετῶν, καὶ τὰς ἀνέσιας, ὥστε τοὺς καιροὺς διαπεφυλάχθαι, ὁκότε μὴ δεῖ τὰ σιτία προσενεγκεῖν. Καὶ ἀσφαλέως ὁκότε δεῖ προσενεγκεῖν, εἰδέναι. Ἔτι δὲ ὁκόταν πλεῖςον ἀπέχωσι τῆς ἐπιτάσιος.

μδ΄. Εἰδέναι δὲ δεῖ τοὺς κεφαλαλγικοὺς, ἐκ γυμνασίων, ἢ δρόμων, ἢ πορηίων ἢ κυνηγεσίων. ἢ ἄλλου τινὸς πόνου ἀκαίρου, ἢ ἐξ ἀφροδισίων. Τοὺς ἀχρόους, τοὺς βραγχαλέους· τοὺς σπλη- νώδεας· τοὺς λειφαίμους· τοὺς πνευματώ- δεας· τοὺς ξηρὰ βήσσοντας· καὶ διψώδεας· τοὺς φυσώδεας· τὰς φλεβῶν ἀπολήψιας· τοὺς ἐντε- ταμένους ὑποχόνδρια, καὶ πλευρὰ, καὶ μετά- φρενον· τοὺς ἀπονεναρκωμένους, καὶ ἀμαυρὰ βλέποντας, καὶ οἷσιν ἦχοι τῶν οὐάτων ἐμπίπ- τουσι· καὶ τὰς οὐρήθρας ἀκρατέως διακειμέ- νους· τοὺς ἰκτεριώδεας, καὶ ὧν αἱ κοιλίαι ὠμὰ ἐκβάλουσι· καὶ τοὺς αἱμοῤῥαγεῦντας ἐκ ῥινὸς ἢ καθ’ ἕδρην σφοδρῶς· ἢ ἐν ἐμφυσήματι* ἐόντας, ἢν πόνος αὐτέοισιν ἐπιτρέχῃ σφοδρὸς, καὶ μὴ ἐπικρατέωσι. Τῶν τοιῶνδε μηδένα φαρμακεύειν. Κίνδυνόν τε γὰρ ἕξει καὶ οὐδὲν ὀνήσεις. Τάς τε ἀπὸ ταυτομάτου ἀπαλλάξιας καὶ κρίσιας ἀφαιρήσεις.

με΄. Ἢν δὲ αἷμά τινι ξυμφέρῃ ἀφαιρέειν, ξερὴν πρότερον ποιέειν τὴν κοιλίην, καὶ οὕτως ἀφαιρέειν, καὶ λιμοκτονέειν, καὶ οἶνον ἀφαιρέειν αὐτέων. Ἔπειτα τῇ διαίτῃ τῇ προσηκούσῃ, τὰ ἐπίλοιπα αὐτέων, καὶ πυρίῃσι ἐνίκμοισι θεράπευε. Ἢν δέ σοι κατάπυκνος ἡ κοιλίη δοκέῃ εἶναι, μαλθακῷ κλύσματι ὑπόκλυζε. Ἢν δὲ φαρμακεῦσαι δόξῃ, ἐλλεβόρῳ ἀσφαλέως, ἄνω κάθαιρε, κάτω δὲ μηδενὶ τῶν τοιῶνδε. Κράτιςα δὲ ἐς οὔρησιν, καὶ ἐς ἱδρῶτας, καὶ ἐς περιπάτους ἄγειν. Καὶ τρίψει ἡσύχῳ χρέο,

la vue obscurcie, des tintemens d'oreilles;
qui sont sujets à l'incontinence d'urine ou
à l'ictère, ou dont les selles sont crues; qui
ont des saignemens de nez ou un flux hé-
morrhoïdal abondant, et chez lesquels il se
manifeste habituellement de l'enflure et
des douleurs opiniâtres. On ne doit purger aucun de ces sujets; car, outre que
cela seroit inconvenant et dangereux pour
leur santé , on arrêteroit la crise sans
qu'il fût possible d'espérer une guérison
spontanée.

65. Supposé que la saignée paroisse nécessaire , il faut auparavant fortifier le ventre,
recommander l'abstinence et défendre le
vin. Le reste de la cure consiste dans un
régime convenable et dans l'usage des fomentations chaudes. S'il y a constipation ,
on donnera un lavement, ou si l'on croit
la purgation nécessaire, on peut prescrire, en toute sûreté , l'ellébore comme
vomitif ; jamais , en pareil cas , il ne
faut purger par bas. Le meilleur moyen de

soulager est de pousser aux urines et aux sueurs, d'ordonner l'exercice et la promenade; de faire des frictions légères, pour rendre l'habitude du corps libre. Si le malade est obligé de garder le lit, quelqu'un se chargera de le frictionner : s'il ressent des douleurs dans la poitrine, au-dessous du diaphragme, il doit se tenir assis et ne se baisser que le moins possible, jusqu'à ce que ses forces soient revenues. On doit pendant qu'il est assis le frictionner avec une grande quantité d'huile chaude Si la douleur réside dans le ventre, au-dessus du diaphragme, le malade doit garder la position horizontale, sans faire d'autre mouvement que celui qui est absolument nécessaire pour les frictions.

66. Les indispositions légères du bas-ventre qui se terminent par les urines et les sueurs, cessent d'elles-mêmes pour peu qu'elles diminuent : mais les affections graves, ont des suites dangereuses ; car, ou le malade meurt, ou il ne recouvre la santé qu'après avoir éprouvé d'autres mala-

ἵνα μὴ πυκνώσῃς τὴν ἕξιν. Ἢν δὲ κλινοπετὴς
ᾖ, ἄλλοι τριβέτωσαν αὐτόν. Κἢν μὲν ἐν τῷ
θώρηκι ὑπὲρ τῶν φρενῶν λυπέῃ τὸ πάθος,
αὐτὸν ἀνακαθίζειν ὡς πλειστάκις. Καὶ ὡς ἥκιστα
προκλινέσθωσαν, ἐς ὅτε δυνατοί εἰσι, καὶ
καθίζοντα ἀνατρίβειν μὶν πουλὺν χρόνον,
πολλῷ θερμῷ. Ἢν δὲ ἐν τῇ κάτω κοιλίῃ ὑπὸ
φρένας ἴσχῃ τὰ ἀλγήματα, ἀνακεῖσθαι ξυμφέρει, καὶ μηδεμίην κίνησιν κινέεσθαι τῷ
τοιῷδε τοιουτέῳ σώματι ξυμφέρει· ἔξω τῆς
ἀνατρίψιος.

μϛ. Τὰ δὲ ἐκ τῆς κάτω κοιλίης λυόμενα
δι' οὔρων καὶ ἱδρώτων, ἢν ὀλισθῇ μετρίως,
ὑπὸ αὐτοματισμοῦ λύεται τὰ σμικρά. Τὰ
σφόδρα δὲ πονηρόν. Οἱ τοιουτέοι γὰρ ἢ ἀπόλλυνται, ἢ ἄνευ ἄλλων καλῶν, οὐ γίγνονται
ὑγιέες, ἀλλ' ἀποσκηρίζει κατὰ τοιουτότροπα.

μϛʹ. Πόμα ὑδρωπιῶντι. Κανθαρίδας τρεῖς, ἀφελὼν τὴν κεφαλὴν ἑκάςης, καὶ πόδας καὶ πτερά, τρίψας ἐν τρισὶ κυάθοισι ὕδατος τὰ σώματα, ὁκόταν δὲ πονέῃ ὁ πιὼν, θερμῷ βρεχέσθω. Ὑπαλειψάμενος δὲ πρότερον, νᾶςις πινέτω, ἐσθιέτω δὲ ἄρτους θερμοὺς ἐξ ἀλείφατος. — Ἴσχαιμον. Ὀπὸν συκῆς ἐν εἰρίῳ προσθεῖναι εἴσω πρὸς τὴν φλέβα, ἢ πιτύην ξυςρέψαντα ἐμβῦσαι ἐς τὸν μυκτῆρα· ἢ χαλκίτιδος τῷ δακτύλῳ προσεπισπασάμενος, πίςον. Καὶ τοὺς χόνδρους ἔξωθεν προσπιέζειν ἑκατέρωθεν· καὶ τὴν κοιλίην λῦσον, ὄνου γάλακτι ἑρθῷ, καὶ τὴν κεφαλὴν ξυρῶν, ψυκτικὰ πρόσφερε, ἢν ἐν ὥρῃ θερμῇ γίγνηται Σησαμοειδὲς ἄνω καθαίρει, ἢ πόσις ἡμιόλιον δραχμῆς ὁ ςαθμὸς ἐν ὀξυμέλιτι τετριμμένον. Ξυμμίσγεται δὲ καὶ τοῖσιν ἐλλεβόροισι, καὶ ἧσσον πνίγει, τὸ τρίτον μέρος τῆς πόσιος. — Τριχώσιος ὑποθεὶς τὸ ῥάμμα, τῇ βελόνῃ τῇ τὸ κύαρ ἐχούσῃ, κατὰ τὸ ὀξὺ τῆς ἄνω τάσιος τοῦ βλεφάρου

dies ; et généralement celles-ci ont coutume de se fixer sur quelque partie.

66. *Potions pour l'hydropisie.* Prenez trois cantharides, ôtez à chacune la tête, les jambes et les ailes, broyez le corps dans trois verres d'eau : lorsqu'il surviendra quelque douleur par l'action du médicament, faites alors des embrocations d'eau chaude. Le malade doit prendre la potion après s'être fait oindre, et manger du pain chaud trempé dans l'huile. — Pour arrêter le sang : appliquez intérieurement sur la veine, du suc de figuier, dont vous aurez imbibé un morceau de laine ; ou bien introduisez dans le nez, de la présure ou du colcotar, et exercez la compression en pressant en dehors avec les doigts les ailes du nez. Purgez avec le lait d'ânesse cuit ; rasez la tête, et appliquez-y des réfrigérans, si le temps est chaud. Les Sésamoïdes en poudre, à la dose d'une drachme et demie dans de l'oxymel purgent par le haut : on les mêle aussi avec trois fois autant d'ellébore, ce qui rend ce médicament

moins sujet à produire des suffocations.
— Pour la trichose : prenez une aiguille en-
filée et passez-là dans la partie supérieure et
la plus étendue de la paupière, la traversant
de haut en bas ; passez-en une autre de
bas en haut au-dessus de l'endroit où la
première étoit passée : cousez ensuite et
liez les deux fils ensemble, et attendez que
les fils tombent. Si l'opération est bien faite,
elle suffit ; autrement si quelque chose
manque, on est obligé de la recommencer.
On doit faire tomber de même les hémorrhoïdes: on se sert pour cela d'un fort cordon
de laine grasse pour garnir l'aiguille, et le
nouer ensuite. Le traitement devient plus
assuré, par la compression : après quoi
on oint la suture avec un maturatif. On doit
user d'embrocations pour faciliter la chute
des fils ; mais il faut en laisser toujours un
à demeure. Lorsque le malade aura repris
ses forces, on le purgera avec l'ellébore,
et on lui ordonnera de faire de l'exercice
jusqu'au point d'exciter la sueur ; mais auparavant, il doit faire des frictions de bon

ἐς τὸ κάτω διακευτήσας, δίες καὶ ἄλλο ὑποκάτω τουτέου. Ἀνατείνας δὲ τὰ ῥάμματα, ῥάψον καὶ κατάδει, ἕως ἂν ὑποπέσῃ. Κἢν μὲν ἱκανῶς ἔχῃ, ἢν δὲ μὴ, εἰ ἐλλίπῃ ὀπίσω ποιέειν τὰ ἑωυτά.

μζ΄. Καὶ τὰς αἱμαῤῥοΐδας τὸν αὐτὸν τρόπον διώσεις. Τῇ βελόνῃ ὡς παχύτατον εἰρίου οἰσυπηροῦ ῥάμμα, καὶ ὡς μέγιςον ἀποδήσας, ἀσφαλεςέρη γὰρ γίγνεται ἡ Θεραπηίη. Εἶτα ἀποπιέσας τῷ σηπτῷ, χρέο. Καὶ μὴ βρέχε πρὶν ἀποπέσῃ, καὶ αἰεὶ μίην καταλίμπανε, καὶ μετὰ ταῦτα ἀναλαβὼν ἐλλεβορίσαι· εἶτα γυμναζέσθω καὶ διαθρούτω. Γυμνασίου δὲ τρίψις πουλλὴ ἀπὸ ὄρθρου, δρόμου δὲ ἀπεχέσθω καὶ μέθης, καὶ τῶν δριμέων, ἔξω ὀριγάνου. Ἐμεέτω δὲ δι' ἑπτὰ ἡμερέων, ἢ τρὶς ἐν τῷ μηνί. Οὕτω γὰρ ἂν ἔχοι ἄριςα τὸ σῶμα.

Οἶνον δὲ κιῤῥὸν, αὐστηρὸν, ὑδαρέα τε καὶ ὀλίγον
πινέτω.

μή. Τοῖσι δὲ ἐμπύοισι, σκίλλης καταταμὼν
κυκλίσκους, ἕψειν ὕδατι. Καὶ ἀποζέσας εὖ μάλα
ἀπόχεον, καὶ ἐπιχέας ἄλλο, ἕψε ἕως ἂν
ἁπτομένῳ διάφθον καὶ μαλθακὸν φανῇ. Εἶτα
τρίψας λεῖον, ξύμμισγε κύμινον πεφρυγμένον,
καὶ λευκὰ σήσαμα, καὶ ἀμυγδάλας νέας τρίψας
ἐν μέλιτι, ἐκλικτὸν δίδου, καὶ ἐπὶ τουτέῳ,
οἶνον γλυκύν. Ῥοφήματα δὲ μήκωνος τῆς
λευκῆς ὑποτρίψας ὁκόσον λεκίσκιον, ὕδατι
δεὶς, σιτανίου πλύματι ἀλεύρου ἑψήσας, μέλι
ἐπιχέας, χλιηρὸν ἐπιρροφέων. Οὕτω διαγέτω
τὴν ἡμέρην, εἶτα ἐς τὰ ἀποβαίνοντα λογιζό-
μενος, τὸ δεῖπνον δίδου. Περὶ Δυσεντερίης.
Κυάμων καθαρῶν, τετάρτη μορίων, καὶ ἐρυ-

matin, et s'abstenir de courses, d'excès de vin, d'alimens âcres, à l'exception de l'origan. Il vomira une fois en sept jours ou trois fois par mois, et par ce moyen son corps se fortifiera; il boira du vin paillé, austère, trempé et en petite quantité.

48. Pour des suppurations internes: coupez par tranches un oignon de scille, que vous ferez bouillir dans de l'eau; et lorsqu'elle aura bien bouilli, jetez-la, et versez-en de nouvelle; faites-la bouillir jusqu'à-ce que la scille vous paroisse molle et bien cuite; broyez-la ensuite avec du cumin rôti, du sésame blanc et des amandes nouvelles; pour un éclegme avec du miel; le malade boira par-dessus du vin doux. Pour aliment liquide; prenez de la semence de pavot blanc, avec un huitième de pinte d'eau, broyez; faites macérer et cuire dans de l'eau, où l'on ait lavé du froment nouveau; versez du miel qui servira à adoucir le mélange. Le malade ne boira rien autre chose de la journée : on peut ensuite lui permettre de souper, mais toujours en

10.

prévoyant ce qui doit arriver. Pour la dysenterie: prenez quatre parties de fèves mon-
dées, une douzaine de jets de garance;
mêlez, et faites-les cuire ensemble, pour
un eclegme huileux, que vous donnerez au
malade. Pour les yeux : prenez de la tutie
lavée, faites-en une pâte grasse comme du
suif, en la broyant en une poudre très-fine;
humectez le tout avec du verjus; faites sécher au soleil; mouillez de nouveau, pour
donner la consistance de liniment ; lorsqu'il sera sec, broyez-le en poudre très-fine,
et appliquez-le sur les yeux et saupoudrez-
en les angles. Pour l'humidité des yeux :
de l'ébène un gros, de la chaux de cuivre,
neuf oboles, un scrupule et demi de safran;
broyez le tout sur un porphyre ; versez
dessus une demi-pinte attique de vin doux,
et après avoir exposé le mélange au soleil,
couvrez-le et servez-vous-en après que la digestion en sera faite. Pour les douleurs des
yeux : de la chaux de plomb un gros, des
raisins après avoir exprimé deux parties de
leur suc, de la myrrhe, du safran, broyez

ῥοδάνου δυοκαίδεκα, κάρφεα, λήϊα, ξυμμίξαντα
καὶ ἑψήσαντα, λιπαρὰ διδόναι ἐλλίχειν. Περὶ
ὀφθαλμῶν· Σποδὸς πεπλυμένη, λιπαρῶς περυ-
ρημένη, ὡς στέαρ μὴ ὑγρὸν λήϊον τρίψας,
ὀμφακίῳ τῷ τῆς πικρῆς ὄμφακος ἀνυγρήνας,
ἐν ἡλίῳ τε ἀναξηρήνας, ὑγραίνειν ὡς ἐνάλειπτον.
Ὁκόταν δὲ ξηρὸν γένηται, τρίψας λήϊον ξηρὸν,
ὑπάλειφε τοὺς ὀφθαλμοὺς, καὶ παράπασσε
τοὺς κανθούς. Ὑγρῶν· Ἐβένου δραχμήν, χαλκοῦ
κεκαυμένου ἐννέα ὀβολοὺς ἐπ' ἀκόνης τρίβων.
Κρόκου τριώβολον, ταῦτα τρίψας λήϊα, παράχεε οἴνου γλυκέος κοτύλην ἀττικήν. Κἄπειτα
ἐς τὸν ἥλιον θεὶς, κατακαλύψας ὁκόταν ξυν-
εψηθῇ, τουτέῳ χρέο. Πρὸς τὰς περιωδυνίας.
καὶ τὰ ῥεύματα, χαλκίτιδος δραχμή, σταφυλῆς.
ὁκόταν δύο μερέα ληφθῇ, ἐκπιέσας. Σμύρναν,
καὶ κρόκον τρίψας, ξυμμίξας τὸ γλεῦκος,
ἕψησον ἐν τῷ ἡλίῳ. Καὶ τουτέῳ ὑπάλειφε τοὺς
περιωδυνέοντας. Ἔξω δὲ ἐν χαλκῷ ἀγγηίῳ.

μθ'. Ὑπὸ ὑστερικῶν πνιγομένων γνῶσις· πιέσαι τοῖσι δακτύλοισι, κὴν αἰσθηται, τὰ ὑστερικά ἐστι, ἢν δὲ μή, σπασμώδεα. Τοῖσι ὑδρωπιώδεσι. Μηκώνιον, λεκίσκιον ἀττικὸν στρογγύλον, πόσις, λεπίδος, μήλκι τρεῖς τῷ πλάτει, καὶ ἀλήτου σιτανίου κολλήσαντα, ταῦτα λήία τρίψας κατάποτα δίδου. Κάτω ὕδωρ καθαίρει, καὶ κοιλίην ἐκκοπρεῖ. Ἐς ἰσχάδας, ὁποῦ τοῦ τιθυμάλου ἀπόταξε, ἑπτάκις ἐς ἑκάστην, εἶτα ἐς καινὸν ἄγγος ξυνθεὶς ταμιεύεσθαι, δίδου τῷ ἡρημένῳ πρὸ τῶν σιτίων. Τοῖσι ὑδρωπικοῖσι, τὸ μηκώνιον τρίβων,

ces substances, et mêlez-les avec le moût ;
oignez-en la partie affectée. On serrera le
tout dans un vaisseau de cuivre.

69. Pour reconnoître les suffocations de
matrice : pincez la malade avec les deux
doigts ; si elle éprouve de la douleur, il y a
suffocation, sinon convulsion. Pour l'hydropisie : donnez la quantité d'un dou-
zième de pinte attique de méconium,
pour une dose, et des scories de cuivre; donnez de la consistance à ce mélange avec la
farine de froment nouveau, et après l'avoir
bien broyé, faites-en des pilules: elles chassent
l'eau par les selles et évacuent les excrémens.
Mettez quelques gouttes de tithymale sur
des figues sèches, sept gouttes par chaque
figue et conservez-les dans un vaisseau neuf,
pour l'usage du malade qui doit en prendre
avant ses repas. Pour l'hydropisie, broyez
encore du pavot, versez de l'eau dessus,
exprimez-en le suc et donnez-lui avec de la farine et du miel la forme d'un gâteau: faites-le
cuire au four et donnez-en au malade : faites
lui boire par-dessus du vin doux ou de l'hy—

dromel trempé. Mettez en réserve du méconium ou suc de pavot ; et servez-vous-en,
au besoin , pour la guérison.

———

ὕδωρ ἐπιχέων καὶ διηθέων, ἄλευρον φυρῶν, ἴτριον ὀπτῶν, μέλι παραχέων, τρώγειν δίδου καὶ ἐπιπίνειν οἶνον γλυκὺν, ὑδαρέα, ἢ μελίκρητον ὑδαρές. Τὸ δὲ ἀπὸ τῶν κοπρίων μηκώνιον ξυλλέγων, ταμιεύου καὶ θεράπευε.

———

10....

PRÉCIS

DE

LA DOCTRINE D'HIPPOCRATE,

TOUCHANT LES MALADIES AIGUES (1).

QUELQUES auteurs essayent encore de faire revivre la doctrine paradoxale des Archigène, des Paracelse, des Vanhelmont, et ne visent à rien moins qu'à l'entière proscription de la doctrine d'Hippocrate ; et comme si notre siècle devoit être le témoin de toutes les folies humaines, ces nouveaux sectaires prétendent réformer les lois de la nature pour bâtir leurs systêmes. Voilà le cercle vicieux dans lequel on ne cesse

---

(1) On lira avec fruit les commentaires in-fol. de Vallesio et de Mercuriali sur le traité du régime dans les maladies aiguës.

10.....

de se renfermer depuis plusieurs siècles.

Notre auteur admet en principe général que toutes les maladies se terminent ou se guérissent par les évacuations qui se font par la bouche ou par le ventre, par la vessie ou par quelque autre voie semblable. Mais la sueur, ajoute le même auteur, est commune à toutes les maladies, et les termine toutes. En conséquence, il est des occasions où l'on doit adoucir et relâcher; et d'autres où il faut resserrer; il en est où il convient de ramollir; d'autres où il faut atténuer, épaissir, exciter, réveiller, stupéfier et engourdir.

Il faut faire attention à la tendance des humeurs, d'où elles partent, et où elles vont : quand elles prennent une mauvaise direction, il faut les détourner. Il est des circonstances qui exigent qu'on rappèle ces humeurs, en les attirant vers le haut, quand elles se portent vers les parties inférieures; et en bas, quand elles se dirigent en haut.

On doit évacuer par les voies convenables, ce qui doit être nécessairement évacué ; il faut faire en sorte que quand les humeurs sont une fois hors de leurs vaisseaux elles n'y rentrent pas (cela ne doit s'entendre que des humeurs viciées).

Voilà les principes généraux sur lesquels se fonde la pratique de la médecine : ces principes sont certains. Il n'est personne qui ne les observe plus ou moins exactement dans le traitement des maladies aiguës ou chroniques. Il ne faut jamais agir témérairement, dit encore Hippocrate ; il est utile de se reposer quelquefois, et de ne pas agir. En se comportant ainsi, si on ne fait pas de bien au malade, au moins on ne lui nuit pas (1).

Il faut opposer aux maladies extrêmes des remèdes extrêmes. Ce que les médicamens ne guérissent pas, le fer le guérit, et ce qui ne cède pas au fer, est curable par le feu ; mais ce que le feu ne guérit pas, doit être regardé comme incurable. Il ne faut pas

---

(1) Epidémies, Lib. vj.

entreprendre de guérir les maladies déses-
pérées, parce qu'elles sont au-dessus des
ressources de l'art.

Toutes ces sentences, tirées d'Hippocrate,
supposent ce grand principe reconnu par les
vrais médecins : c'est que les maladies guérissent par les forces médicatrices de la
nature.

Quel étrange abus ne fait-on pas aujour-
d'hui de la science, quand on ose soutenir
en thèse générale que l'inflammation est
l'origine de toutes les maladies. Ce calcul,
d'un auteur moderne, exclut la principale règle, que prescrivoit Hippocrate,
touchant la purgation, qui consiste à
évacuer ou purger les humeurs cuites,
et non celles qui sont encore dans l'état
de crudité, dans le principe de la maladie,
à moins qu'il n'y ait turgescence. On ne
peut disconvenir de la justesse de cette règle
de pratique, notamment pour ce qui concerne les inflammations mixtes; c'est-à-dire,
les fièvres ardentes, les pleurésies, les péripneumonies bilieuses, l'hépatite aiguë, l'é-

rysipèle , le choléra , l'iléus , la dyssenterie.

Ainsi, dit Hippocrate dans le régime des maladies aiguës , celui qui tente de guérir tout à coup l'inflammation par les purgatifs , n'obtient le plus souvent que des effets nuisibles. Hippocrate n'employoit pas la saignée dans les continues , non accompagnées de douleurs ni d'inflammation. Il regardoit d'ailleurs la pléthore bilieuse comme un obstacle à la saignée , et il veut qu'on s'en abstienne même dans le crachement de sang pleurétique , lorsque la bile domine. L'application des sangsues sur le côté douloureux , et les purgatifs doux , sont alors indiqués ; ce qui semble être ici une exception à la règle que prescrit Hippocrate , concernant la saignée générale qui est absolument nuisible dans toutes les maladies bilieuses , à moins qu'elles ne soient compliquées d'une violente inflammation. Enfin il n'y a plus que les médecins, servilement attachés à la théorie de Boerhave , sur l'inflammation , ou à la théorie exclusive du solidisme , j'ai presque dit des

médecins homicides (1), qui pratiquent indistinctement la saignée dans toutes les inflammations quelconques. Il paroît qu'Hippocrate redoutoit la saignée dans la fièvre
ardente, parce qu'il supposoit qu'elle étoit
causée par la bile et la pituite qui s'échauffent,
et échauffent ensuite tout le corps, à cause
de l'absorbtion qui se fait par les veines : ce
qui donne lieu à la fièvre ; ces humeurs
ne pouvant être évacuées par la saignée,
elles entretiennent la maladie et quelquefois la rendent incurable.

Je ferai connoître dans quelques instans
les résultats de la pratique d'Hippocrate,
touchant les maladies aiguës. Si la fièvre est
bilieuse ou pituiteuse, il ne faut pas saigner ;
à moins qu'il n'y ait des symptômes inflammatoires. Il prescrivoit, avec confiance, dans
la péripneumonie, les expectorans : prenez,
dit-il, de l'aurone, du poivre et de l'ellé-

---

(1) Premier Vol. pag. 154. Extrait de l'histoire
philosophique de la médecine, par Tourtelle
professeur à l'École de Médecine de Strasbourg.

bore noir ; faites cuire dans le vinaigre avec
du miel, et donnez ce mélange dès le principe de la maladie. Cette espèce d'éclegme
ou de look excitant, seroit à peine toléré
aujourd'hui. Si la douleur est violente, il
recommande dans la même maladie, ainsi
que dans l'inflammation du foie, et les
douleurs voisines du diaphragme, le *panax* cuit, dans ce même liquide : ces remèdes, ajoute-t-il, lâchent doucement le
ventre, et provoquent les urines. Il accordoit, dans la pleurésie, et dans la léthargie,
du vin, mais peu et fort trempé. Il prescrit
aussi aux pleurétiques, de boire beaucoup
d'oxycrat et d'oxymel, pour humecter et
favoriser l'expectoration. C'est avec infini-
ment de prudence, que l'on doit prescrire
le vinaigre ou l'oxymel, dans la pleurésie
inflammatoire, surtout au commencement;
mais vers la fin, la boisson d'oxymel peut
convenir; elle facilite l'expectoration, lorsque celle-ci se ralentit. Notre auteur recommande la saignée dans l'inflammation du
poumon, et dans les cas où l'on perd tout-

à-coup la parole; après quoi il faisoit vomir et purgeoit par bas. Cet exemple concerne probablement la paralysie et l'apoplexie : on est généralement d'accord sur cette méthode de traitement : il saignoit dans les convulsions , et provoquoit l'éternuement (ceci est mauvais), fomentoit , baignoit et oignoit presque continuellement. Il donnoit aussi la racine de mandragore , mais en petite quantité, pour que le cerveau n'en fut point troublé. Nous agissons à peu près de même avec les bains , l'opium et la saignée.

Dans l'esquinancie , il ouvroit les veines du bras et celles qui sont sous la langue et sous les mamelles : aujourd'hui on applique très-fréquemment les sangsues au cou. Il prescrivoit des éclegmes et des gargarismes chauds : il faisoit raser la tête, pour y appliquer un cérat, et un au cou. Il fomentoit ce dernier, puis il l'oignoit et enfin le couvroit de laine. Les cataplasmes de farine de graine de lin, sont destinés au même usage : ils suffisent communément après la saignée ou les sangsues, pour calmer l'ir-

ritation, relâcher la peau et faciliter, s'il y
a lieu, la suppuration. Quand le danger
de suffocation étoit imminent, il introduisoit une canule ou tuyau, dans le gosier
pour aider la respiration. Au reste, cette
pratique a été renouvellée de nos jours, notamment à l'égard des enfants nouveau-
nés, menacés de suffocation à cause des mucosités de la membrane bronchique (1). Il
commençoit la cure de l'iléus par le vomitif,
comme dans le coléra ; mais dans la plupart
des cas, le danger d'augmenter l'irritation
et les douleurs, devroit, au contraire, nous
empêcher d'avoir recours au vomitif; car il
est prouvé que ce moyen extrême appliqué
à une maladie extrême, selon le principe
de l'auteur, ne pourroit être prescrit avec
sécurité. Dans le coléra, les adoucissans
et les opiacés sont bien préférables aux
remèdes actifs.

Pour guérir l'iléus, il saignoit au bras et

-----

(1) On doit à M. le professeur Chaussier,
l'invention d'une sonde mécanique propre à
cet usage.

à la tête, il raffraichissoit les parties situées au-dessus du diaphragme, et échauffoit les parties inférieures. Pour remplir ces vues, il plaçoit le malade dans un vaisseau qui contenoit de l'eau chaude; le baignoit, sans interruption, l'oignoit d'huile, et lui appliquoit des cataplasmes chauds. Cette méthode est très-bonne dans les violentes douleurs, et aussi dans les convulsions et le tétanos (1).

Il se servoit aussi, dans l'iléus, de suppositoires longs de dix doigts, faits avec le miel, qu'il enduisoit de fiel de taureau à l'une des extrémités. Quand par le moyen de ces suppositoires, il étoit parvenu à évacuer les excrémens les plus voisins de l'anus, il donnoit un lavement; et lorsque les suppositoires ne produisoient aucun effet, il introduisoit, dans le rectum, un soufflet de forgeron, avec lequel il remplissoit d'air les intestins.

On a voulu aussi, dans ces temps modernes, imiter le procédé d'Hippocrate.

____

(1) Galien a fait l'essai sur lui-même de ces mo yeus pour prévenir les convulsions.

Enfin, après avoir donné un lavement et
obturé l'anus avec une éponge ; le malade
s'asseyoit dans un demi-bain chaud , et re-
tenoit , le plus long-temps qu'il lui étoit
possible, son lavement; après quoi il étoit
oint d'huile. Si l'on en excepte le vomitif, la méthode d'Hippocrate , dans le
traitement de l'iléus, est au moins rationelle ; elle tend directement à introduire
une détermination contraire de mouvemens,
à procurer des évacuations par bas , à dissiper les spasmes des gros intestins et à prévenir l'inflammation des parties supérieures.

Cependant notre pratique est bien supérieure à celle d'Hippocrate : les opiacés, les
sels neutres purgatifs et les vésicatoires, facilitent beaucoup la guérison. En déplaçant le
spasme ou la douleur , et en calmant l'irritation, on réussit, quelquefois, à tarir la source
du mal; et quelquefois l'application d'un
large vésicatoire sur toute la région de
l'abdomen , suffit pour lâcher le ventre ,
et terminer tous les accidens de la maladie
appelée *iléus*. J'ai réussi trois fois à opérer ,

de cette manière, une guérison complète.

Quand dans l'hydropisie, on éprouve de la difficulté de respirer, il conseille de saigner au bras, pourvu que ce soit en été; que le malade soit dans la force de l'âge, et qu'il ait des forces suffisantes. J'ai vu souvent la guérison de l'hydropisie, succéder à l'usage des bains chauds et de la saignée, chez les jeunes sujets et les femmes grosses, même en hiver. Dans la tuméfaction de la rate, il répétoit plusieurs fois la saignée du bras. Quant à la saignée de la langue, qu'il pratiquoit dans la jaunisse, (*de morbis*, *Lib.* 2), il paroît que c'étoit un moyen purement empirique, ou fondé sur l'expérience, sans qu'on pût rendre raison de son utilité: ce qui le fait présumer, c'est que le livre où il en est fait mention, passe pour être l'ouvrage de l'école de Cnide, où l'on enseignoit, dit-on, la médecine empirique. Or, Hippocrate et ses disciples ne faisoient que la médecine rationelle, c'est-à-dire, celle qui remonte aux loix de la sensibilité.

Hippocrate appliquoit à l'ictère, une méthode de traitement qui réussit dans le plus grand nombre des cas : il faut, dit-il, ramollir la surface externe du corps par des bains chauds et lubréfier les intestins et la vessie ; car l'ictère est causé par une bile extrêmement agitée, qui se fixe immédiatement au-dessous de la peau. Le médecin le moins habile qui sera instruit de cette circonstance, ne peut manquer de réussir dans la cure de cette maladie. On peut user en toute sureté des aliments, des potions, des remèdes qui ont la vertu de calmer les douleurs, pourvu que que ce soit avec prudence. Au contraire, les remédes qui purgent la bile et la pituite sont très-dangereux, et le médecin qui les prescrit est imprudent ou ignorant.

Cælius Aurélien ne condamne pas moins l'usage des purgatifs dans l'ictère ; et, en effet, ils ne peuvent qu'augmenter l'irritation spasmodique du bas ventre, qui irradiée à la peau, y retient fixement les sucs bilieux qui y sont déposés. J'ai constamment eu recours aux relâchans, dans ma pratique, mais l'application des sangsues à l'anus, m'a paru souvent opérer à elle seule la guérison.

Dans les accès hystériques, il comprimoit le ventre avec des bandes et faisoit respirer des odeurs fétides : il introduisoit quelque-fois des vésicatoires et faisoit prendre inté-rieurement le castoréum. Il fumigeoit en même temps comme dans la suppression des règles , et se servoit également de pes-saires dans l'une et dans l'autre de ces affections. Mais le moyen le plus efficace qu'il conseilloit, étoit le coït.

Il vouloit qu'on s'abstînt du bain dans les pertes de sang utérines, de même que des subtances échauffantes, diurétiques et purgatives. Il recommandoit de faire cou-cher les malades dans des lits élevés du côté des pieds, et d'introduire dans le va-gin des pessaires astringents.

Il purgeoit aussi fréquemment dans la maladie noire (le meléna), et faisoit boire du lait et du petit lait. (La saignée du bras devoit être aussi mise en usage, surtout s'i

y avoit de la fièvre.) Dans l'hémoptysie,
cette règle étoit invariable et la saignée devoit être réitérée souvent, jusqu'à-ce que
le sang changeât de couleur et que le malade
tombât en défaillance. J'ai vérifié plusieurs
fois les bons effets de cette pratique ; et je
ne suis parvenu à arrêter le vomissement de
sang qu'après avoir prodigué les saignées.
Mais l'hydropisie succède souvent au vomissement de sang, et aux nombreuses ou
trop copieuses saignées.

Enfin le meléna , entièrement différent de l'hémoptysie, est aussi une hémorrhagie. Les purgatifs doux et les légers
toniques, avec la précaution que recommandoit Hippocrate, de donner toujours
ces substances froides , sont la preuve que
l'auteur n'étoit pas étranger à la véritable
cause de la maladie.

Hippocrate prescrivoit dans la phthisie,
de brûler en plusieurs endroits le dos et la
poitrine, et de tenir ouverts durant quelque temps les ulcères qui en résultoient ;
enfin il avoit recours aussi à la purgation de

la tête. Ici je ferai une remarque importante sur la saignée : elle peut avoir des résultats utiles au commencement de la phthisie ; mais jamais lorsque la maladie est formée ; c'est-à-dire lorsqu'il y a déjà des crachats de pus ; il n'arrive même que très-rarement qu'elle remédie au crachement de sang ; quelque abondante qu'on la suppose : et si on la réitère, on ne fait alors que précipiter les jours du malade.

Tous les exemples que je viens de citer sont puisés dans Hippocrate ; je les ai rapportés fidèlement ; quelle que soit l'explication des faits, il est certain que nous ne pouvons changer ces principes sans nous éloigner du vrai but de l'art de guérir.

Comment supposer en effet que nous serions assez heureux pour arrêter au moment même les progrès d'une maladie en changeant seulement les mouvemens de la nature, soit en les affoiblissant, soit en les détournant de leur siège primitif ? Comment en effet croire que l'on peut chasser de la circulation, les humeurs qui ont de l'acrimonie

si l'on ne fait usage des purgatifs amers et
des antiscorbutiques. Le solidiste ne voit
par-tout que l'irritation, et l'humoriste ne
reconnoit partout que les acrimonies et les
humeurs. On ne peut pas plus soustraire par
la saignée au torrent de la circulation, des
humeurs nuisibles et viciées, que l'on ne
peut faire cesser les progrès de l'inflammation par les purgatifs réitérés. Toutes ces
fausses doctrines, prêchées par des novateurs qui se sont emparés des découvertes
pour éblouir quelques esprits prévenus,
n'ont jamais pu changer par une méthode
exclusive les principes de l'art de guérir.
D'abord toutes les inflammations ne sont
pas sanguines, quelques-unes sont bilieuses:
l'érysipèle est certainement différent par
sa nature, de l'inflammation de poitrine,
quoique celle-ci puisse naître par une
cause bilieuse. On peut objecter que le
seul déplacement de la goutte, des rhu-
matismes, des dartres fait naître des inflammations, qui n'appartiennent point à la
bile ni au sang, mais seulement à l'irri-

tation. Cette objection la plus favorable au solidisme, n'empêche pas néanmoins de conclure que toutes les fois qu'une maladie a fait quelque progrès, elle est assujettie à des mouvemens réguliers, que l'on ne peut éviter lorsqu'ils sont formés. Le but essentiel du médecin seroit donc d'empêcher le développement de ces mouvemens, qui, quelques réguliers qu'on les suppose, n'en sont pas moins une maladie; conséquemment un principe de destruction qu'il faut s'empresser de détruire. Pour un érysipèle à la tête, on saigne largement, et de préférence au pied; on donne des laxatifs et des lavemens; mais comment espère-t-on que l'inflammation cédera de suite à la saignée et même à la purgation : c'est encore bien pis, si la saignée a lieu dans le temps même de la suppuration; elle produit une metastase sur le poumon; j'ai été témoin plusieurs fois de cette terminaison, suivie du crachement de sang. Que si au contraire on débute par la saignée dans un érysipèle critique;

cette évacuation, loin de guérir la maladie,
ne fait que l'augmenter : enfin la couleur
jaune de la langue, l'embarras gastrique,
et les douleurs de l'estomac et des intestins, viennent de l'irritation exercée par
la bile qui agit simultanément sur les autres
parties du système cutané, et sur les mem-
branes muqueuses. Cette irritation, dis-
je, n'empêche-t-elle pas d'avoir recours
aussi aux vomitifs; les purgatifs seroient-ils
aussi sans danger ? Dans quel moment
peut-on donc se flatter d'arrêter à l'instant même les progrès ultérieurs d'une
maladie? C'est au moment de l'irritation :
mais c'est lorsque l'irritation est locale et
ne fait que commencer. Quoique la sensibilité puisse toujours être excitée à volonté ; on ne peut souvent en diminuer
l'excès : ni les opiacés, ni la saignée, ni
la purgation n'agissent également sur tous
les individus, de sorte qu'il est très-dou-
teux qu'il soit toujours au pouvoir du
médecin le plus habile de remédier à la
violence des symptômes ; tant qu'il n'a

point encore détruit la cause de la maladie. C'est précisément ce qu'Hippocrate
a déclaré, dans son Traité du régime
dans les maladies aiguës : « quiconque
» veut enlever tout de suite l'inflamma-
» tion, par la saignée ou la purgation
» avant que les humeurs soient disposées
» à être évacuées ou en turgescence, n'ôte
» rien de la partie enflammée; et la ma-
» ladie alors devient incurable, parce que
» la foiblesse ne permet pas à la nature
» d'achever la coction. » Voici un blasphême contre la théorie d'un auteur moderne; empêchons, dit-il, cette coction :
c'étoit aussi le langage d'Archigène, qui
traitoit les observations d'Hippocrate, de
méditations sur la mort. Dans une épidé-
mie, qui dépend souvent de la constitution
de l'air, et d'autres fois de l'absence presqu'absolue du pouvoir vital; le talent du
médecin pourra-t-il se signaler, quoique
d'après le propre témoignage d'Hippocrate,
celui qui fait mieux que ses confrères, mérite des éloges, surtout lorsqu'il a trouvé

une meilleure méthode de guérison, touchant les maladies aiguës. Dans l'apoplexie, la paralysie, la péripneumonie et la pleurésie; la délicatesse des organes affectés : le genre particulier et la crase des humeurs, l'idiosyncrasie, l'âge, le tempérament et la saison, ne s'opposent-ils pas à la constante uniformité des moyens de guérison? Comment donc essaye-t-on de proposer une méthode exclusive pour toutes les maladies dont les causes sont très-différentes? Peut-on bien, d'ailleurs, en ayant égard seulement à la sensibilité, espérer toujours de déplacer le siège des douleurs : si la cause est purement locale, si le spasme est produit par l'irritation, et qu'il soit concentré dans une partie; rien, sans doute, n'est plus probable que ce genre de guérison. La saignée même, réitérée cent fois, n'empêchera pas la foiblesse des vaisseaux du poumon; et il est bien reconnu que le long usage des sels mercuriels produit cette même foiblesse, et amène la fièvre lente qui sera suivie de phthisie pulmonaire :

11...

alors les mucilagineux suffisent pour la
guérison. Le tempérament bilieux rendra
les maladies bilieuses, si fréquentes chez
le même individu, que ni les purgations réitérées, ni les autres moyens de guérison ne
pourront empêcher la bilification de s'éten-
dre à tout le système, et d'infecter en quelque sorte les humeurs. Mais les dégénéres-
sences produites par les virus et les acrimonies, deviendront un protée, qu'on ne
pourra jamais enchaîner; mais la décomposition du sang et des humeurs, et leur
putridité (autre blasphême, dans la théorie
moderne); le scorbut, la diathèse purulente, le typhus, la fièvre jaune, la peste, sur
laquelle nous n'aurons peut-être jamais
de prise, ne s'éteindront pas par les moyens
ordinaires. Enfin il est bien reconnu que
ni la saignée, ni les purgatifs, ni les vésicatoires ne peuvent rien pour changer ou
renouveller à l'instant toute la masse des
humeurs. La diathèse inflammatoire, sanguine, bilieuse ou lymphatique, affecte
le système des fluides; de même la dia-

thèse purulente se communique à tous les tissus. Aussi bien les vices des humeurs, et les différens virus rongent les solides, et les détériorent jusqu'aux os : le foyer d'irritation réagit sur les humeurs ; et quand une maladie générale vient à se déclarer, ne faut-il que considérer encore ici le point d'irritation? La pleurésie bilieuse même inflammatoire, une fois développée, la saignée peut-elle empêcher l'expectoration? Il y a plus : si on tentoit de regarder le crachement comme inutile, et de vouloir le détourner absolument lorsqu'il est en pleine vigueur, on occasionneroit certainement une vomique ou un empyème ; c'est ce qui est arrivé souvent après l'usage de saignées, intempestives ou réitérées. D'ailleurs qui ne sait qu'il y a des maladies dont la guérison ne dépend point des secours de l'art ? Il y a même des auteurs qui ont porté le septicisme, jusqu'au point de croire que la nature guérissoit toutes les maladies. Il est certain qu'une médecine agissante est très-souvent, et j'oserois dire le plus ordinairement, beaucoup plus dangereuse qu'une médecine expectante.

Il y a des fièvres qui se terminent d'elles-mêmes ; des apoplexies légères qui guérissent seules ; l'ictére et la fièvre quarte sont quelquefois des affections critiques, quoiqu'elles puissent donner naissance à l'hydropisie. Les maladies aiguës accompagnées des plus violents symptômes, se terminent régulièrement, chez les jeunes sujets, par l'hémorrhagie du nez. Enfin, dans la plupart des cas, il faut toujours se représenter que les secours de l'art, à moins qu'ils ne soient au-dessus des ressources de la nature, sont toujours nuisibles. En effet une maladie assez violente pour mettre en danger les jours du malade, a développé une série de symptômes dont la marche ne peut rétrograder comme on pourroit le croire. La délitescence et la métastase sont les accidents redoutables des érysipèles ambulans, de la goutte, du rhumatisme, des dartres, des éruptions cutanées, de la rougeole, de

la variole qu'on a voulu faire disparoître
trop promptement par des moyens débili-
tants. Donc la seule irritation des solides
n'est pas la principale cause des inflammations ou des phlegmasies qui viennent de
cause interne. Les fièvres synoques inflammatoires et bilieuses se développent spontanément dans tous les âges de la vie, par
l'altération des fluides.

Si les humeurs ne pouvoient être affectées d'une manière particulière, en conséquence des loix de la vie ou de l'irritabilité,
on ne concevroit pas comment la vaccine
préserve de la petite vérole ; ni comment on
guérit les lésions organiques qui proviennent d'acrimonie ou d'un virus quelconque.
En vain on emploieroit ici les saignées,
les purgatifs et les autres évacuants ; il faut
des remèdes spécifiques. Ceci semble jeter
un jour favorable sur la théorie de l'infec-
tion des humeurs. La diathèse purulente,
scorbutique, cancéreuse et même virulente
ou vénérienne ne se communique-t elle

pas en même temps aux solides et aux fluides? Mais la preuve que l'inflammation peut dépendre aussi de la disposition particulière des humeurs, c'est qu'on ne peut faire cesser tout-à-coup par la saignée ou les purgatifs, une fièvre synoque ou bilieuse inflammatoire, dont les symptômes se calment, à la vérité, mais qui se reproduisent plusieurs fois pendant le cours de la maladie. C'est ainsi que l'on conçoit la nécessité des saignées réitérées et des purgatifs; que si au contraire, ces moyens sont prodigués, tandis que l'inflammation est fixée dans un organe, l'affection qui étoit aiguë passe à l'état chronique : or, l'induration, le squirre, l'ulcération, la suppuration lente, et le cancer peuvent être la suite de l'inflammation. Si cette dernière attaque un organe glanduleux, on doit surtout s'attendre à ces diverses terminaisons, qui peuvent aussi affecter un organe externe : dans ce dernier cas, on est, en quelque sorte témoin des progrès du mal que l'on ne peut encore empêcher par les

moyens débilitans. Si on suppose une pleurésie, ou une péripneumonie, ou une
squinancie, qui n'ont point cédé à la saignée; ou aux purgatifs, la suppuration,
l'empyème ou la vomique, l'ulcère et
la phthisie peuvent être la suite d'un traitement trop actif ou trop modéré. Enfin
la diathèse purulente se communique à
tous les tissus : un abcès dans quelque
partie du corps, de même qu'une lésion
qui donne lieu à une plaie, peut être la
cause d'un ulcère, d'un cancer et de la
gangrène : mais cela n'arrive pas également
à tous les individus : donc il y a des
causes internes qui favorisent le développement des affections morbifiques, dont
l'art ne peut toujours triompher. Je maintiens qu'il est absolument impossible de
dicter des lois à la nature, et de l'arrêter
dans sa marche : conséquemment les observations d'Hippocrate, sur les coctions,
et les crises me paroissent incontestables;
et je suis convaincu par ma propre expérience que dans la plupart des cas il faut

y avoir égard, pour obtenir la guérison certaine des maladies (1). je dis certaine, parce qu'il ne faut pas toujours conclure qu'une maladie est guérie quand les symptômes sont seulement apaisés.

Dans la doctrine d'Hippocrate, les principes ne changent point avec les noms des maladies ; ils sont invariables comme les lois de la nature; c'est pourquoi la médecine d'Hippocrate est universelle et immortelle comme son divin fondateur.

----

(1) L'inflammation peut venir de l'irritation des solides; et les fluides altérés, ou épanchés, peuvent à leur tour donner naissance à l'inflammation. Voilà la source de la théorie des solidistes et des humoristes; mais, comme je l'ai dit précédemment, on ne peut ramener toutes les maladies à cette simplicité primitive : Les calmans ou les excitans, sous quelque forme qu'on les désigne, ne sauroient changer la nature des maladies ; donc il ne peut y avoir de système absolu pour la pratique de la médecine.

NOTES

SUR

LE TRAITÉ DU RÉGIME.

Les purgatifs que l'on mettoit en usage, du temps d'Hippocrate, allioient, pour la plupart, la propriété de faire vomir à celle de purger par bas, ou au moins étoient très-violens. Les médecins employoient alors pour l'ordinaire l'ellébore blanc et l'ellébore noir : les baies *cnidiennes*, qui, selon quelques botanistes, sont les fruits de la *thymelaea foliis lini*; selon d'autres, ceux du *mezeraeum*; selon Schulzius, les baies du *cneoron* ou *cnestron*; et selon Ray, les graines de la *thymelaea grana cnidia*: le *cneoron*, le *peplium*, espèce de tithymale, de même que le *peplus*, le *thapsia*, le suc de l'*hypophaë*, espèce de *rhamnus*: l'*elaterium*, , qui est le suc de concombre sauvage: la *coloquinte*, la *scammonée* et la *pierre magnésienne*, qu'on croit être une sorte d'aimant. Il est encore fait mention, dans ce traité, du *cnicus* qu'on croit être le *carthame*; d'autres croient que c'est le chardon béni ou le chardon vert, peut-être le *chardon Roland*. Il est aussi fait mention d'une espèce de pavot blanc qui n'est pas le même que celui que l'on prescrit, de nos jours, comme calmant. Les anciens faisoient aussi quelquefois usage de purgatifs plus doux, comme la mercuriale, le polypode, l'aloës, l'épithymum, le lasarum.

Les maladies chroniques étoient celles dans lesquelles Hippocrate employoit le plus fréquemment ces médicamens. Il en étoit très-avare dans les aiguës dont il donne l'histoire dans les épidémiques (1). Il ne cite qu'un très-petit nombre de purgatifs : il remarque même que dans bien des cas, ils ont produit de mauvais effets. Il recommandoit néanmoins la purgation dans la pleurésie, quand la douleur est située au-dessous du diaphragme : il donnoit dans ce cas l'ellébore noir ou le peplium mêlé avec le laserpitium.

Il faisoit prendre ordinairement l'ellébore après le repas, soit qu'il se proposât de purger ou de décider le vomissement, afin que mêlé

____

(1) Premier et troisième Livre. — Quatrième vol. de la collection d'Hippocrate. Voyez les Commentaires.

avec les alimens, il agit avec moins de violence sur les premières voies. Il donnoit aussi
quelquefois la plante appelée *sésamoïdes* dans
la vue de faire vomir, et quelquefois il la joi-
gnoit à l'ellébore mou ou doux, qui probablement étoit une préparation particulière, par
laquelle on adoucissoit cette plante, afin de modérer son action.

Lorsqu'Hippocrate se proposoit seulement
d'entretenir la liberté du ventre, ou d'évacuer
les excrémens contenus dans les gros intestins,
il donnoit le suc ou la décoction de la *mercuriale* ou du *chou*, ou le petit-lait et même le
lait de vache ou d'ânesse, auquel il ajoutoit un
peu de sel, et qu'il faisoit quelquefois bouillir;
il faisoit avaler aussi, en certains cas, le lait
d'ânesse seul, en grande quantité, et jusqu'à
seize *cotyles* ou *hemines* : l'hemine contenoit
neuf onces italiques de liquide. Mais il y a
évidemment une faute dans ce passage, comme
le remarque fort bien Leclerc; car l'on trouve
au septième livre des épidémiques, l'histoire
d'un jeune homme à qui Hippocrate en fit
prendre neuf hemines, en deux jours (1); et
dans le livre des maladies, à l'article de l'hydro-

____

(1) Histoire de la médecine, pag. 198.

pisie, il n'en faisoit prendre que huit hémines, ce qui est beaucoup moins. Mais tel a *été* le sort des écrits d'Hippocrate, ainsi que de tous ceux des anciens, c'est qu'ils ne nous sont pas parvenus dans une parfaite intégrité, mais défigurés et altérés en plusieurs endroits : c'est ce dont Galien se plaignoit déjà de son temps, c'est-à-dire au second siècle de l'ère chrétienne.

Hippocrate varioit l'emploi des médicamens et il se servoit des diurétiques et des sudorifiques. Il prescrivoit tantôt le bain, tantôt le vin doux et d'autrefois un régime qui possède cette vertu. Parmi les plantes diurétiques, il prescrivoit entre autres l'ail, l'oignon, le porreau, le concombre, le melon, la citrouille, le céleri, le cytise, le fenouil, l'adianthe, le solanum et toutes les substances âcres et odorantes. Il plaçoit aussi parmi les diurétiques, l'oxymel et les viandes salées. Quand il avoit l'intention de pousser fortement par les urines, il faisoit avaler avec le vin et le miel, quatre cantharides en poudre auxquelles on avoit enlevé les pieds et les ailes (1). J'ignore quel préservatif il

____

(1) Galien fait remarquer, qu'un médecin imprudent fit périr deux malades pour leur avoir donné des

pouvoit avoir contre ce violent remède qui est
un poison à l'intérieur et un épispastique très-
énergique à l'extérieur. L'usage du camphre,
auroit-il été connu d'Hippocrate; au reste, nous
ne nous hasarderions pas même avec cet auxi-
liaire, à administrer intérieurement les cantharides en poudre; et je ne conseillerois un
pareil remède dans aucune circonstance. Quoique cette prescription se trouve dans le traité
du régime, on peut, à la rigueur, supposer que
les prescriptions empiriques, qui sont à la fin
de ce traité, n'appartiennent point à Hippocrate :
je croirais qu'elles ont été détachées d'un autre
livre; peut-être de celui intitulé *de morbis*,
dont nous avons déjà parlé.

Il faisoit prendre, quelquefois aussi, les sudorifiques unis aux diurétiques; mais il n'a
point indiqué les moyens dont il se servoit pour
procurer à la fois des sueurs et des urines copieuses. Il dit; « qu'il faut bien examiner s'il est
à propos de faire suer quand et comment »; mais
il passe sous silence les procédés qu'il faut employer à cet effet. Il dit encore dans un autre
endroit qu'on peut provoquer la sueur, en ver-

cantharides privées des ailes et de la tête, ou seulement ces dernières parties.

sant sur la tête une grande quantité d'eau
chaude, (comme il le fit pour Meton cité dans
le premier livre des épidémiques), jusqu'à ce
que cette excrétion se manifeste aux pieds; il
prescrit ensuite au malade de manger beaucoup
de farine cuite, de boire du vin par-dessus,
de se bien couvrir et de garder le repos. Il
conseille l'usage de ces moyens, dans les fièvres
qui ne sont aiguës ni par la bile, ni par la pituite (c'est-à-dire sans complication humorale
ou pléthore sanguine), mais qui dépendent de
la fatigue et de la perte des forces; et il rejetoit les sudorifiques dans les autres espèces
de fièvres, telles que les inflammatoires.

Les médicamens, dit Hippocrate, qui ne
purgent ni la bile ni la pituite, agissent en ra-
fraîchissant, en échauffant, en resserrant et en
épaississant ou en résolvant. Il prescrivoit aussi
les somnifères. Il employoit dans les mêmes
vues les alimens, car il dit aussi, que les alimens et les boissons dont les hommes se servent
dans l'état de santé, doivent leur servir de
même quand ils sont malades, et qu'ils doivent
être préparés et choisis, selon qu'il est besoin
de rafraîchir, d'humecter, de dessécher ou
d'échauffer. Ainsi, il reconnoissoit des alimens

attractifs , probablement ceux qui étoient échauf-
fants ; ainsi il prescrivoit d'abord, dans l'hydropisie, un régime desséchant , des promenades
et des exercices violens. Il vouloit même qu'on
se livrât à des travaux pénibles qui fissent suer ,
et qu'on se livrât ensuite au sommeil : il recommandoit les boissons âcres , pour exciter les
urines, et vouloit qu'on se nourrît de pain
chaud trempé dans le vinaigre. Il falloit , d'ailleurs, boire très-peu , et préférer, dans le principe, un petit vin blanc et ensuite un gros vin
noir, quand le mal avoit fait des progrès sensibles. Il conseille la saignée dans la tympanite,
chez les jeunes sujets.

Outre ces moyens, il propose encore l'usage
des purgatifs, qui évacuent par bas l'eau et la
pituite, mais non la bile (ce qui se conçoit
difficilement). Au reste, il recommande une
sorte de traitement particulier pour chaque
espèce d'hydropisie. Il en distingue entr'autres
une qui dépend du foie, et une autre qui a sa
source dans la rate.

Il veut que dans le commencement de la
première, le malade prenne un breuvage composé avec l'origan cuit dans le vin et du *laserpitium*, de la grosseur d'un orobe. Cette bois-

son devoit être suivie du lait de chèvre, dont il faisoit prendre quatre hémines avec un tiers d'hydromel; il vouloit en outre qu'on ne prît aucune nourriture solide, les dix premiers jours de la maladie, durant lesquels il jugeoit si le malade guériroit ou non; qu'il fît seulement usage de la tisane passée, et prît pour boisson du vin blanc léger. Au bout de ce temps, il accordoit de la chair de coq rôtie, qu'il falloit manger chaude; de celle de jeunes chiens, et de poissons avec le même vin que ci-dessus. Mais lorsque les eaux commencent à tomber dans le ventre, c'est-à-dire, quand l'hydropisie étoit décidément formée, il recouroit aux remèdes indiqués plus haut; au vin noir, et après, à l'exercice.

Quant à l'hydropisie, qui a sa source dans la rate, il faisoit vomir, dans le principe, avec l'ellébore, et purgeoit au reste avec le *encoron*, le suc d'*hippophaë*, les grains *cnidiens*, après quoi il mettoit le malade à l'usage du lait d'ânesse, à la dose de huit hémines, et dans lequel on délayoit un peu de miel. Il faut bien croire que c'étoit là toute sa nourriture. Lorsque ces remèdes étoient inefficaces, il employoit les moyens chirurgicaux et incisoit ou cautérisoit le ventre.

Hippocrate fait mention , dans plusieurs endroits de ses ouvrages de la plante appelée *mecon*,
qui est le nom propre que les Grecs donnent aux
pavots. C'est de ce mot *mecon* que vient le nom
de *meconium* que l'on a donné au pavot (1). Il
s'en servoit rarement ainsi que des autres somnifères , et seulement dans les fortes douleurs et
les insomnies opiniâtres : il faisoit un très-fréquent usage des fomentations, et en avoit de
plusieurs sortes. La première consistoit à faire
asseoir le malade pendant quelque temps dans
un vaisseau, où étoit contenue une décoction
d'herbes appropriées à la nature de la maladie ,
de manière que cette décoction agît par son
contact sur la partie affectée. Il employoit cette
première espèce de décoction , dans les mala-

––––––––––––––––––––

(1) L'opium était connu des Égyptiens , qui l'employoient de temps immémorial; au moins d'après
le témoignage d'Homère, la plante qui fournit l'opium
étoit soigneusement cultivée longtemps avant Hippocrate. On en attribue même l'invention à Cérès : c'est
pourquoi on appelait cette déesse du nom de *Mécone*,
et le mot Céréale étoit l'épithète que les poètes
donnèrent communément au pavot qu'on lui offroit
en sacrifice; Cérès était représentée tenant un pavot
à la main.

dies qui avoient leur siège au-dessous du diaphragme.

Pour la seconde espèce de fomentation, il
faisoit mettre de l'eau chaude dans une outre
ou une vessie ou dans un vaisseau de cuivre ou
de terre, et l'appliquoit sur la partie comme par
exemple sur le côté douloureux, dans la pleurésie. Il se servoit, quelquefois aussi, d'une
grosse éponge imbibée d'eau ou d'un autre liquide chaud; et d'autres fois il appliquoit l'orge
ou la semence d'orobe ou le son cuit, dans un
liquide approprié, et dont on remplissoit un
sac de toile : on appeloit ces dernières fomentations *humides*; il en faisoit encore de sèches
avec le sel, le millet rôti, que l'on mettoit
dans des sachets. La troisième et dernière sorte
de fomentations, étoit celle de vapeur : on jetoit
à diverses reprises, dans le vinaigre, de petites
pièces de fer rougies au feu; on en dirigeoit
la vapeur sur l'endroit malade. Hippocrate employoit les parfums dans l'esquinancie; il faisoit
brûler de l'hysope avec du souffre et du bi-
tume, et en dirigeoit la vapeur vers le gosier
au moyen d'un tuyau. Ce moyen évacuoit avan-
tageusement une grande quantité de pituite
par le nez et par la bouche; d'autres fois il se

servoit du nitre, de l'origan et de la semence
de cresson, qu'il faisoit cuire avec l'eau, le vinaigre et l'huile, et pendant la coction il en faisoit respirer la vapeur par la bouche.

C'étoit spécialement dans les affections propres aux femmes qu'il faisoit le plus fréquent
usage des parfums, soit pour provoquer les
règles, soit pour arrêter les pertes utérines,
pour aider à la conception et apaiser les douleurs de matrice. Il employoit les gargarismes,
les huiles, les onguens, les cataplasmes, les
collyres; mais les médicamens externes, de
même que les internes, dont il faisoit usage,
étoient peu composés. Semblable à la nature,
dont il étoit l'observateur et le copiste fidèle,
il agissoit comme elle, par les moyens les plus
simples. Il n'employoit guères dans ses compositions que deux ou trois substances, et rarement davantage.

Les cataplasmes, les fomentations et les onctions étoient fréquemment usités chez les anciens; ils ne les appliquoient pas seulement
dans les affections locales, mais encore dans
les maladies aiguës et chroniques. Ces moyens,
qui tendoient à opérer des changemens dans
tout le système, étoient très-utiles; ils ont

été bannis de la médecine moderne, grâce aux théories qui ont fait rejeter tout ce qui ne peut s'y plier.

Hippocrate employoit encore les suppositoires et les lavemens, pour lâcher le ventre; il composoit les premiers de miel, du suc de mercuriale, de sel de nitre, de coloquinte en poudre et d'autres substances âcres, et propres à stimuler le rectum, dans lequel il les introduisoit sous forme ronde ou cylindrique, à peu près de la longueur du petit doigt. Les substances dont il faisoit usage en lavemens, étoient les feuilles de bettes et d'autres plantes émollientes et relâchantes, à la décoction desquelles il mêloit du miel, de l'huile, du sel, du nitre etc.

Hippocrate purgeoit quelquefois la tête seule, après avoir purgé le reste du corps dans l'apoplexie, les douleurs de tête invétérées, dans quelques jaunisses, la phthisie et la plupart des maladies chroniques. Il employoit pour cela le suc de quelques plantes, comme celui de céleri, auquel il ajoutoit, dans certains cas, des substances aromatiques, et il faisoit tirer ce mélange par les narines. Il se servoit aussi, dans les mêmes vues, de poudres composées de myrrhe, de fleurs d'airain et d'ellébore blanc, qu'il introduisoit dans le nez, pour exciter l'éternuement et attirer la pituite du cerveau. (Ce moyen étoit très-mauvais et devoit être le plus souvent dangereux.)

Il tentoit aussi de purger le poumon, et surtout dans l'empyème ou vomique. Pour cela, il faisoit tirer la langue, et introduisoit dans la trachée artère, une liqueur irritante qui, déterminant une toux violente, faisoit rompre l'abcès et forçoit le poumon à se débarrasser des matières purulentes qui y étoient contenues. Ce moyen dont il est fait mention au livre des affections *internes*, et au second livre des *maladies*, étoit employé par les médecins *Cnidiens* au rapport de Galien : il a dû nécessairement tomber dans l'oubli, vu qu'il est non seulement difficile à pratiquer, mais que son emploi est extrêmement dangereux. Il se servoit aussi, dans les mêmes vues, des sternutatoires ; et quand ces moyens ne réussissoient pas, il hasardoit d'ouvrir le côté pour donner issue au pus.

Il prescrivoit les pessaires : mais leur usage étoit déjà connu long-temps avant lui. On en faisoit même un remède universel dans presque toutes les maladies des femmes. Les anciens s'en ser-

voient dans la vue de ramollir, d'adoucir, d'ouvrir, d'attirer, de resserrer, de purger, de retenir la matrice en sa place ; et ils les préparoient
tantôt avec des huiles et des graisses, des sucs
d'herbes, et tantôt avec des matières irritantes.

Le traitement des pertes utérines accompagnées de douleurs, d'âcreté, de mauvaise odeur,
étoit d'ailleurs très-peu différent du précédent.
Suppression des règles : il donnoit l'ellébore
blanc, ensuite un purgatif ; puis les adoucissans et ensuite les astringens. Il faut remarquer
qu'outre les fomentations adoucissantes et astringentes, il ordonnoit encore de faire des injections
dans l'utérus, et surtout quand il étoit ulcéré ;
elles étoient composées des mêmes substances
que les précédentes ; de même que les pessaires et
les cataplasmes qu'il mettoit aussi en usage. Enfin,
il faisoit prendre le lait de vache cuit ou cru,
selon l'état de la malade.

Il vouloit qu'on s'abstînt du bain dans les
pertes utérines, de même que des substances
échauffantes, diurétiques et purgatives, qu'il
prescrivoit au contraire dans la suppression des
règles. Il recommandoit de faire coucher les
malades dans des lits élevés du côté des pieds,
et l'usage des pessaires astringens. Il vouloit

qu'on fomentât le ventre et les parties inférieures, et qu'on fît prendre une boisson composée
de peplium ou d'érysimum, d'ortie, de rue,
d'origan, de pouliot. Enfin il faisoit appliquer
une grande ventouse sur les mamelles. Ce moyen
me paroît extrêmement douloureux quoiqu'efficace : la saignée du pied ou du bras, ou même
les sangsues sont préférables.

Quant à la diète considérée généralement, il
prescrivoit le lait d'ânesse, les herbes non âcres et
cuites, les poissons gluans, cuit avec l'oignon et
la coriandre dans la saumure douce et la grasse. Il
recommandoit l'usage des chairs de porc, d'a-
gneau, de mouton, plutôt rôties que bouillies, et
pour boisson un petit vin léger et coloré avec le
miel. Il ne vouloit pas qu'on se baignât souvent
et surtout bien chaudement ; lorsque la bouche
étoit suffisamment humectée, et l'acrimonie
des humeurs corrigée, il proscrivoit tout à fait
le bain, et conseilloit l'usage des alimens et des
médicamens toniques et astringens. On aura re-
marqué aussi la ligature des hémorrhoïdes; d'où
est venue l'idée de faire la même opération avec un
fil de plomb. Notre auteur conseille aussi l'excision
et la cautérisation; mais l'incision, aidée de la compression immédiate, mérite la préférence, pour la
cure radicale de la fistule et des hémorrhoïdes.

12..*

Augure, devination qu'on faisoit par l'observation du chant et de l'appétit des oiseaux avec
certaines cérémonies. *Varron* distingue quatre
espèces générales d'*augures*, selon les quatre
élémens : la pyromantie ou augure par le feu ;
l'aeromantie ou augure par l'air ; l'hydromantie
ou augure par l'eau, et la géomantie ou augure
par la terre. Cicéron qui étoit du collége des
augures, dit qu'il s'étonnoit comment deux
augures se pouvoient rencontrer sans rire, et
sans se moquer l'un de l'autre ; faisant comprendre par là quelle étoit la vanité de cet art.

Il paroît que les *auspices* bons ou mauvais,
dépendoient des conjectures qu'on tiroit des
augures et des aruspices. Les *aruspices* exami-
noient les qualités des entrailles des bêtes sacri-
fiées. Annibal reprochoit au roi *Prusias*, qu'on
consultoit plutôt les entrailles d'un veau pour
donner une bataille que les plus expérimentés
capitaines.

Hippocrate emploie donc l'ironie pour cen-
surer les médecins qui ne font aucune attention
à ses principes ; il les compare aux *augures*
pour mieux faire sentir leur vanité et leurs sottes
prétentions.

ANALYSE

DU

TRAITÉ DES PURGATIFS.

J'AI prouvé précédemment dans les
analyses des Aphorismes, des Pronostics, des Prorrhétiques, du Régime dans
les maladies aiguës, des Airs, des Eaux
et des Lieux, et des Épidémies, qu'Hippocrate avoit composé ces ouvrages : je
me suis surtout attaché à la méthode
didactique qui a présidé à la rédaction
du sujet. Le nouveau traité, que j'offre
aujourd'hui aux méditations des médecins, forme le complément des préceptes qui concernent la pratique médicale.
A la vérité, les citations des autres livres

reconnus légitimes, auxquels appartiennent plusieurs passages de ce traité, ne
suffiroient pas pour autoriser la restitu-
tion que je propose, en plaçant cet écrit
au nombre des œuvres mêmes d'Hippocrate ; car les copistes, dont l'avidité
s'est surtout signalée au temps des Ptolémées, par de nombreuses interpolations dans les écrits des Anciens, ont
prouvé combien ils avoient mérité d'être
qualifiés *de vils mercenaires, mancipia
vilia*, comme les appeloient Strabon,
Cicéron, Sénèque et Pline. Afin donc
qu'on ne me reproche pas d'avoir gardé
le silence à cet égard, j'ai cru devoir en
avertir le lecteur ; d'ailleurs j'ai suivi la
méthode de l'analyse, comme je l'ai fait
pour les autres livres. C'est en résumant
les preuves les plus authentiques de
l'utilité même du *Traité des purgatifs*,
qu'on ne pourra douter de sa légitimité.

« D'abord l'auteur commence par
déterminer rigoureusement quels sont
les alimens et les médicamens; et il
démontre que les uns et les autres ont
une action plus ou moins directe sur
l'économie animale, à raison de leur
violence ou de leur quantité. Il prend
pour exemple de cette comparaison, les
effets qui résultent d'alimens trop copieux chez des sujets foibles ou mal disposés, auxquels survient la diarrhée.
De même les médicamens ont une action
forte ou foible, suivant le tempérament et les forces, de sorte qu'il pourroit être tout à fait dangereux de donner, sans précaution, un médicament
purgatif à ceux qui n'en ont point
encore éprouvé les effets. Il en est de
même de plusieurs espèces d'alimens
qui ne conviennent pas à tous les estomacs. Par exemple, il est prouvé que les
alimens les plus salubres incommodent

12....

les personnes qui en prennent une trop
grande quantité. Si l'on vouloit vaincre
la répugnance de certains malades pour
tel ou tel genre de médicamens ou d'a-
limens, il est prouvé également que,
s'il y avoit de la fièvre, on l'augmente-
roit; et que les douleurs légères d'intestins pourroient se changer en dysenterie, et peut-être en entérite aiguë.

On ne sauroit donc trop prévenir les
jeunes médecins sur le danger des purgatifs, dans les maladies aiguës. La distinction du siège des douleurs au-dessus
ou au-dessous du diaphragme, est de
la plus grande importance, surtout dans
le traitement de la pleurésie inflammatoire, et bilieuse; enfin on ne peut disconvenir qu'il est quelquefois nécessaire
de purger les femmes dont les règles sont
irrégulières et décolorées; et d'émouvoir
la sensibilité de l'utérus, pour rétablir
l'évacuation menstruelle. L'auteur don-

ne pour précepte de ne pas évacuer indifféremment toutes sortes d'humeurs.

Ainsi, par exemple, les purgatifs drastiques, amers, résineux ou salins, conviennent mieux aux phlegmatiques,
qu'aux bilieux; ils sont également indiqués dans la fièvre quarte et l'hydropisie sans fièvre. Les acides tempèrent
évidemment la chaleur, et corrigent la
bile; c'est pourquoi Hippocrate les préfère pour les sujets bilieux. Mais le célèbre médecin de Cos a insisté surtout
sur les forces et sur le dégré d'irritation
et de susceptibilité nerveuse. Dans l'état
actuel de nos connoissances, il seroit
impossible de prescrire des règles plus
certaines, au sujet des purgatifs et des
drastiques, au nombre desquels on doit
placer surtout l'ellébore. Hippocrate
défend expressément l'usage de ce médicament dans les maladies inflammatoires; il conseille surtout d'avoir égard

12.....

aux forces du sujet , à l'âge , au tempérament et à la saison. Supposé que
l'on soit appelé pour la première fois
auprès d'un malade ; notre auteur recommande au médecin de ne rien tenter
avant d'avoir pris des informations sur
l'effet ordinaire des médicamens , et surtout des purgatifs ; de s'assurer d'abord
si le ventre obéit facilement ou difficilement à leur action : quand bien même le
malade n'auroit jamais été purgé, il suffit
qu'il ait les selles faciles et qu'il soit dé-
rangé par la moindre quantité d'alimens
pris contre son habitude, pour savoir
s'il lui faut des purgatifs forts ou foibles.
En effet , le danger des purgatifs est trop
évident pour n'avoir pas fixé particulièrement toute l'attention d'Hippocrate. Il
savoit, par expérience, que l'ellébore, la
scammonée, la coloquinte , les cantharides , le peplium , le tithymale , les grains
de Cnide et l'aloës étoient des purgatifs

très-violents et même dangereux. En
conséquence il répète à ce sujet ce qu'il
a dit ailleurs sur les purgatifs, et notamment sur l'ellébore dans la quatrième
section des Aphorismes, le premier livre
des Prorrhétiques, le traité du Régime
et des maladies des Femmes. Toutes
ces citations sont faites à propos, et se
lient tellement les unes aux autres,
qu'on ne pourroit les supprimer sans
nuire entièrement à la lucidité du sujet,
de même qu'on ne pourroit séparer le
traité des Purgatifs, de celui qui a pour
titre *de l'usage de l'Ellébore.*

ΙΠΠΟΚΡΑΤΟΥΣ

ΠΕΡΙ ΦΑΡΜΑΚΩΝ

α. Τὰ περὶ φαρμάκων πρήγματα οὐχ, οἷα νομίζεται, ἐςι· τῷ γὰρ αὐτέῳ φαρμάκῳ καθαίρονται καὶ οὐ καθαίρονται. Ἒς᾽ ὅτε δὲ ἄλλα
καθαίρει, ἢ οἷα εἴωθε καθαίρειν, ἔσοκόθε
δὲ ὑπερκαθαίρει, ἐςὶ δὲ ὅτε καὶ τὰ δέοντα
ἐποίησε· ὥςε οὐχ οἷόν τι πεπειθότα τοῖσι
φαρμακοῖσι εἰκῆ διδόναι. Ὑπολαμβάνειν γὰρ
χρὴ καὶ τὰ σιτία τὰ τρέφοντα ἡμᾶς, φάρμακα
εἶναι, ἔσσον δὲ ἐκείνων. Οἱ γὰρ ἄνθρωποι
ταῦτα ὀρθῶς μὲν σιτευόμενοι ὑγιαίνουσι, μὴ
ὀρθῶς δὲ, κάμνουσι· ὑπερβαλλόντως δὲ,
καθαίρονται μὲν ὥσπερ ἀπὸ τῶν εἰλικρινέων,

TRAITÉ D'HIPPOCRATE

DES PURGATIFS.

---

1. Il n'en est pas des purgatifs comme on le pense vulgairement ; car le même médicament, au lieu de purger, quelquefois ne purge pas, ou il ne procure pas les évacuations ordinaires, ou il les rend excessives, et quelquefois telles qu'il convient. C'est pourquoi il ne faut pas accorder une trop grande confiance aux purgatifs, ni les donner sans précaution. En effet, il est à remarquer que les médicamens agissent à-peu-près comme les substances destinées à nous nourrir, quoique ce soit avec moins de facilité. Ceux qui suivent un bon régime, jouissent

d'une bonne santé, et ceux qui font le contraire, sont malades ; en sorte que les fautes de régime sont suivies des mêmes effets qui résultent des médicamens, si ce n'est que l'action des alimens est beaucoup plus foible : il est donc évident que ceci n'arrive, que parce que les alimens peuvent devenir des médicamens. Ceux mêmes dont l'usage nous est le plus familier, qui ont une action lente, de même que les alimens pris sans précaution et sans méthode, produisent du trouble et des maladies. Aussi bien, si quelqu'un prescrit indifféremment des purgatifs ou des acides, il n'en obtiendra aucun bien.

2. Il faut donc, avant tout, purger la bile chez les bilieux, le phlegme chez les pituiteux, l'aqueux chez les hydropiques, et l'atrabile chez les mélancoliques ; si l'on évacue mal-à-propos l'une de ces humeurs, la purgation ne sera point telle qu'elle doit être, et elle entraînera des humeurs qui ne

φαρμάκων, ἔσται δὲ καὶ βραδύτερον τῶν
εἰλικρινέων φάρμακων. Δῆλον οὖν ὅτι καὶ
ταῦτα φάρμακα. Ὅμως δὲ ταῦτα βραδύτερα
καὶ ξυνήθη ἐόντα ἡμῖν, ἑκάστην ἡμέρην ἐσιόντα
ἐς τὸ σῶμα, εἰκῇ καὶ ἀμελῶς διδόμενα, εἰκῇ
ταράσσει τοὺς ἀνθρώπους, καὶ νοσοποιεῖ πῶς.
Καὶ τὰ εἰλικρινέα, καὶ τὰ ὀξέα, ἢν ἀπαθῶς
καὶ ἀπερισκέπτως διδῷ τις, οὐ μέλλει διαπρά-
ξεσθαί τι ξύμφορον.

β΄. χρὴ οὖν πρῶτον διδόναι τοῖσι μὲν
χολώδεσι, ὅ,τι χολὴν καθαίρει· τοῖσι δὲ φλεγ-
ματώδεσι, ὅ,τι φλέγμα· τοῖσι δὲ ὑδρωπώ-
δεσι, ὅ,τι ὕδωρ· τοῖσι δὲ μελαγχολώδεσι, ὅ,τι
μελαίνην χολήν. Ἢν δὲ τουτίων ἔξω καθαίρῃς,

τὰ μὲν δέοντα οὐ καθαιρεῖς. Τὰ δὲ μὴ δέοντα
κινήσεις, ὥςτε ἐς ἀμφοτέρια ἁμαρτάνειν.

γ′. Ὅταν οὖν μέλλῃς τινὶ φάρμακον διδόναι,
ἤν τε κάτω ἤν τε ἄνω, ἐπερωτᾷν αὐτὸν χρὴ,
εἰ δή τι ἔπιε φάρμακον· καὶ κότερον ἡ κοιλίη
ἐν τοῖσι κατωτερικοῖσι φαρμάκοισι ὀξηίη καὶ
ὑπακούει ταχέως, ἢ σκληρή; Καὶ ἢν ᾖ ὀξηίην
καὶ εὔλυτον εἶναι, μαλακωτέρων τε καὶ ἐλασ-
σόνων τῶν φαρμάκων δέεται· ἢν δὲ σκληρὴ
εἴη, ἰσχυροτέρων δέεται. Ὁ αὐτὸς δὲ τρόπος
καὶ πρὸς τὰ ἀνωτερικά. Ἢν δὲ μηδέποτε ᾖ
μήτε ἄνω, μήτε κάτω κεκαθάρθαι, ἢ πεπω-
κέναι φάρμακον, ἐγνωκέναι χρὴ, εἰ πρὸς τὰ
ἐσιόντα ὑγιαίνοντι εὔλυτος ἡ κοιλίη πρὸς τὰ
κάτω, ἢ εὔμετος πρὸς τὰ ἄνω, καὶ εἰ πρὸς
πλησμονὴν τινα γενόμενος, ἢ διαῤῥοίη ἐπε-
γένετο αὐτέῳ. Ταῦτα ἅπαντα ἀνέρεσθαι χρὴ, ὡς
ἂν δυνηθῇς ὀρθῶς βουλεύεσθαι. Αἰσχρὰ γὰρ
ξυμφορὰ φάρμακον δόντα ἀνθρώπῳ ἀποκτεῖναι.

devoient pas être purgées ; l'on se trompera
ainsi de deux manières (1).

3. Lors donc que vous voulez donner soit
un purgatif, soit un vomitif, informez-vous
d'abord si le malade a déjà pris des purgatifs, et si le ventre est facile ou difficile à
émouvoir. Si vous êtes assuré qu'il obéit
facilement aux purgatifs, employez les plus
doux et en petite quantité, et les plus forts,
s'il est difficile à émouvoir. Il faut suivre la
même méthode pour les vomitifs. Si le malade affirme n'avoir jamais été purgé ni par
haut ni par bas, ni avoir pris de médicamens, vous vous assurerez si, dans l'état
de santé, les alimens qu'il prend journél-
lement sont rendus facilement par les selles
ou par le vomissement, et si la réplétion
est une cause fréquente de diarrhée. Informez-vous de tout cela afin, dans l'occasion,
d'en pouvoir tirer des indications utiles. En

_____

(1) Aph. 2 et 3, s. IV. Les humeurs peuvent
dominer et devenir des causes morbifiques.

effet, il est déplorable et honteux de donner un médicament qui peut devenir mortel.

4. Il faut donc s'abstenir entièrement des purgatifs forts pour ceux qui sont attaqués d'une fièvre violente, et attendre la rémission de la fièvre; sinon au moins différer pendant quatorze jours; car ceux qui prennent un purgatif ont alors le ventre dans un état d'ardeur qui fait que rien n'est purgé, tandis que la fièvre devient la plus forte : alors la couleur s'altère, et les sujets deviennent ictériques. En effet, une fois que la bile est mise en mouvement sans être purgée, le malade ne veut plus ni boire ni manger; au contraire, il éprouve un dégoût extrême, et ordinairement il meurt. S'il garde le purgatif jusqu'à l'heure de midi, il n'est pas purgé; et si l'action du médicament se prolonge au-delà de midi, la purgation est trop forte, et le malade périt. Supposé que ce jour là il résiste, et que la fièvre cesse avec la purgation, la santé se rétablit. Dans les fièvres violentes, il ne faut pas donner de purgatifs forts, mais on

δ'. Ὁκοίοισι μὲν οὖν ὑπὸ πυρετῶν ἰσχυρῶν λαμβάνονται, οὐ χρὴ τουτέοισι φάρμακα διδόναι καθαρτήρια, ἔστ' ἂν μεθῇ ὁ πυρετός, εἰ δέ, μὴ ἐντὸς τεσσάρων καὶ δέκα ἡμερέων. Θερμαὶ γὰρ αἵτε σάρκες ἐοῦσαι αὐτέων, καὶ αἱ κοιλίαι, ἀναλαμβάνουσι τὸ φάρμακον καὶ ἀποκαθαίρονται οὐδέν· καὶ τότε πυρετὸς γίγνεται πλείων, καὶ τὸ χρῶμα ἐκτρέπεται, καὶ ἰκτερώδεες γίγνονται. Κινηθείσης γὰρ τῆς χολῆς, καὶ μὴ καθαρθείσης, οὔτε ῥοφέειν θέλει, οὔτε πίνειν, ἀλλὰ ἅπαντα βδελύσσεται, καὶ ὡς τὰ πουλλὰ ἀπόλλυνται. Ἢν δὲ κατάσχῃ τὸ φάρμακον, τὸ μὲν πρὸ μέσου ἡμέρης, οὐδὲν καθαίρεται· ἐκ μέσου δὲ ἡμέρης καθαιρόμενος, ὑπέρινος γίγνεται, καὶ ἀπόλλυται. Ἢν ταύτην τὴν ἡμέρην περιγίγνηται, καὶ ἅμα τῇ καθάρσει μεθῇ ὁ πυρετός, ὑγιὴς γίγνεται. Ὁκοῦν οὖν χρή, τοῖσι ἰσχυροῖσι τῶν πυρετῶν φάρμακα καθαρτήρια προσφέρειν. Ἀλλὰ ἢν τινα δέῃ, ὑποκλύζειν χρή, ὁποσάκις ἂν βούλει, ἀκινδυνότερον γάρ. Κατὰ τὸν αὐτὸν λόγον, καὶ ἐν

τῇ θερινῇ ὥρῃ, ἀπὸ κυνὸς ἀνατολῆς, ἡμέρας
πεντήκοντα, φυλάσσεσθαι χρὴ μὴ διδόναι
φάρμακον, ἀλλὰ κλυσμοῖσι χρέεσθαι· ὁ γὰρ
αὐτὸς κίνδυνος.

ε΄. Τοῖσι μὴ ῥηϊδίως ἄνω καθαιρομένοις πρὸ
τῆς πόσιος προϋγραίνειν τὰ σώματα, πλέονι
τροφῇ καὶ ἀναπαύσει. Ἐπὴν δὲ πίῃ ἐλλέβορον
πρὸς τὰς κινήσιας τῶν σωμάτων μᾶλλον ἄγειν ἢ
πρὸς ὕπνους, δηλοῖ δὲ ἡ ναυτιλίη, ὅτι κίνησις
τὰ σώματα ταράσσει. Ἐπὴν βούλῃ μᾶλλον
ἄγειν ἐλλέβορον, κίνει τὰ σώματα. Ἐλλέβορος
ἐπικίνδυνος τοῖσι σάρκας ὑγιέας ἔχουσι.

peut, si cela est nécessaire, prescrire des lavemens autant qu'on le voudra. Il y a alors bien moins de danger : par la même raison, il faut avoir égard à la saison, et surtout, éviter de purger pendant cinquante jours, depuis le lever de la canicule; mais on aura recours aux lavemens, car il y a le même danger ces jours là.

5. (1) Ceux qui ne vomissent pas facilement, doivent, avant de se purger, se rafraîchir par des alimens plus copieux et par le repos. Quand on a pris l'ellébore, il vaut mieux seconder son action par l'exercice que par le sommeil, car la navigation prouve bien que le mouvement émeut tout le corps : or, si vous voulez obtenir plus d'effet de l'ellébore, il faut que le malade fasse de l'exercice; mais ce médicament est dangereux à ceux qui ont les chairs saines. Lorsqu'on a pris un purgatif, on n'est point suffisamment purgé,

____

(1) Commencement du Traité intitulé περὶ ἐλλεβορισμοῦ, Aph. 13 et suivans jusqu'au 20e inclusivement, sect. ive.

tant qu'on ne se sent point altéré. La convulsion à la suite de l'ellébore est mortelle (1). Dans une superpurgation (2), les convulsions ou le hoquet sont un mal. Lorsqu'on éprouve des troubles d'entrailles ou des vomissemens spontanés ; si d'ailleurs l'évacuation des humeurs est telle qu'elle doit être, elle est utile et on la supporte facilement, sinon c'est le contraire. Comme je l'ai dit dans le pronostic (3), les vomitifs sont indiqués quand il y a du dégoût (4), des pincemens à l'estomac ou des vertiges ténébreux, ou de l'amertume à la bouche ; et en général dans toutes les douleurs qui ont leur siège au-dessus du diaphragme (5) : au contraire, les purgatifs conviennent toutes les fois qu'en l'absence de la fièvre on a des tranchées (6), des douleurs de reins, de la pesanteur aux genoux, et aussi quand les règles sont difficiles, ou quand il y a des douleurs

---

(1) Aph. 1, s. v.   (4) Aph. 1, s. v.
(2) Aph. 4.   (5) Aph. 17.
(3) Aph. 3, s. iv.   (6) Aph. 18, s. iv.

Ὅσοι ἐν τῇσι φαρμακοποσίῃσι μὴ διψῶσι,
καθαιρόμενοι οὐ παύονται, πρὶν ἢ διψήσωσι.
Σπασμὸς ἐξ ἐλλεβόρου, θανάσιμον. Ἐπὶ ὑπερκα-
θάρσει σπασμὸς, ἢ λυγμὸς ἐπιγενόμενος κακόν.

Ἐν τῇσι ταραχῇσι τῆς κοιλίης καὶ τοῖσι ἐμ-
έτοισι τοῖσι αὐτομάτοισι γιγνομένοισι, ἢν μὲν
οἷα δεῖ καθαίρεσθαι, καθαίρωνται, ξυμφέρει
τε καὶ εὐφόρως φέρουσι· εἰ δὲ μὴ, τοὐναντίον.
Ὡς δὲ ἔφην ἐν τῷ προγνωστικῷ, κάθαρσις εὐθε-
τεῖ, ἢ ἄνω ἐπ' ἀπυρέτῳ, ἀσιτίη, ἢ καρδιωγμὸς,
ἢ σκοτοδεινὸς, ἢ στόμα ἐπιπικρούμενον
καθόλου τῇσι ὑπὲρ τῶν φρενῶν ὀδύνῃσι. Ἡ δὲ
κάτω, ὅκου χωρὶς πυρετοῦ στρόφος, ὀσφύος
ὀδύνη, γουνάτων βάρος, καταμήνια δυσερ-

γέοντα, ὀδύναι ἐν τοῖσι ὑπὸ τὸ διάφραγμα. Φυλάσσεσθαι δὲ ἐν τῇσι φαρμακοποσίῃσι τοὺς ἀτείους τὰ σώματα, μάλιστα δὲ τοὺς μέλανας καὶ ὑγροσάρκους, καὶ τοὺς ὑποξήρους δὲ καὶ ψελλοὺς, καὶ τραυλούς. Ὁκόσοι δὲ τὰ φλεγμήνοντα ἐν ἀρχῇ τῆς νούσου, ὡς ἔρην, ἐν τῷ περὶ πτισάνης, εὐθέως ἐπιχειρέουσι λύειν φαρμακηίῃ, τοῦ μὲν ξυντεταμένου φλεγμήνοντος οὐδὲν ὠφελέουσι· οὐδὲ γὰρ διαδιδόασι ὠμὸν ἐὸν τὸ πάθος. Τὰ δὲ ἀντέχοντα τῷ νουσήματι καὶ ὑγιεινὰ ξυντήκουσι· ἀσθενέως δὲ τοῦ σώματος γινομένου, τὸ νούσημα ἐπικρατέει, καὶ ἀνίατος ἔχουσι.

Ἐλλεβορίζειν δὲ χρὴ οἷσι ἀπὸ κεφαλῆς φέρει·

au-dessous du diaphragme (1). Il faut être
très-réservé sur les purgatifs pour les sujets
forts , surtout ceux qui ont un teint noir et
les chairs très-humides ou un peu sèches ;
les bègues et ceux qui ont la langue embar-
rassée , doivent pareillement s'en abstenir.
Ceux qui , dans le commencement des maladies inflammatoires , veulent tout de suite
guérir par les purgatifs , ne parviennent
point , ainsi que je l'ai déjà dit dans le
traité sur la tisane (2) , à alléger la partie
qui est tendue et enflammée ; car ce qui
fait la crudité , ne cède point ; au contraire,
les parties saines , qui seules sont en état de
résister , s'exténuent ; et la foiblesse s'em-
parant de tout le corps , la maladie devient incurable.

Purgez avec l'ellébore ceux qui ont des

______

(1) Aph. 17 ; 18 et 20 , sect. IV ; et §. 47 et 56
du régime.

(2) §. 37 *ter*. ce traité , généralement plus
connu , sous la dénomination du Régime dans
les maladies aiguës , est un des plus importans de
l'école d'Hippocrate.

fluxions d'humeurs qui leur descendent de la tête, mais on doit s'en abstenir dans l'empyème. Les purgatifs ne conviennent pas aux sujets décolorés (1) , qui ont la voix rauque , la rate gonflée, les vaisseaux vides de sang; aux asthmatiques , à ceux qui ont une toux sèche, qui sont altérés et qui sont sujets aux flatuosités ; ni à ceux dont les hypocondres , le dos et les côtés sont distendus par des vents ; ni à ceux qui sont assoupis , dont la vue est trouble , dont les oreilles tintent , qui ont une incontinence d'urine ; aux ictériques , à ceux qui ont une foiblesse d'entrailles, des hémorrhoïdes , ou qui sont attaqués d'abcés ou de tubercules. Si en pareil cas, vous croyez devoir purger, il vaut mieux que ce soit avec les vomitifs; mais un bon régime est ce qu'il y a de mieux pour ces malades.

On doit éviter , ainsi que je l'ai dit dans les prorrhétiques (2) , de donner des purgatifs à ceux qui vomissent des matières noires , ou qui ont beaucoup de dégoût, ou

----

(1) Id. traité sur la tisane , §. 59.
(2) Prorrhétiques, §. 71.

ται ῥεύμα· μὴ διδόναι δὲ ἐπὶ ἐμπύων· καὶ μὴ φαρμακεύειν τοὺς ἀχρόους, τοὺς βραγχώδεας, τοὺς σπληνώδεας, τοὺς ὑφαίμους, τοὺς πνευματώδεας καὶ ξηρὰ βήσσοντας, διψώδεας, φυσώδεας, ἐντεταμένους ὑποχόνδρια καὶ πλευρὰς καὶ μετάφρενα, τοὺς ἀπονεναρκωμένους καὶ ἀμαυρὰ βλέποντας, καὶ οἷσι ἦχοι τῶν ὤτων καὶ τῆς οὐρήθρης ἀκρατέες· μηδὲ τοὺς ἰκτερώδεας, ἢ κοιλίης ἀσθενίας· ἢ αἱμορρώδεας, ἢ ἐν φύμασιν. Ἢν δὲ φαρμακεῦσαι δοκέει, ἐλλεβόρῳ ἀσφαλὴς ἄνω κάθαιρε, κάτω δὲ μή. Κράτιστον δὲ τουτέοισι διαιτᾷν.

Ὡς δὲ ἔφην ἐν τῷ προῤῥητικῷ, μὴ φαρμακεύειν μηδὲ τοὺς ἐπανεμεῦντας μέλανα, ἀπο-

σίτους, καὶ παραφόρους, καθεύδειν σμικρὰ
ὀδυνώδεας, ὄμμα θρασὺ κεκλιμένου ἔχοντας,
ἀποιδέοντας, σκοτώδεας, ἀχρόους, μηδὲ τοὺς
ἐν πυρετῷ καυματώδεας, κατακεκλασμένους. Ὡς
δὲ ἔφην περὶ πτισάνης, σησαμοειδὲς ἄνω καθαί-
ρει· ἡ πότις ἥμιτυ δραχμῆς ἐν ὀξυμέλιτι τετριμ-
μένῳ· ξυμμίσγεται δὲ καὶ τοῖσι ἐλλεβόροισι τὸ
τρίτον μέρος τῆς πότιος καὶ ἧσσον πνίγει.
Καθαίρει δὲ καὶ τοὺς ἐν χρονίοισι τεταρταίους
καὶ τοὺς ἐν λειπυριώδεϊ πυρετῷ χρονίους, καὶ
ὧν οὐκ ἄγει δίψος μὴ δὲ ἀποκρίσις· τουτέους δὲ
μὴ πρότερον τῶν τριῶν ἑβδομάδων· ποτὲ δὲ
καὶ πλευριτικοὺς καὶ εἰλεώδεας. Ὡς δὲ ἔφην
ἐν τῷ περὶ γυναικείων, καθαίρειν, καὶ ἢν αἱ
μέτραι καθάρσεως δέωνται.

qui sont dans le délire ; ceux qui ont peine
à goûter le plus léger sommeil , et dont les
yeux sont hagards , fiers et très-agités ; à
ceux qui sont enflés , qui ont des vertiges ,
qui sont décolorés, et qui ont une chaleur ardente et le corps brisé dans les fièvres. Ainsi
que je l'ai fait remarquer dans le traité sur
la tisane (1), les sésamoïdes purgent par le
haut ; la dose est d'une demi-dragme broyée
dans de l'oxymel : on mêle à l'ellébore le
tiers de cette potion. On doit purger avec ce
médicament, ceux qui sont attaqués de fièvre
quarte ou de fièvre lipyrique chronique ,
lorsqu'ils n'ont pas une grande soif , ni d'é-
vacuation ; mais il ne faut point purger ces
derniers avant trois semaines. Quelquefois
il est nécessaire de purger, dans la pleurésie
et dans l'iléus ; et, suivant l'avis que j'ai
donné dans le traité des maladies des femmes, il faut aussi quelquefois avoir recours
aux purgatifs , pour procurer l'évacuation
menstruelle (2).

(1) (Nº 64).
(2) Vander-Linden , 2e vol. nº III , id. no XI.

13...

RÉFLEXIONS

SUR

L'ORIGINE DE CES TRAITÉS (1).

——

Vander-linden a placé à la suite du traité sur les purgatifs (2), le fragment intitulé περὶ ἐλλεβορισμοῦ (3), dans lequel Hip-

---

(1) De l'usage des purgatifs et de l'ellébore.

(2) Ce petit traité a été publié séparément, en 1617, *in-18*, avec des notes, et des commentaires ; en latin, par Morel, doyen de la Faculté de Paris.

(3) Fragment de l'épître d'Hippocrate à Démocrite. Foës, édition de Genève, 1695, et Vander-Linden, Leyde, 1765, 2e vol., où ces deux traités sont à peu près réunis, quoique sous deux titres différens.

pocrate rappelle, comme je l'ai dit il n'y a qu'un moment, plusieurs traités dont il s'avoue l'auteur. Quoiqu'il en soit, en réunissant, comme je l'ai fait, le traité sur les purgatifs au fragment intitulé *de l'usage de l'ellébore*, nous avons un traité de plus d'Hippocrate. D'ailleurs ce traité est aussi authentique que le livre des Crises et des Humeurs dont plusieurs sentences appartiennent soit aux Aphorismes, soit au Traité des airs, des eaux et des lieux. De même, le fragment de l'épître d'Hippocrate, de l'usage de l'ellébore, se compose de plusieurs sentences que l'on retrouve, à quelques légères nuances près, dans les Aphorismes, le 1er livre des Prorrhétiques et le traité du Régime dans les maladies aiguës. Foës a bien vu que le traité sur les Purgatifs n'étoit pas complet » : on a proposé, dit-il, d'y ajouter le traité de l'art ; mais celui-ci n'y a aucun rapport ». On trouve, dans l'épître d'Hippocrate à Démocrite, la citation du fragment intitulé de *l'usage de l'ellébore*. Ce fragment n'est pas moins authen-

tique que la source même à laquelle il
appartient ; et en revanche, si on pouvoit
la mettre en doute , les citations des livres d'Hippocrate en démontreroient l'authenticité. Cependant , on ne lit point
tout d'un trait ces deux morceaux dans
Hippocrate.

Le fragment de l'usage de l'ellébore auroit-il été détaché du précédent par des
copistes avides ou ignorants? tout semble le
faire présumer. Il étoit naturel, en parlant
de l'ellébore, qu'Hippocrate ajoutât , au
moins, quelques réflexions sur les purgatifs, puisque c'est la principale vertu attachée à l'ellébore. Quant à l'utilité des remarques d'Hippocrate sur les purgatifs en
général, elle ne peut être révoquée en doute ;
voici , à ce sujet, le jugement qu'en a porté
dans ses notes le premier éditeur du fragment précédent : « Il s'agit , dit-il , dans ce
petit livre d'or, *in hoc aureolo libello* , de la
sagacité que doivent montrer dans la prescription des purgatifs , ceux qui s'occupent
moins de purger leurs malades , que des

moyens de leur être utiles, selon la véritable intention de l'art. » Ainsi, l'utilité de ce traité étant bien reconnue, j'ai cru devoir le mettre au jour, et le rendre plus complet, en y ajoutant le fragment de *l'usage de l'ellébore*, qui, originairement, doit être une suite des purgatifs.

PLAN

D'UNE CLASSIFICATION NOUVELLE

DES ÉCRITS D'HIPPOCRATE.

————

Dans le prospectus de la nouvelle édition des œuvres d'Hippocrate, j'ai classé les différents Traités qui composent ce vaste recueil, en leur donnant une suite naturelle, autant que le comportoit le sujet, mais sans leur assigner aucun rang particulier. Maintenant, je regarde comme authentique la division en trois grandes séries des écrits publiés sous le nom d'Hippocrate. La première comprend les traités de médecine pratique reconnus pour les seuls légitimes ; ce sont ceux que j'ai publiés. Ils méritent de tenir la première place, à cause de leur importance et de la pureté du style ; il faut rapporter à cette classe les traités historiques et philosophiques. La deuxième renferme les écrits qui appartiennent à l'école de Cos ; ce sont les Traités de chirurgie, d'anatomie et de physiologie, dont l'origine ne remonte pas au-delà des ancêtres d'Hippocrate, ou ne s'éloigne pas de ses descendants et de ses disciples. Les cinq livres des épidémiques, qui font suite aux 1er et 3e, sont évidemment calqués sur ces derniers, bien reconnus pour être de notre auteur.

Enfin la troisième classe se compose des ouvrages de l'école de Cnide, que l'on a, mal-à-propos, attribués à Hippocrate. Dans ce nombre, il faut ranger les livres des maladies et des affections internes, où l'on trouve une foule de divisions de symptômes, et des formules empiriques faites sans choix et sans méthode, ce qui étoit le propre des médecins Cnidiens. Le livre de la diète est encore de ce nombre ; tous ces écrits ont été réunis, probablement, après Hippocrate et ses descendants. Je m'abstiens de disserter plus longuement sur ce sujet. Tel

est l'ordre que je suivrai dans la publication des œuvres qui nous sont parvenues
sous le nom d'Hippocrate, et dont il n'y a
que les principales qui lui appartiennent.
D'après ce plan, je parviendrai facilement
à dissiper le chaos dans lequel ont été
confondus, jusqu'à présent, les élémens
de la médecine ancienne. Nous verrons
qu'elle a été fondée entièrement sur l'observation des causes et des effets des maladies,
d'après les loix les plus simples de la nature;
sans système, sans dénomination nouvelle,
en un mot telle que les phénomènes et
les symptômes propres aux diverses affections morbifiques puissent être reconnus,
pour ainsi dire au premier coup d'œil, de
l'observateur; car, voilà essentiellement
le mérite de la doctrine et des ouvrages
d'Hippocrate.

ANALYSE

DU TRAITÉ

DES AIRS, DES EAUX ET DES LIEUX.

APRÈS avoir parlé des airs et des climats, de l'exposition des villes du côté du midi, du septentrion, de l'orient et du couchant, et de l'influence des vents froids et des vents chauds, suivant qu'ils viennent de l'un de ces quatre points cardinaux ; après avoir fait remarquer également les effets de ces causes, d'où résultent les bonnes et les mauvaises qualités des eaux, et les maladies qui viennent de la nature du sol et de la constitution de l'air, Hippo-

crate fait l'application de ces mêmes observations, à l'histoire des peuples dont
il étudie les mœurs et les habitudes,
suivant les contrées qu'ils habitent. De
même qu'il a commencé par l'exposition des villes situées au midi, pour
faire connaître la différence de climat,
du côté du septentrion ; de même il fait
le tableau des peuples d'Asie et d'Europe. Après avoir mis en parallèle la
partie moyenne de l'Asie, avec ses parties les plus septentrionales, il effec-
tue ainsi le projet qu'il avoit précédemment conçu de faire connoître les
peuples, leurs mœurs, et leurs tempéramens ; les différences de stature et
de physionomie, toujours d'après les
effets directs des climats et des saisons.

Il parle successivement des peuples
asiatiques, depuis le milieu de l'Asie inclusivement jusqu'au Palus Méotide, qui,
selon lui, constitue les confins de l'Asie

et de l'Europe (1); parvenu à ce point, il étoit naturel de passer en Europe pour rendre également raison du physique et du moral des Européens, si différens des Asiatiques. Mais pour nous donner une idée de ces derniers, éloignés par leur position du centre de l'Asie, il cite l'exemple de deux peuples, dont l'un étoit connu sous le nom de *Macrocéphales*, et l'autre sous le nom de *Phasiens*, dont il sera également question dans la suite de ce traité. Ce peuple est connu aujourd'hui sous le nom de *Mingreliens* : ils habitent cette contrée de l'Asie, qu'on appeloit anciennement la *Colchide*; tout ce que notre excellent auteur rapporte au sujet de leur tempérament, de la nature de leur climat, de celle des fruits ou productions

----

(1) Consultez la carte géographique, qui est jointe à ce traité.

de la terre, se trouve tellement conforme aux relations des voyageurs modernes les plus accrédités, qu'il faut croire qu'Hippocrate avoit fait sur les lieux mêmes la topographie de la Colchide.

Dans ce même traité, il est question des Lybiens et des Égyptiens; mais cette seule citation, qui laisse à désirer des détails sur ces deux contrées, n'est qu'un fait isolé de beaucoup d'autres; ce qui semble prouver un défaut de suite, dans cet intéressant ouvrage.

Le dernier chapitre traite de l'Europe, quoique la plus grande partie soit consacrée à l'histoire des Scythes. Après avoir tracé le tableau de ces peuples, l'auteur revient aux observations physico-médicales qui concernent les Européens, et qu'il avoit commencées en parlant des Sarmates ou Sauromates (1).

____

(1) La partie la plus occidentale de la Russie, habitée par les Tatars et les Kalmoucks.

Il les met en opposition avec les asiatiques par rapport au tempérament et
au caractère moral des uns et des autres.
Il explique surtout la variété des figures
qu'on observe chez les Européens, d'une
manière à faire croire à l'augmentation,
et à la diminution de concrétion de la
liqueur séminale, suivant l'influence du
climat et des saisons. Enfin, de même
qu'il croyoit que le caractère doux et
timide des asiatiques venoit de la douceur
de leur climat, de même il attribue l'à-
preté du caractère, et cette valeur bel-
liqueuse qui distingue les Européens, à
l'âpreté du sol, et ensuite à la nature
de leur gouvernement, tel qu'il étoit du
temps d'Hippocrate.

Il répète, à ce sujet, cette maxime
philosophique, vraie dans tous les siècles
et dans tous les pays, que les loix influent singulièrement sur le courage des
hommes. Après un contraste aussi frap-

pant qu'il est affligeant pour l'humanité,
de l'intelligence et de la douceur pusil-
lanime des habitans des climats doux,
avec l'esprit peu bienveillant et le courage indomptable de ceux qui éprouvent toute l'influence de l'air; il étoit
naturel d'examiner s'il n'y avoit point
de climats moyens entre ces deux extrêmes, dont l'influence agît sur l'homme de manière qu'en réunissant les
qualités morales et physiques opposées,
il dût être intelligent et courageux tout
à la fois, et propre à la culture des sciences et des arts, comme à exercer le métier des armes. (Notre belle patrie,
qualifiée à juste titre de terre natale des
sciences et des beaux arts, réunit tous ces
avantages). Aristote (1) regardoit la

---

(1) Politic. Lib. vi, cap. 7. Tim. Lib. ix.
Édit. de Deux-Ponts. Je dois citer ici l'excel-

Grèce, et Platon spécialement l'Attique comme de ces climats heureux, où l'homme réunissoit la force du corps et le courage, qui n'est que le sentiment de cette force, à cette finesse d'esprit qui invente et qui perfectionne les sciences et les arts. D'après la description qu'Hippocrate donne (Voyez l'avant-dernier §. de ce Traité) de ce climat moyen, il est à présumer qu'il vouloit parler de cette même Attique, quoiqu'il ne la nomme point: située sous un beau ciel, elle présente un sol raboteux et peu fertile, de manière que sa latitude combinée avec les autres causes locales, a pu rendre les Athéniens propres à ma-

---

lent mémoire qui a pour titre : *de la Médecine nautique*, par M. le docteur Keraudren, inspecteur du service de santé de la marine et chevalier de plusieurs ordres.

nier la plume et l'épée, avec cette supériorité qui nous étonne encore (1).

---

(1) Voyez, à la fin de ce traité, les observations analytiques. Je renvoie surtout au discours préliminaire de M. le docteur Coray, ne pouvant traiter ce sujet, *ex professo*, comme il l'a fait dans ses notes, où l'on trouve une foule de détails historiques et des observations médicales, qui se recommandent, surtout, par la justesse des vues de l'auteur. On lira aussi avec intérêt la table synoptique et quelques notes de M. le docteur Chailly, auteur d'une traduction littérale du même traité, avec le texte grec, petit in-12.

ΙΠΠΟΚΡΑΤΟΥΣ

ΠΕΡΙ

ΑΕΡΩΝ, ΥΔΑΤΩΝ, ΤΟΠΩΝ.

I.

α΄. Ἰητρικὴν ὅστις βούλεται ὀρθῶς ζητέειν, τάδε χρὴ ποιέειν· πρῶτον μὲν ἐνθυμέεσθαι τὰς ὥρας τοῦ ἔτεος, ὅ,τι δύναται ἀπεργάζεσθαι ἑκάστη· οὐ γὰρ ἐοίκασι οὐδὲν, ἀλλὰ πουλὺ διαφέρουσι αὐταί τε ἑωυτέων, καὶ ἐν τῇσι μεταβολῇσι. Ἔπειτα δὲ τὰ πνεύματα τὰ θερμά τε καὶ τὰ ψυχρὰ, μάλιστα μὲν τὰ κοινὰ πᾶσι ἀνθρώποισι, ἔπειτα δὲ καὶ τὰ ἐν ἑκάστῃ χώρῃ ἐπιχώρια ἐόντα. Δεῖ δὲ καὶ τῶν ὑδάτων ἐνθυμέεσθαι τὰς δυνάμιας· ὥσπερ γὰρ ἐν τῷ στόματι διαφέρουσι καὶ ἐν τῷ σταθμῷ, οὕτω καὶ ἡ δύναμις διαφέρει πουλὺ ἑκάστου.

TRAITÉ D'HIPPOCRATE

DES AIRS,

DES EAUX ET DES LIEUX.

———

CHAPITRE PREMIER.

Introduction.

1. Quiconque veut s'occuper de recherches exactes en médecine (1), doit premièrement considérer les saisons de l'année ; car elles diffèrent beaucoup, soit par leurs effets particuliers , soit par leurs changemens ou leur succession. Il doit ensuite re

———

(1) M. le docteur Coray n'ayant pas agréé le choix que j'avois fait de sa version ; ma tâche de Traducteur des œuvres complètes d'Hippocrate, m'a déterminé à recommencer ce travail.

1½

marquer les vents froids et les vents chauds; d'abord ceux qui sont communs à tous les habitans de la terre, et successivement ceux qui sont propres à chaque pays : enfin, il faut qu'il connoisse les qualités des eaux ; car celles-ci se distinguent autant par leurs vertus que par leur saveur et leur poids.

2. Ainsi, le premier soin du médecin, dès son arrivée dans une ville qui lui est inconnue, doit être d'en bien examiner la situation et l'exposition par rapport aux vents et au lever du soleil ; car une ville située au nord ne peut avoir le même climat au midi, à l'orient ou au couchant.

3. Cela bien considéré, il doit ensuite connoître la nature particulière des eaux dont on fait usage : savoir si elles sont marécageuses, molles ou dures, venant de lieux élevés et de rochers, ou si elles sont crues et saumâtres (1).

---

(1) L'auteur examine successivement toutes les qualités des eaux, après le chapitre des climats.

β΄. Ὥστε ἐς πόλιν ἐπειδὰν ἀπίκηταί τις, ἧς ἄπειρός ἐστι, διαφροντίσαι χρὴ τὴν θέσιν αὐτέης, ὅκως κέεται καὶ πρὸς τὰ πνεύματα καὶ πρὸς τὰς ἀνατολὰς τοῦ ἡλίου· οὐ γὰρ τὠυτὸ δύναται ἥτις πρὸς βορέην κέεται, καὶ ἥτις πρὸς νότον, οὐδ᾽ ἥτις πρὸς ἥλιον ἀνίσχοντα, οὐδ᾽ ἥτις πρὸς δύνοντα.

γ΄. Ταῦτα δ᾽ ἐνθυμέεσθαι ὡς κάλλιστα, καὶ τῶν ὑδάτων πέρι ὡς ἔχουσι, καὶ κότερον ἑλώδεσι χρέονται, καὶ μαλακοῖσι ἢ σκληροῖσί τε, καὶ ἐκ μετεώρων, καὶ ἐκ πετρωδέων, εἴτε ἁλυκοῖσι καὶ ἀτεράμνοισι.

14.

δ'. Καὶ τὴν γῆν, κότερον ψιλή τε καὶ ἄνυδρος, ἢ δασεῖη καὶ ἔπυδρος· καὶ εἴτε ἐν κοίλῳ ἐστὶ καὶ πνιγηρή, εἴτε μετέωρος καὶ ψυχρή.

ε'. Καὶ τὴν δίαιταν τῶν ἀνθρώπων ὁκοίη ἥδονται, κότερον φιλοπόται καὶ ἀριστηταὶ καὶ ἀταλαίπωροι, ἢ φιλογυμνασταί τε καὶ φιλόπονοι, καὶ οὐκ ἐδωδοὶ καὶ ἄποτοι. Καὶ ἀπὸ τουτέων χρὴ ἐνθυμέεσθαι ἕκαστα.

ς'. Εἰ γὰρ ταῦτα εἰδείη τις καλῶς, μάλιστα μὲν πάντα, εἰ δὲ μή, τά γε πλεῖστα, οὐκ ἂν αὐτὸν λανθάνοι ἐς πόλιν ἀπικνεόμενον, ἧς ἂν ἄπειρος ἔη, οὔτε νουσήματα ἐπιχώρια, οὔτε τῶν κοινῶν ἡ φύσις ὁκοίη τίς ἐστι· ὥστε μὴ ἀπορέεσθαι ἐν τῇ θεραπήῃ τῶν νούσων μηδὲ διαμαρτάνειν· ἃ ἐοικός ἐστι γίγνεσθαι, ἢν μή τις ταῦτα πρότερον εἰδὼς προφροντίσῃ.

ζ'. Περὶ ἑκάστου δὲ, τοῦ χρόνου προϊόντος, καὶ τοῦ ἐνιαυτοῦ λέγοι ἂν, ὁκόσα τε νουσή

4. Il doit de plus s'assurer si le sol est nud et aride ou couvert de bois et humide; s'il est enfoncé et suffocant, ou s'il est élevé et froid.

5. Enfin, il lui reste encore à observer le genre de vie des habitans et le régime qu'ils préfèrent: s'ils sont grands buveurs, grands mangeurs, enclins à la paresse; ou sobres, amis du travail et des exercices du corps. On doit procéder ainsi à l'examen de chaque cas particulier.

6. Si, en effet, celui qui fait ces observations les avoit toutes présentes, ou au moins le plus grand nombre d'elles, il ne pourroit ignorer en s'arrêtant dans une ville qui lui seroit même inconnue, ni les maladies particulières à cette cité, ni celles dont la nature est commune à tous les pays; par-conséquent il ne seroit point exposé à errer dans leur traitement, ni à faire les fautes que vraisemblablement il commettroit s'il avoit d'abord négligé ces connoissances préliminaires.

7. Il lui seroit même possible, en obser-

vant le cours de chaque saison, de prévoir
les maladies qui régneront dans la ville, soit
en hiver soit en été ; et celles en particulier
qui sont à craindre pour les habitans par
le changement de régime. Car, ayant connoissance des révolutions des saisons et
des phénomènes qui accompagnent le lever
et le coucher des astres, il pourroit ainsi
prédire la constitution de l'année. C'est en
se livrant à de pareilles recherches pour la
connoissance des temps à venir, que le
médecin, instruit sur chaque cas particulier, seroit plus en état de rendre la santé
aux malades, et qu'il atteindroit plus directement le but de l'art.

8. Si d'ailleurs quelqu'un pouvoit croire
qu'il s'agit ici de météorologie, pour peu
qu'il change d'opinion, il verroit que l'astronomie, loin d'être inutile, est au contraire nécessaire à l'étude de la médecine.
En effet, les saisons sont sujettes à des révolutions qui se communiquent aux ven-

ματα μέλλοι πάγκοινα τὴν πόλιν κατασχήσειν
ἢ θέρεος, ἢ χειμῶνος, ὁκόσα τε ἰδίᾳ ἑκάστῳ
κίνδυνος γίγνεσθαι ἐκ μεταβολῆς τῆς διαίτης·
εἰδὼς γὰρ τῶν ὡρέων τὰς μεταβολὰς, καὶ
τῶν ἄστρων ἐπιτολάς τε καὶ δύσιας, κατ'
ὅ,τι ἕκαστον τουτέων γίγνεται, προειδείη ἂν
τὸ ἔτος ὁκοῖόν τι μέλλοι γίγνεσθαι. Οὕτως
ἄν τις ἐρευνώμενος, καὶ προγιγνώσκων τοὺς
καιροὺς, μάλιςτ' ἂν εἰδείη περὶ ἑκάστου, καὶ
τὰ πλεῖςα τυγχάνοι τῆς ὑγιείης, καὶ κατ'
ὀρθὸν φέροιτο οὐκ ἐλάχιστα ἐν τῇ τέχνῃ.

ή. Εἰ δὲ δοκέοι τις ταῦτα μετεωρολόγα
εἶναι, εἰ μετασταίη τῆς γνώμης, μάθοι ἂν,
ὅτι οὐκ ἐλάχιστον μέρος ξυμβάλλεται ἀστρονο-
μίη ἐς ἰητρικὴν, ἀλλὰ πάνυ πλεῖςον· ἅμα γὰρ
τῇσι ὥρῃσι καὶ αἱ κοιλίαι μεταβάλλουσι τοῖσι
ἀνθρώποισι. Ὅκως δὲ χρὴ ἕκαςα τῶν προει-

14...

ρημένων σκοπέειν καὶ βασανίζειν, ἐγὼ φράσω
σαφέως.

II.

6. Ἥτις μὲν πόλις πρὸς τὰ πνεύματα κέεται
τὰ θερμὰ (ταῦτα δέ ἐστι μεταξὺ τῆς τε χειμερινῆς ἀνατολῆς τοῦ ἡλίου καὶ τῶν δυσμέων
τῶν χειμερινῶν), καὶ αὐτέῃ ταῦτα τὰ πνεύ-
ματά ἐςι ξύννομα, τῶν δὲ ἀπὸ τῶν ἄρκτων
πνευμάτων σκέπη, ἐν ταύτῃ τῇ πόλι ἐςτὶ τά τε
ὕδατα πουλλὰ καὶ ὕπαλα· καὶ ἀναγκαίη εἶναι
μετέωρα, τοῦ μὲν θέρεος θερμὰ, τοῦ δὲ χειμῶνος ψυχρά. Ἄτσα πολέμια ἀνθρώποισι ἐόντα
κούτους ποικίλας ἐπιφορίει.

[Καὶ ὁκόσαι μὲν τῶν πολίων κέονταί τε
καλῶς τοῦ ἡλίου καὶ τῶν πνευμάτων, ὕδασί
τε χρέονται ἀγαθοῖσι, αὗται μὲν ἧσσον αἰ-
σθάνονται τῶν τοιουτέων μεταβολέων. Ὁκόσαι
δὲ ὕδασί τε ἑλείοισι χρέονται καὶ λιμνώδεσι,

tres ; or , je vais expliquer d'une manière
plus distincte comment on doit observer
et juger chacun des objets dont je viens de
parler.

CHAPITRE II.

Des climats.

9. Toute ville exposée aux vents chauds ,
c'est-à-dire , ceux qui soufflent entre le lever et le coucher d'hiver, ou qui approchent
de ceux-ci , et qui est à l'abri des vents du
nord, doit avoir des eaux abondantes ; mais
ces eaux sont nécessairement saumâtres, peu
profondes, chaudes en été et froides en hiver ; elles sont nuisibles aux hommes et
leur occasionnent diverses maladies.

[Toutes les villes bien situées par rapport aux vents et au lever du soleil, qui
permettent l'usage d'eaux de bonne qualité,
se ressentent moins de ces changemens:
celles , au contraire , dont l'exposition est
mauvaise par rapport aux vents et au lever

14....

du soleil, et où l'on fait usage d'eaux de marais et d'étangs, s'en ressentent davantage. Toutefois si l'été est sec, les maladies s'apaiseront plus promptement, et s'il est humide, elles se prolongeront beaucoup ; et, en cas de quelque plaie légère, on doit craindre, à la moindre occasion, qu'elle ne se change en ulcère phagédénique (1).

10. Les hommes dont le tempérament est très-humide et qui ont la tête pleine de pituite, sont fréquemment atteints du flux de ventre, à cause de cette humeur qui descend continuellement de la tête, et se jette sur le canal intestinal ; leur constitution les rend d'autant plus sujets à l'atonie, et pour cette raison ils ne peuvent être ni grands mangeurs, ni grands buveurs. En effet, ceux qui ont la tête foible, ne

____

(1) La constitution épidémique du troisième livre en est un exemple. Dans l'Édition de M. le docteur Coray, ce paragraphe est transposé à la suite des § 59 et 70. J'ai adopté les autres corrections.

κέονταί τε μὴ καλῶς τῶν πνευμάτων καὶ τοῦ
ἡλίου, αὗται δὲ μᾶλλον. Κῆν μὲν τὸ θέρος αὐχμηρὸν γένηται, θᾶσσον παύονται αἱ νοῦσοι·
ἢν δὲ ἔπομβρον, πουλυχρόνιοι γίγνονται· καὶ
φαγεδαίνας ἔοικὸς ἐγγίγνεσθαι ἀπὸ πάσης προφάσιος, ἢν ἕλκος ἐγγένηται.

ι'. Τούς τε ἀνθρώπους τὰς κεφαλὰς ὑγρὰς
ἔχειν καὶ φλεγματώδεας· τάς τε κοιλίας αὐτέων
πυκνὰ ἐκταράσσεσθαι, ἀπὸ τῆς κεφαλῆς τοῦ
φλέγματος ἐπικαταρρέοντος· τά τε εἴδεα ἐπὶ
τὸ πλῆθος αὐτέων ἀτονώτερα εἶναι. Ἐσθίειν
δ' οὐκ ἀγαθοὺς εἶναι, οὐδὲ πίνειν· ὁκόσοι γὰρ,
κεφαλὰς ἀσθενέας ἔχουσι, οὐκ ἂν εἴησαν ἀγα-
θοὶ πίνειν· ἡ γὰρ κραιπάλη μᾶλλον πιέζει.

ιά. Νουσήματά τε τάδε ἐπιχώρια εἶναι, πρῶτον μὲν τὰς γυναῖκας νουσερὰς καὶ ῥοώδεας εἶναι· ἔπειτα πουλλὰς ἀτόκους ὑπὸ νούσου, καὶ οὐ φύσι, ἐκτιτρώσκεσθαί τε πυκνά.

ιβ. Τοῖσι δὲ παιδίοισι ἐπιπίπτειν σπασμούς τε καὶ ἄσθματα, καὶ ἃ νομίζουσι τό, τε θεῖον ποιέειν, καὶ ἱρὴν νοῦσον εἶναι.

ιγ. Τοῖσι δὲ ἀνδράσι δυσεντερίας καὶ διαρροίας, καὶ ἠπιάλους, καὶ πυρετοὺς πουλυχρονίους χειμερινούς, καὶ ἐπινυκτίδας πουλλάς, καὶ αἱμορροΐδας ἐν τῇ ἕδρῃ. Πλευρίτιδες δὲ καὶ περιπλευμονίαι καὶ καῦσοι, καὶ ὁκόσα ὀξέα νουσήματα νομίζονται, οὐκ ἐγγίγνονται πουλλά· οὐ γὰρ οἷόν τε, ὅκου ἂν κοιλίαι ὑγραὶ ἔωσι, τὰς νούσους ταύτας ἰσχύειν.

sont pas aptes aux excès de boisson ; et pour cette raison , ils éprouvent plutôt les effets de la débauche.

11. Voici quelles sont en général les affections particulières qui régnent dans cette contrée : d'abord les femmes y sont maladives et sujettes aux pertes utérines, d'où il résulte que plusieurs d'entr'elles sont stériles par leur état valétudinaire, et non par leur constitution ; en outre , elles font fréquemment des fausses couches.

12. Les enfans sont très-sujets aux convulsions , à l'asthme et à cette maladie que l'on croit être envoyée par la divinité et que l'on regarde comme sacrée.

13. Les hommes sont attaqués de dysenteries , de diarrhées , de fièvres épiales , de fièvres longues d'hiver , d'épinyctides et d'hémorrhoïdes. On voit rarement régner les pleurésies et les péripneumonies , ainsi que les fièvres ardentes et toutes les maladies qu'on nomme aiguës ; car elles ne peuvent dominer dans les lieux où le ventre est naturellement très-lâche.

14. Il y a aussi des ophthalmies humides, qui cependant ne sont ni longues ni fâcheuses, à moins qu'il ne s'y joigne quelque maladie épidémique par quelque changement dans l'atmosphère. Quand on a passé cinquante ans, on est atteint de fluxions du cerveau qui occasionnent des paraplégies, surtout quand la tête a été frappée subitement d'insolation ou d'un froid rigoureux. Telles sont les affections particulières qui dépendent de la nature du sol, sans y comprendre les maladies communes produites par les révolutions des saisons, et dont personne n'est exempt.

15. Quant aux villes dont l'exposition est absolument opposée aux précédentes par rapport aux vents froids qui soufflent entre le lever et le coucher d'été (qui sont ici les vents locaux) et qui se trouvent à l'abri du midi, et des vents chauds, voici ce que ces villes présentent de remarquable: d'abord les eaux y sont dures et froides et on ne parvient que difficilement à les adoucir.

ιδ'. Ὀφθαλμίαι τε ἐγγίγνονται ὑγραὶ, καὶ
οὐ χαλεπαὶ, καὶ ὀλιγοχρόνιοι, ἢν μή τι κατάσχῃ νούσημα πάγκοινον ἐκ μεταβολῆς.
Καὶ, ὁκόταν τὰ πεντήκοντα ἔτεα ὑπερβάλ-
λωσι, κατάρροοι ἐπιγενόμενοι ἐκ τοῦ ἐγκεφάλου παραπληκτικοὺς ποιέουσι τοὺς ἀνθρώπους, ὁκόταν ἐξαίφνης ἡλιωθέωσι τὴν κεφαλὴν,
ἢ ῥιγώσωσι. Ταῦτα μὲν τὰ νουσήματα αὐτέοισι ἐπιχώριά ἐστι· χωρίς τε, ἤν τι πάγκοινον κατάσχῃ νούσημα ἐκ μεταβολῆς τῶν
ὡρέων, καὶ τουτέου μετέχουσι.

ιε'. Ὁκόσαι δ' ἀντικέονται τουτέων πρὸς τὰ
πνεύματα τὰ ψυχρά, μεταξὺ τῶν δυσμέων
τῶν θερινῶν τοῦ ἡλίου καὶ τῆς ἀνατολῆς τῆς
θερινῆς, καὶ αὐτῇσι ταῦτα τὰ πνεύματα ἐπιχώριά ἐστι, τοῦ δὲ νότου καὶ τῶν θερινῶν
πνευμάτων σκέπη, ὧδε ἔχει περὶ τῶν πολίων
τουτέων· πρῶτον μὲν τὰ ὕδατα τὰ σκληρά
τε καὶ ψυχρὰ, ὡς ἐπὶ τὸ πλῆθος οὐ γλυκαίνεται.

ις'. Τοὺς δὲ ἀνθρώπους ἐντόνους τε καὶ σκελιφροὺς ἀναγκαίη εἶναι· τούς τε πλείους τὰς κοιλίας ἀτεράμνους ἔχειν καὶ σκληρὰς τὰς κάτω, τὰς δὲ ἄνω εὐρωστέρας· χολώδεάς τε μᾶλλον ἢ φλεγματίας εἶναι. Τὰς δὲ κεφαλὰς ὑγιηρὰς ἔχουσι καὶ σκληράς· ῥηγματίαι τέ εἰσι ἐπὶ τὸ πλῆθος.

ιζ'. Νοσεύματα δὲ αὐτέοισι ἐπιδημέει ταῦτα, πλευρίτιδές τε πουλλαί, αἵ τε ὀξεῖαι νομιζόμεναι νοῦσοι. Ἀναγκαίη δὲ ὧδε ἔχειν, ὁκόταν αἱ κοιλίαι σκληραὶ ἔωσι. Ἔμπυοί τε πουλλοὶ γίγνονται ἀπὸ πάσης προφάσιος. Τουτέου δὲ αἴτιόν ἐστι τοῦ σώματος ἡ ἔντασις καὶ ἡ σκληρότης τῆς κοιλίης· ἡ γὰρ ξηρότης ῥηγματίας ποιέει εἶναι καὶ τοῦ ὕδατος ἡ ψυχρότης. Ἐδωδοὺς δὲ ἀναγκαίη τὰς τοιαύτας φύσιας εἶναι καὶ οὐ πουλυπότας· οὐ γὰρ οἷόν τε ἅμα πουλυβόρους τε εἶναι καὶ πουλυπότας.

ιη'. Ὀφθαλμίας τε γίγνεσθαι μὲν διὰ χρόνου, γίγνεσθαι δὲ σκληρὰς καὶ ἰσχυράς, καὶ

16. Les hommes doivent nécessairement être secs et nerveux ; le bas-ventre est ordinairement dur et sec, et en général les voies supérieures sont beaucoup plus libres que les inférieures : leur constitution est plus bilieuse que lymphatique, ils ont la tête saine et forte et sont sujets à la rupture des vaisseaux.

17. Les maladies qu'ils éprouvent le plus communément, sont les pleurésies et toutes les affections qu'on nomme aiguës ; ce qui doit arriver nécessairement quand le ventre est très-resserré. Ils sont fréquemment attaqués d'empyème, dont la cause vient surtout de la tension des solides et de la dureté du ventre ; car cet état de sécheresse joint à l'usage des eaux froides, dispose naturellement à la rupture des vaisseaux. Les hommes doués de cette complexion ont un très-grand appétit, mais ils boivent peu, car on ne peut être à la fois avides d'alimens et de boissons.

18. Il y règne par intervalles des ophthalmies sèches, très-violentes, qui occa-

sionnent promptement la rupture du globe
de l'œil : les jeunes gens au-dessous de trente
ans , sont sujets pendant l'été à de fortes hémorrhagies du nez : la maladie qu'on nomme
sacrée est assez rare , mais elle est très-
violente.

19. Il est naturel que ces hommes vivent
fort longtemps , que leurs ulcères ne soient
ni très-humides ni rongeans , et que leurs
mœurs soient plus sauvages que douces.
Voilà quelles sont les affections familières
à ces habitans , sans qu'ils soient exempts
des autres maladies produites par les révolutions des saisons.

20. Les femmes , sont généralement
stériles , d'abord par l'usage même des
eaux qui sont crues , dures et froides,
d'où il résulte que les évacuations mens-
truelles n'ont aucunes des qualités convenables , mais au contraire , sont rares et de
mauvaise nature ; ensuite elles ont des
accouchemens laborieux, mais ne sont que
très-peu sujettes à faire des fausses couches;
et , après l'accouchement , elles sont inca-

εὐθέως ῥήγνυσθαι τὰ ὄμματα. Αἱμορροίας δὲ
ἐκ τῶν ῥινῶν τοῖσι νεωτέροισι τριήκοντα
ἐτέων γίγνεσθαι ἰσχυρὰς τοῦ θέρεος. Τά τε
ἱρὰ νοσεύματα καλεύμενα, ὀλίγα μὲν ταῦτα,
ἰσχυρὰ δέ.

ιθ΄. Μακροβίους δὲ τοὺς ἀνθρώπους τουτέους μᾶλλον ἐοικὸς εἶναι ἑτέρων. Τά τε ἕλκεα
οὐ φλεγματώδεα ἐγγίγνεσθαι, οὐδὲ ἀγριοῦσ-
θαι· τά τε ἤθεα ἀγριώτερα ἢ ἡμερώτερα.
Τοῖσι μὲν ἀνδράσι ταῦτα τὰ νοσήματα ἐπιχώριά ἐστι· καὶ χωρίς, ἤν τι πάγκοινον κατάσχῃ
ἐκ μεταβολῆς τῶν ὡρίων.

κ΄. Τῇσι δὲ γυναιξὶ, πρῶτον μὲν στερίφαι
πουλλαὶ γίγνονται διὰ τὰ ὕδατα, ἐόντα σκληρά τε καὶ ἀτέραμνα καὶ ψυχρά· αἱ γὰρ καθάρσιες οὐκ ἐπιγίγνονται τῶν ἐπιμηνίων ἐπιτήδεαι,
ἀλλὰ ὀλίγαι καὶ πονηραί· ἔπειτα τίκτουσι
χαλεπῶς, ἐκτιτρώσκουσί τε οὐ σφόδρα. Ὁκόταν
δὲ τέκωσι, τὰ παιδία ἀδύνατοι τρέφειν εἰσί·
τὸ γὰρ γάλα ἀποσβέννυται ὑπὸ τῶν ὑδάτων
τῆς σκληρότητος καὶ ἀτεραμνίης. Φθίσιές τε

γίγνονται συχναὶ ἀπὸ τῶν τοκετῶν· ὑπὸ γὰρ
βίης ῥήγματα ἴσχουσι καὶ σπάσματα.

κα΄. Τοῖσι δὲ παιδίοισι ὕδρωπες ἐγγίγνονται
ἐν τοῖσι ὄρχεσι, ἕως σμικρὰ ἔῃ· ἔπειτα,
προϊούσης τῆς ἡλικίης, ἀφανίζονται. Ἡβῶσί
τε ὀψὲ ἐν ταύτῃ τῇ πόλι. Περὶ μὲν ὦν τῶν
θερμῶν πνευμάτων καὶ τῶν ψυχρῶν, καὶ τῶν
πολίων τουτέων, ὧδε ἔχει, ὡς προείρηται.

κβ΄. Ὁκόσαι δὲ κέονται πρὸς τὰ πνεύματα
τὰ μεταξὺ τῶν θερινῶν ἀνατολέων τοῦ ἡλίου
καὶ τῶν χειμερινῶν, καὶ ὁκόσαι τὸ ἐναντίον
τουτέων, ὧδε ἔχει περὶ αὐτέων. Ὁκόσαι μὲν
πρὸς τὰς ἀνατολὰς τοῦ ἡλίου κέονται, ταύτας
ἐοικὸς εἶναι ὑγιεινοτέρας τῶν πρὸς τὰς ἄρκτους
ἐστραμμένων, καὶ τῶν πρὸς τὰ θερμὰ, ἢν
καὶ στάδιον τὸ μεταξὺ ἔῃ. Πρῶτον μὲν γὰρ
μετριώτερον ἔχει τὸ θερμὸν καὶ τὸ ψυχρόν.
Ἔπειτα τὰ ὕδατα ὁκόσα πρὸς τὰς τοῦ ἡλίου

pables de nourrir leurs enfans, car leur lait se tarit à raison de la crudité et de la dureté des eaux. On voit souvent des phthisies, lesquelles viennent de rupture et de spasmes produits par l'accouchement.

21. Les enfans très-jeunes sont attaqués d'hydropisie du scrotum, mais celle-ci se dissipe à mesure qu'ils acquièrent des années. Dans ces villes, l'époque de la puberté est tardive; les effets qui résultent des vents froids et des vents chauds par rapport aux villes qui y sont exposées, sont tels que je viens de le dire.

22. Pour les villes où les vents soufflent entre le lever d'été et celui d'hiver, ou qui ont une exposition contraire, voici ce qu'il y a de remarquable. Celles qui sont exposées à l'orient doivent naturellement être plus salubres que celles qui sont tournées du côté du septentrion ou du midi; quand même il n'y auroit entre elles qu'un stade de distance: car la chaleur et le froid y sont d'abord plus modérés; ensuite dans une ville dont les sources sont situées à

l'orient, les eaux doivent nécessairement
être limpides, excellentes, molles et agréa-
bles à boire. Car le soleil, dès qu'il se
lève, les éclaircit par ses rayons, et purifie
l'air qui ordinairement est chargé de brouillard le matin.

23. Les hommes ont l'habitude du corps,
d'une meilleure couleur, et le teint plus
fleuri, à moins que quelque maladie ne
s'y oppose; leur voix est plus sonore; ils
sont d'un caractère plus docile et doués de
plus d'intelligence que les habitans des
régions boréales; de même que toutes les
productions du sol y sont meilleures.

24. Or, il est naturel qu'une ville qui a
surtout cette exposition, à raison de l'action
modérée du froid et du chaud, jouisse d'une
température analogue à celle du printemps.
Les maladies y sont plus foibles et moins
fréquentes que dans les villes exposées aux
vents chauds; quoiqu'elles aient toutes à-
peu-près les mêmes caractères. Les femmes
sont très-fécondes et accouchent aisément.

ἀνατολάς ἐστι, ταῦτα λαμπρά τε εἶναι ἀναγκαίη καὶ εὐώδεα καὶ μαλακὰ, καὶ ἐρατεινὰ
ἐμπίνεσθαι, ἐν ταύτῃ τῇ πόλι· ὁ γὰρ ἥλιος
κωλύει ἀνίσχων καὶ καταλάμπων· τὸ γὰρ
ἑωθινὸν ἑκάςοτε αὐτὰς ὁ ἠὴρ ἐπίτχει ὡς ἐπὶ
τὸ πουλύ.

κγ΄. Τά τε εἴδεα τῶν ἀνθρώπων εὔχροά τε
καὶ ἀνθηρά ἐστι μᾶλλον, ἢν μή τις νοῦσος
ἄλλη κωλύῃ. Λαμπρόφωνοί τε οἱ ἄνθρωποι,
ὀργήν τε καὶ ξύνεσιν βελτίους εἰσὶ τῶν πρὸς
βορέην· ἧπερ καὶ τὰ ἄλλα τὰ ἐμφυόμενα
ἀμείνω ἐστί.

κδ΄. Ἔοικέ τε μάλιςα ἡ οὕτω κεομένη πόλις
ἦρι κατὰ τὴν μετριότητα τοῦ θερμοῦ καὶ τοῦ
ψυχροῦ. Τά τε νοσεύματα ἐλάσσω μὲν γίγνεται
καὶ ἀσθενέστερα, ἔοικε δὲ τοῖσι ἐν τῇσι πόλισι
γιγνομένοισι νοσεύμασι τῇσι πρὸς τὰ θερμὰ
πνεύματα ἐστραμμένῃσι. Αἵ τε γυναῖκες αὐτόθι
ἀρικυμονές εἰσι σφόδρα καὶ τίκτουσι ῥηϊδίως.
Περὶ μὲν τουτέων ὧδὲ ἔχει.

κε΄. Ὁκόσαι δὲ πρὸς τὰς δύσιας κέονται, καὶ αὐτέῃσί ἐστι σκέπη τῶν πνευμάτων τῶν ἀπὸ τῆς ἠοῦς πνεόντων, τὰ δὲ θερμὰ πνεύματα παραῤῥέει, καὶ τὰ ψυχρὰ ἀπὸ τῶν ἄρκτων, ἀναγκαίη ταύτας τὰς πόλιας θέσιν κέεσθαι νοσερωτάτην. Πρῶτον μὲν γὰρ τὰ ὕδατα οὐ λαμπρά. Αἴτιον δὲ, ὅτι ὁ ἠὴρ τὸ ἑωθινὸν κατέχει ὡς ἐπὶ τὸ πουλὺ, ὅς τις τῷ ὕδατι ἐγκαταμιγνύμενος τὸ λαμπρὸν ἀφανίζει· ὁ γὰρ ἥλιος πρὶν ἄνω ἀρθῆναι οὐκ ἐπιλάμπει. Τοῦ δὲ θέρεος, ἕωθεν μὲν αὖραι ψυχραὶ πνέουσι, καὶ δρόσοι πίπτουσι· τὸ δὲ λοιπὸν ἥλιος ἐγκαταδύνων ὥς τε μάλιςα διέψει τοὺς ἀνθρώπους. Διὸ καὶ ἀχρόους τε ἐοικὸς εἶναι καὶ ἀῤῥώςους. Τῶν τε νοσευμάτων πάντων μετέχειν μέρος τῶν προειρημένων, ὧν οὐδὲν αὐτέοισι ἀποκέκριται.

κϛ΄. Βαρυφώνους τε ἐοικὸς εἶναι καὶ βραγχώδεας διὰ τὸν ἠέρα, ὅτι ἀκάθαρτος ὡς ἐπὶ

Voilà ce qu'on observe le plus ordinairement.

25. Pour les villes situées à l'occident,
à l'abri des vents de l'orient, et sur lesquelles ceux du septentrion et du midi ne
font que glisser légèrement, leur position,
les rend nécessairement très-insalubres.
Premièrement, les eaux n'y peuvent être
limpides, parce que le brouillard du matin,
qui, pour l'ordinaire, se mêle avec elles,
les altère. En effet, le soleil ne brille
sur l'horison, que lorsqu'il est parvenu
à sa plus haute élévation : en second lieu,
des brises fraîches, soufflent durant les
matinées d'été; il y tombe des rosées, et
le reste de la journée, le soleil, jusqu'à
ce qu'il se couche, brûle et dessèche les
hommes. Aussi doivent-ils naturellement
être décolorés, foibles, et participer en
général aux maladies dont je viens de parler, mais dont il n'y en a aucune qui leur
soit exclusivement propre.

* 26. Leur voix est naturellement grave et
rauque à cause de l'air qu'ils respirent, qui,

15

dans ces villes, est ordinairement impur et mal-sain. Les vents du nord ne séjournent pas assez longtemps pour le purifier, et ceux qui y règnent habituellement sont très-humides ; telle est la nature des vents occidentaux. Dans une ville ainsi située, la température qui varie plusieurs fois dans la même journée, doit ressembler à celle de l'automne ; car à midi l'air y est entièrement différent du soir et du matin. [Voilà ce qu'on observe par rapport aux vents salubres et à ceux qui ne le sont point. § 54.]

CHAPITRE III.

Des Eaux.

27. Je vais maintenant terminer ce que j'avois à dire sur les eaux, et faire connoître celles qui sont salubres et insalubres, de même que les avantages et les inconvéniens qui résultent de leur usage, car celui-ci peut beaucoup contribuer à la santé.

τὸ πουλὺ αὐτόθι γίγνεται καὶ νουσῶδες. Οὔτε
γὰρ ὑπὸ τῶν βορείων ἐκκρίνεται σφόδρα· οὐ
γὰρ προσέχουσι τὰ πνεύματα· ἅ τε προσέχουσι αὐτέοισι καὶ προσκέονται ὑδατεινότατά
ἐστι. Ἐπεὶ τοιαῦτα τὰ ἀπὸ τῆς ἑσπέρης πνεύ-
ματα· ἔοικέ τε μετοπώρῳ μάλιστα ἡ θέσις
ἡ τοιαύτη τῆς πόλιος κατὰ τὰς τῆς ἡμέρης
μεταβολάς· ὅτι πουλὺ τὸ μέσον γίγνεται τοῦ
τε ἑωθινοῦ καὶ τοῦ πρὸς τὴν δείλην. [Περὶ
μὲν πνευμάτων, ἅ τέ ἐστι ἐπιτήδεα καὶ ἀνε-
πιτήδεα, ὧδε ἔχει.]

III.

κζ΄. Περὶ δὲ τῶν λοιπῶν ὑδάτων βούλομαι
διηγήσασθαι, ἅ τέ ἐστι νουσώδεα, καὶ ἅ
ὑγιεινότατα, καὶ ὁκόσα ἀπ' ὕδατος κακά,
ἐοικὸς γίγνεσθαι, καὶ ὅσα ἀγαθά· πλεῖστον
γὰρ μέρος ξυμβάλλεται ἐς τὴν ὑγιείην.

15.

κη΄. Ὁκόσα μὲν ὦν ἐςι ἑλώδεα καὶ στάτιμα καὶ λιμναῖα, ταῦτα ἀναγκαίη τοῦ μὲν θέρεος εἶναι θερμά καὶ παχέα, καὶ ὀδμὴν ἔχοντα, ἅτε οὐκ ἀπόῤῥυτα ἐόντα· ἀλλά τοῦ τε ὀμβρίου ὕδατος ἐπιτρεφομένου αἰεὶ νέου, τοῦ τε ἡλίου καίοντος, ἀναγκαίη ἄχροά τε εἶναι καὶ πονηρὰ καὶ χολώδεα. Τοῦ δὲ χειμῶνος, παγετώδεά τε καὶ ψυχρὰ καὶ τεθολωμένα, ὑπό τε χιόνος καὶ παγετῶν· ὥστε φλεγματωδέστατα εἶναι καὶ βραγχωδέστατα.

κθ΄. Τοῖσι δὲ πίνουσι σπλῆνας μὲν αἰεὶ μεγάλους εἶναι, καὶ μεμυωμένους, καὶ τὰς γαστέρας σκληράς τε καὶ λεπτὰς καὶ θερμάς· τούς δὲ ὤμους καὶ τὰς κληΐδας καὶ τὸ πρόσωπον καταλελεπτύσθαι. Ἐς γὰρ τὸν σπλῆνα αἱ σάρκες ξυντήκονται· διότι ἰσχνοί εἰσι. Ἐδωδούς τε εἶναι τοὺς τοιουτέους καὶ διψηρούς, τάς τε κοιλίας ξηροτάτας καὶ τὰς ἄνω καὶ τὰς κάτω ἔχειν, ὥστε τῶν φαρμάκων ἰσχυροτέρων δέεσθαι. Τοῦτο μὲν τὸ νούσημα αὐτέοισι ξύντροφόν ἐστι καὶ θέρεος καὶ χειμῶνος,

28. Les eaux de marais et d'étangs , et en
général toutes les eaux dormantes, doivent,
pendant l'été , être chaudes , épaisses , d'une
mauvaise odeur , parce qu'elles sont peu
courantes. Des pluies continuelles les alimentent sans cesse , tandis qu'elles sont
brûlées par le soleil ; ce qui fait nécessairement qu'elles doivent être troubles , très-insalubres et propres à augmenter la bile. En
hiver les neiges et les glaces les rendent
froides et troubles , et par conséquent très-
propres à augmenter la pituite et à occasionner l'enrouement.

29. Ceux qui en font usage ont constamment la rate volumineuse et obstruée ; le
ventre émacié et chaud ; les épaules , les clavicules et la face très décharnés ; cet état de
maigreur subsiste parce que les chairs s'exténuent et se fondent dans la rate. Ils
mangent beaucoup et sont toujours altérés ;
ils éprouvent une sécheresse habituelle dans
le bas-ventre et l'estomac , au point qu'il
leur faut des médecines plus fortes pour les
purger. ette maladie leur est familière en
été aussi bien qu'en hiver.   15..*

* 30. Il règne en outre des hydropisies fréquentes et mortelles ; pendant l'été, il y a des dysenteries, des diarrhées, des fièvres quartes très-opiniâtres : or, toutes ces maladies, en se prolongeant beaucoup, changent de caractère, et dégénèrent en hydropisies mortelles : voilà les maladies qui dominent en été.

* 31. Dans l'hiver, les jeunes gens sont sujets au péripneumonies et aux affections maniaques ; et ceux qui sont plus âgés, sont attaqués de la fièvre ardente, à cause de la dureté du ventre.

* 32. Les femmes sont fréquemment atteintes d'œdèmes et de leucophlegmatie ; elles conçoivent et accouchent difficilement : les enfans qu'elles mettent au monde sont d'abord gros et gras ; mais ensuite, ils dépérissent lentement pendant qu'on les élève; les évacuations qui surviennent après l'accouchement sont de mauvaise qualité.

* 33. Les hernies sont surtout familières à l'enfance : les varices et les ulcères des

λ'. Πρὸς δὲ τουτέοισι οἱ ὕδρωπες καὶ πλεῖςοι
γίγνονται καὶ θανατωδέστατοι· τοῦ γὰρ θέρεος
δυσεντερίαι τε πουλλαὶ ἐμπίπτουσι καὶ διάρ-
ροιαι, καὶ πυρετοὶ τεταρταῖοι πουλυχρόνιοι·
ταῦτα δὲ τὰ νοσεύματα μηκυνθέντα τὰς τοιαύτας ῥύσιας ἐς ὕδρωπας κατίστησι καὶ ἀπο-
κτείνει. Ταῦτα μὲν αὐτέοισι τοῦ θέρεος
γίγνεται.

λα'. Τοῦ δὲ χειμῶνος, τοῖσι νεωτέροισι
μὲν περιπλευμονίαι τε καὶ μανιώδεα νοσεύματα. Τοῖσι δὲ πρεσβυτέροισι καῦσοι διὰ τὴν
τῆς κοιλίης σκληρότητα.

λβ'. Τῇσι δὲ γυναιξὶ οἰδήματα ἐγγίγνεται
καὶ φλέγμα λευκόν· καὶ ἐν γαστρὶ ἴσχουσι
μόλις, καὶ τίκτουσι χαλεπῶς. Μεγάλα τε τὰ
ἔμβρυα καὶ οἰδέοντα, ἔπειτα ἐν τῇσι τροφῇσι
φθινώδεά τε καὶ πονηρὰ γίγνεται. Ἥ τε κάθαρσις τῇσι γυναιξὶ οὐκ ἐπιγίγνεται χρηστὴ
μετὰ τὸν τόκον.

λγ. Τοῖσι δὲ παιδίοισι κῆλαι ἐπιγίγνονται
μάλιστα, καὶ τοῖσι ἀνδράσι κιρσοὶ καὶ ἕλκεα

ἐν τῇσι κνήμῃσιν· ὥςε τὰς τοιαύτας φύσιας οὐκ οἷόν τε μακροβίους εἶναι, ἀλλὰ προγηράσκειν τοῦ χρόνου τοῦ ἱκνευμένου.

λδ´. Ἔτι δὲ αἱ γυναῖκες δοκέουσι ἔχειν ἐν γαςρὶ, καὶ ὁκόταν ὁ τόκος ἔῃ, ἀφανίζεται τὸ πλήρωμα τῆς γαςρός· τοῦτο δὲ γίγνεται, ὁκόταν ὑδρωπιήσωσι αἱ ὑςέραι. [Τὰ μὲν τοιαῦτα ὕδατα νομίζω μοχθηρὰ εἶναι πρὸς ἅπαν χρῆμα.]

λε´. Δεύτερα δὲ, ὅσων εἶεν αἱ πηγαὶ ἐκ πετρέων· σκληρὰ γὰρ ἀναγκαίη εἶναι. Ἢ ἐκ γῆς, ὅκου θερμὰ ὕδατά ἐςτι, ἢ σίδηρος γίγνεται, ἢ χαλκὸς, ἢ ἄργυρος, ἢ χρυσὸς, ἢ θεῖον, ἢ στυπτηρίη, ἢ ἄσφαλτος, ἢ νίτρον· ταῦτα γὰρ πάντα ὑπὸ βίης γίγνονται τοῦ θερμοῦ. Οὐ τοίνυν ἐκ τοιαύτης γῆς ὕδατα ἀγαθὰ γίγνεται· ἀλλὰ σκληρά τε καὶ καυσώδεα, διουρέεσθαί τε χαλεπὰ, καὶ πρὸς τὴν διαχώρησιν ἐναντία.

jambes sont des affections communes dans l'âge viril; ainsi avec cette constitution, il n'est pas possible d'espérer une longue vie, au contraire, la vieillesse doit être hâtive.

34. De plus, les femmes se croient enceintes, et quand le terme de l'accouchement est venu, le volume du ventre disparoît, parce qu'il y avoit seulement hydropisie de l'utérus. [Ainsi je pense que ces eaux sont très-mauvaises à tous égards. § 57.]

35. En second lieu, les eaux de sources qui sortent des rochers sont très-nuisibles, elles doivent nécessairement être dures; après celles-là viennent celles qui coulent des terres où sont renfermées des eaux thermales, des mines de fer, de cuivre, d'argent, d'or, de soufre, d'alun, d'asphalte, de nitre; ces matières sont produites par la force de la chaleur. Toutes les eaux qui proviennent de pareilles terres, ne peuvent être de bonne qualité; au contraire, elles sont dures et échauffantes, elles passent difficilement par

les urines, et resserrent le ventre.

56. Celles qui viennent des lieux élevés et des collines de terre, sont excellentes, douces, légères et supportent très-bien la plus petite quantité de vin : de plus, elles sont chaudes en hiver et froides en été, parce qu'elles ont des sources très-profondes. Mais il faut particulièrement recommander l'usage des eaux qui ont leur cours tourné à l'orient, et particulièrement celui d'été : elles doivent nécessairement y être plus limpides, plus légères et meilleures.

57. Les eaux saumâtres, crues et dures ne sont pas bonnes à boire, il y a cependant des maladies et des tempéramens auxquels elles sont bien appropriées et dont je parlerai tout-à-l'heure. Voici à ce sujet ce qu'il y a encore à remarquer.

58. Les meilleures de toutes les eaux sont celles dont les sources se trouvent en face du levant, et ensuite celles qui coulent entre l'orient et l'occident d'été ; mais principalement du côté de l'orient. En troisième

λϚ΄. Ἄριστα δὲ, ὁκόσα ἐκ μετεώρων χωρίων
ῥέει, καὶ λόφων γεηρῶν· αὐτά τε γὰρ ἐςι
γλυκέα καὶ λεπτά, καὶ τὸν οἶνον φέρειν ὀλίγον οἷά τέ ἐστι· τοῦ τε χειμῶνος θερμὰ γίγνεται, τοῦ δὲ θέρεος ψυχρά· οὕτω γὰρ ἂν
εἴη ἐκ βαθυτάτων πηγέων. Μάλιστα δὲ ἐπαι-
νέειν, ὧν τὰ ῥεύματα πρὸς τὰς ἀνατολὰς τοῦ
ἡλίου ἐῤῥώγασι, καὶ μᾶλλον πρὸς τὰς θερι-
νάς· ἀνάγκαίη γὰρ λαμπρότερα εἶναι καὶ εὐώδεα καὶ κοῦφα.

λζ΄. Ὁκόσα δέ ἐστι ἁλυκὰ καὶ ἀτέραμνα
καὶ σκληρὰ, ταῦτα μὲν πάντα πίνειν οὐκ ἀγαθά·
εἰσὶ δ᾽ ἔνιαι φύσιες καὶ νοσεύματα, ἐς ἃ ἐπι-
τήδεά ἐςι τὰ τοιαῦτα ὕδατα πινεύμενα, περὶ
ὧν φράσω αὐτίκα. Ἔχει δὲ καὶ περὶ τουτέων
ὧδε.

λη΄. Ὁκόσων μὲν αἱ πηγαὶ πρὸς τὰς ἀνατολὰς ἔχουσι, ταῦτα μὲν ἄριςα αὐτὰ ἑωυτέων ἐστί. Δεύτερα δὲ τῶν, τὰ μεταξὺ τῶν
θερινῶν ἀνατολέων ἐστί τοῦ ἡλίου καὶ δυ-

σίων, καὶ μᾶλλον τὰ πρὸς τὰς ἀνατολάς.
Τρίτα δὲ, τὰ μεταξὺ τῶν δυσμέων τῶν θερινῶν καὶ τῶν χειμερινῶν. Φαυλότατα δὲ τὰ
πρὸς τὸν νότον, καὶ τὰ μεταξὺ χειμερινῆς
ἀνατολῆς καὶ δύσιος· καὶ ταῦτα τοῖσι μὲν
νοτίοισι, πάνυ πονηρά, τοῖσι δὲ βορηΐοισι,
ἀμείνω.

λθ'. Τουτέοισι δὲ πρέπει ὧδε χρέεσθαι·
ὅς τις μὲν ὑγιαίνει τε καὶ ἔῤῥωται, μηδὲν
διακρίνειν, ἀλλὰ πίνειν αἰεὶ τὸ παρεόν· ὅς τις
δὲ νούσου εἵνεκα βούλεται τὸ ἐπιτηδεώτατον
πίνειν, ὧδε ἂν ποιέων μάλιστα τυγχάνοι τῆς
ὑγιείης.

μ'. Ὁκόσων μὲν αἱ κοιλίαι σκληραί εἰσι,
καὶ ξυγκαίειν ἀγαθαὶ, τουτέοισι μὲν τὰ γλυ-
κύτατα ξυμφέρει καὶ κουφότατα καὶ λαμπρότατα. Ὁκόσων δὲ μαλθακαὶ αἱ νηδύες καὶ
ὑγραί εἰσι καὶ φλεγματώδεες, τουτέοισι δὲ

lieu, viennent celles dont le cours se dirige entre l'occident d'été et celui d'hiver. Les plus mauvaises sont celles qui ont leurs sources tournées au midi, ou qui sont situées entre l'orient et l'occident d'hiver. Elles sont surtout très-mauvaises quand les vents du midi soufflent : et elles ne s'améliorent que par les vents du nord.

39. On doit se conduire ainsi dans l'usage des eaux en général : quiconque est doué de force et de santé, ne doit point choisir les eaux pour sa boisson, mais se contenter de celles qui se trouvent toujours le plus à sa portée : celui qui a quelque indisposition et qui veut y remédier par l'usage de l'eau la plus convenable à son état, en agissant comme je vais le dire, seroit surtout assuré de recouvrer la santé.

40. Tous ceux qui ont le ventre dur et sujet à s'enflammer, doivent faire choix des eaux les plus douces, les plus légères et les plus limpides ; ceux, au contraire, dont le ventre est mou, très-humide et chargé de pituite, doivent préférer les eaux très-

dures, très-crues et saumâtres, parcequ'elles dessèchent le ventre.

41. En effet, il est naturel que les eaux les plus molles et qui cuisent promptement, lâchent et humectent le ventre ; et que les eaux crues, dures et les moins propres à la cuisson, le resserrent et le dessèchent.

42. L'erreur de ceux qui regardent les eaux saumâtres comme laxatives, vient de leur défaut d'expérience ; car, elles nuisent au contraire à la liberté du ventre. En effet, étant crues et difficiles à cuire, elles sont plutôt capables de produire la constipation que le relâchement. Voilà pour ce qui concerne les eaux de source.

43. Quant aux eaux de pluie et de neige, je vais dire ce qu'elles offrent de particulier. D'abord les eaux de pluie sont les plus légères, les plus douces, les plus délicates et les plus limpides de toutes les eaux : car pendant leur formation, le soleil attire et

τὰ σκληρότατα καὶ ἀτεραμνότατα καὶ τὰ ὑπο-
λυκά· Οὕτω γὰρ ἂν ξηραίνοιντο μάλιστα.

να'. Ὁκόσα γὰρ ὕδατά ἐστι ἕψειν ἄριστα,
καὶ τακερώτατα, ταῦτα καὶ τὴν κοιλίην δια-
λύειν ἐοικὸς μάλιστα, καὶ διατήκειν· ὁκόσα δὲ
ἐστι ἀτέραμνα καὶ σκληρά, καὶ ἥκιστα ἕψειν
ἀγαθὰ, ταῦτα δὲ ξυνίστησι μᾶλλον τὰς κοιλίας
καὶ ξηραίνει.

μβ'. Ἀλλὰ γὰρ ψευσάμενοί εἰσι οἱ ἄνθρωποι τῶν ἁλμυρῶν ὑδάτων πέρι δι' ἀπειρίην,
κατότι νομίζεται διαχωρητικά· τὰ δὲ, ἐναν-
τιώτατά ἐστι πρὸς τὴν διαχώρησιν. Ἀτέραμνα
γὰρ καὶ ἀνέψανα, ὥστε καὶ τὴν κοιλίην ὑπ'
αὐτέων στύρεσθαι μᾶλλον ἢ τήκεσθαι. Καὶ
περὶ μὲν τῶν πηγαίων ὑδάτων ὧδε ἔχει..

μγ'. Περὶ δὲ τῶν ὀμβρίων, καὶ ὁκόσα ἀπὸ
χιόνος, φράσω ὅκως ἔχει. Τὰ μὲν ὦν ὄμβρια
κουφότατα καὶ γλυκύτατά ἐστι καὶ λεπτότατα
καὶ λαμπρότατα. Τήν τε γὰρ ἀρχὴν ὁ ἥλιος
ἀνάγει καὶ ἀναρπάζει τοῦ ὕδατος τό τε λεπτό-

τατον καὶ κουφότατον. Δῆλον δὲ οἱ ἅλες ποι-
έουσι· τὸ μὲν γὰρ ἁλμυρὸν λείπεται αὐτέου
ὑπὸ πάχεος καὶ βάρεος, καὶ γίγνεται ἅλες,
τὸ δὲ λεπτότατον ὁ ἥλιος ἀναρπάζει ὑπὸ
κουφότητος.

μδ΄. Ἀνάγει δὲ τὸ τοιοῦτο οὐκ ἀπὸ τῶν
ὑδάτων μοῦνον τῶν λιμναίων, ἀλλὰ καὶ ἀπὸ
τῆς θαλάσσης, καὶ ἐξ ἁπάντων, ἐν ὁκότοισι
ὑγρόν τί ἐστι· ἔνεστι δὲ ἐν παντὶ χρήματι.
Καὶ ἐξ αὐτέων τῶν ἀνθρώπων ἀνάγει τὸ λεπτότατον τῆς ἰκμάδος καὶ κουφότατον.

μέ΄. Τεκμήριον δὲ μέγιστον· ὅταν ἄνθρωπος
ἐν ἡλίῳ βαδίζῃ, ἢ κατίζῃ, ἱμάτιον ἔχων,
ὁκόσα μὲν τοῦ χρωτὸς ὁ ἥλιος ἐφορᾷ, οὐκ
ἱδρώῃ ἄν· ὁ γὰρ ἥλιος ἀναρπάζει τὸ προ-
φαινόμενον τοῦ ἰδρῶτος. Ὁκόσα δ' ὑπὸ τοῦ
ἱματίου ἐσκέπασαι, ἢ ὑπ' ἄλλου του, ἱδροῖ·
ἐξάγεται μὲν γὰρ ὑπὸ τοῦ ἡλίου καὶ βιάζεται,
σώζεται δὲ ὑπὸ τῆς σκέπης, ὥστε μὴ ἀφα-
νίζεσθαι ὑπὸ τοῦ ἡλίου. Ὁκόταν δ' ἐς σκιὴν

enlève les parties les plus légères. On le voit par la formation du sel ; la partie salée ne demeure au fond de l'eau, qu'en conséquence de son épaisseur et de son poids ; et parce que le soleil a dissipé les molécules les plus susceptibles de se diviser, à cause de leur légèreté.

44. Cette vaporisation a lieu non-seulement sur les eaux des étangs, mais encore à la surface des mers et de tous les corps où il existe de l'humidité ; or il en existe partout. Le soleil enlève de même aux hommes les parties les plus subtiles et les plus légères de leurs humeurs.

45. En voici une preuve bien sensible : lorsqu'un homme, couvert d'un manteau, marche ou se repose au soleil, toutes les parties de la peau qui sont en contact avec ses rayons, ne suent point, parce que le soleil absorbe la sueur à mesure qu'elle paroît ; mais toutes les parties recouvertes par les vêtemens ou par quelque autre chose semblable, sont imbibées de sueur. C'est que cette dernière, quoique forcée de pénétrer au dehors,

par l'action du soleil, se conserve à l'abri des
vêtemens et ne peut alors se dissiper : que
si la même personne vient à l'ombre, tout
son corps se couvre également de sueur,
vu, que le soleil n'absorbe plus cette humeur.

46. Mais aussi l'eau de pluie se corrompt-
elle bien plus facilement qu'aucune autre,
et conserve une mauvaise odeur à cause
de son mélange, avec une foule de substances étrangères d'où résulte sa prompte
putréfaction.

47. D'autre part les fluides constamment attirés par le soleil, sont repous-
sés de tous côtés dans les régions supérieures, et se mêlent à l'air : leurs parties
troubles et opaques s'en séparent et s'agglomèrent, alors se forment les brumes et
les nuages. Il ne reste donc que ce qu'il y
a de plus subtil et de plus léger, qui étant
desséché et brûlé par le soleil, devient
doux, de même que les autres substances,
que la cuisson adoucit.

48. Cependant tant que ces vapeurs dis-

κηται, ἅπαν τὸ σῶμα ὁμοίως διαῖ· οὐ γὰρ ἔτι ὁ ἥλιος ἀπολάπτει.

μϛ'. Διὰ ταῦτα δὲ καὶ σήπεται τῶν ὑδάτων τάχιστα καὶ ὀδμὴν ἴσχει πονηρὴν τὸ ὄμβριον, ὅτι ἀπὸ πλείστων ξυνῆκται καὶ ξυμμέμικται, ὥστε σήπεσθαι τάχιστα.

μζ'. Ἔτι δὲ πρὸς τουτέοισι, ἐπειδὰν ἀναρ-πασθῇ καὶ μετεωρισθῇ περιφερόμενον καὶ κατα-μεμιγμένον ἐς τὸν ἠέρα, τὸ μὲν θολερὸν αὐτέου καὶ νυκτοειδὲς ἐκκρίνεται καὶ ἐξίσταται, καὶ γίγνεται ἠὴρ καὶ ὁμίχλη· τὸ δὲ λαμ-πρότατον καὶ κουφότατον αὐτέου λείπεται, καὶ γλυκαίνεται ὑπὸ τοῦ ἡλίου καιόμενόν τε καὶ ἑψόμενον. Γίγνεται δὲ καὶ τἄλλα πάντα τὰ ἑψόμενα αἰεὶ γλυκύτερα.

μη'. Ἕως μὲν ὧν διεσκεδασμένον ᾖ καὶ

μήπω ξυνεστήκη, φέρεται μετέωρον. Ὁκόταν
δέ κου ἀθροισθῇ καὶ ξυςραφῇ ἐς τὠυτὸ ὑπὸ
ἀνέμων ἀλλήλοισι ἐναντιωθέντων ἐξαίφνης,
τότε καταρρήγνυται ᾗ ἂν τύχῃ πλεῖςον ξυ-
ςραφέν· τότε γὰρ ἐοικὸς τοῦτο μᾶλλον γίγνεσθαι, ὁκόταν νέφεα, ὑπὸ ἀνέμου στάσιν
μὴ ἔχοντος ὡρμημένα ἐόντα καὶ χωρέοντα,
ἐξαίφνης ἀντικόψῃ πνεῦμα ἐναντίον καὶ ἕτερα
νέφεα. Ἐνθαῦτα τὰ μὲν πρῶτα αὐτέων ξυστρέφεται, τὰ δὲ ὄπιθεν ἐπιφέρεται, καὶ οὕτω παχύνεται καὶ μελαίνεται, καὶ ξυστρέφεται ἐς τὠυτὸ, καὶ ὑπὸ βάρεος καταρρήγνυται, καὶ ὄμβροι γίγνονται· Ταῦτα μὲν ἔςι
ἄριστα κατὰ τὸ ἐοικός· δέεται δὲ ἀπέψεσθαι
καὶ ἀποσήθεσθαι. Εἰ δὲ μὴ, ὀδμὴν ἴσχει πονηρὴν, καὶ βράγχος καὶ βαρυφωνίη τοῖσι
πίνουσι προσίσταται.

μθ΄. Τὰ δὲ ἀπὸ χιόνος καὶ κρυστάλλων
πονηρὰ πάντα· ὁκόταν γὰρ ἅπαξ παγῇ, οὐκ

séminées n'ont encore aucune consistance ,
elles se soutiennent dans l'atmosphère ;
mais si des vents opposés viennent soudain
à les rassembler et à les condenser quelque
part, alors elles font explosion du côté où
l'amas est le plus épais. Or ceci doit arriver
toutes les fois que des nuages poussés avec
violence par des vents impétueux viennent
tout-à-coup heurter d'autres nuages agités
par un vent contraire : car aussitôt que les
premiers nuages se forment , il en vient
d'autres qui s'agglomèrent successivement ,
qui grossissent et deviennent noirs en se
concentrant vers un même point ; ils se
déchirent enfin par leurs propre poids , et
se résolvent en pluie. Il est donc naturel
que l'eau de pluie soit la meilleure ; néanmoins ; il faut la faire bouillir et la filtrer ;
autrement elle retient une mauvais odeur ,
et quand on en fait usage , elle occasionne
l'enrouement , et rend la voix grave et
rauque.

49. Les eaux de neige et de glace sont
toutes très-mauvaises ; car dès que l'eau

a été gelée, elle ne recouvre plus sa première qualité ; les parties les plus subtiles, les plus légères, et les plus douces s'en séparent et s'évaporent, il ne reste donc que ce qu'il y a de plus grossier et de plus pesant.

5o. Vous le reconnoîtrez de la manière suivante : si dans la saison de l'hiver, vous voulez emplir un vase, avec une quantité donnée d'eau, pour l'exposer ensuite à l'air, pendant une nuit, jusqu'à une parfaite congélation, et que le lendemain vous le transportiez dans un endroit chaud pour faire fondre la glace ; si alors vous mesurez l'eau, vous la trouverez beaucoup diminuée. Cette expérience prouve que la congélation a enlevé et dissipé, non les parties les plus grossières et les plus pesantes du liquide, ce qui est impossible, mais ce qu'il y avoit de subtil et de léger. Mon avis est donc que ces eaux et toutes celles qui leur sont analogues, ne peuvent être que très-mauvaises. Voilà quelle est la nature des eaux de pluie, de neige et de glace.

51. Ceux qui font usage d'eaux mêlées,

ἔτι ἐς τὴν ἀρχαίην φύσιν κατίσταται, ἀλλὰ τὸ μὲν αὐτέου λαμπρὸν καὶ κοῦφον καὶ γλυκὺ ἐκκρίνεται καὶ ἀφανίζεται, τὸ δὲ θολωδέστατον καὶ σταθμωδέστατον λείπεται.

ν΄. Γνοίης δ᾽ ἂν ὧδε. Εἰ γὰρ βούλεαι, ὅταν ἔῃ χειμὼν, ἐς ἀγγήϊον μέτρῳ ἐγχέας ὕδωρ, θεῖναι ἐς τὴν αἰθρίην, ἵνα πήξεται μάλιστα, ἔπειτα τῇ ὑστεραίῃ ἐσενεγκὼν ἐς ἀλέην, ὅκου χαλάσει μάλιστα ὁ παγετὸς, ὁκόταν δὲ λυθῇ, ἀναμετρέειν τὸ ὕδωρ, εὑρήσεις ἔλασσον συχνῷ. Τοῦτο τεκμήριον, ὅτι ὑπὸ τῆς πήξιος ἀφανίζεται καὶ ἀναξηραίνεται τὸ κουφότατον καὶ λεπτότατον, οὐ τὸ βαρύτατον καὶ παχύτατον· οὐ γὰρ ἂν δύναιτο. Ταύτῃ ὧν νομίζω πονηρότατα ταῦτα τὰ ὕδατα εἶναι τὰ ἀπὸ χιόνος καὶ κρυστάλλων, καὶ τὰ τουτέοισι ἑπόμενα, πρὸς ἅπαντα χρήματα. Περὶ μὲν ὧν τῶν ὀμβρίων ὑδάτων καὶ τῶν ἀπὸ χιόνος καὶ κρυστάλλων οὕτως ἔχει.

να΄. Λιθιῶσι δὲ μάλιστα ἄνθρωποι, καὶ

ὑπὸ νεφριτίδων καὶ στραγγουρίης ἁλίσκονται
καὶ ἰσχιάδων, καὶ κηλῆται γίγνονται, ὅκου
ὕδατα πίνουσι παντοδαπώτατα καὶ ἀπὸ πο-
ταμῶν μεγάλων, ἐς οὓς ποταμοὶ ἕτεροι ἐμβάλ-
λουσι, καὶ ἀπὸ λίμνης, ἐς ἣν ῥεύματα πουλλὰ
καὶ παντοδαπὰ ἀπικνεῦνται· καὶ ὁκόσοι ὕδασι
ἐπακτοῖσι χρέονται διὰ μακροῦ ἀγομένοισι,
καὶ μὴ ἐκ βραχέος.

νδ΄. Οὐ γὰρ οἷόν τε ἕτερον ἑτέρῳ ἐοικέναι
ὕδωρ, ἀλλὰ τὰ μὲν γλυκέα εἶναι, τὰ δὲ ἁλυκά
τε καὶ στυπτηριώδεα, τὰ δ᾽ ἀπὸ θερμῶν
ῥέειν. Συμμισγόμενα δὲ ταῦτα ἐς τωὐτὸ ἀλλήλοισι στασιάζει, καὶ κρατέει αἰεὶ τὸ ἰσχυ-
ρότατον. Ἰσχύει δ᾽ οὐκ αἰεὶ τωὐτὸ, ἀλλ᾽ ἄλλοτε ἄλλο κατὰ τὰ πνεύματα· τῷ μὲν γὰρ βορέης
τὴν ἰσχὺν παρέχεται, τῷ δ᾽ ὁ νότος· καὶ τῶν
λοιπῶν πέρι ωὑτὸς λόγος. Ὑφίστασθαι ὦν τοῖσι
τοιουτέοισι ἀναγκαίη ἐν τοῖσι ἀγγηίοισι ἰλύν
καὶ ψάμμον· καὶ ἀπὸ τουτέων πινευμένων τὰ
νουσήματα γίγνεται τὰ προειρημένα. Ὅτι δ᾽
οὐκ ἅπασι, ἑξῆς φράσω.

soit des grands fleuves qui s'abouchent
avec d'autres, soit des lacs et des étangs,
où aboutissent des ruisseaux de toute espèce, sont sujets surtout à la pierre, aux
coliques néphrétiques, à la strangurie, à la
sciatique et aux hernies. Cela arrive aussi
à ceux qui boivent des eaux amenées de
loin dans des canaux, (mais non pas quand
elles viennent de près).

52. En effet il paroît de toute impossibilité
que ces eaux mêlées, puissent être de même
nature; celles-ci doivent être douces, celles-là
saumâtres; d'autres sont alumineuses, d'autres enfin viennent de sources chaudes, et
en se mêlant les unes aux autres, elles se
font une guerre continuelle, jusqu'à ce que
la plus forte l'emporte sur tout le reste. Au
surplus ce n'est pas toujours la même qui
domine, mais tantôt l'une, tantôt l'autre,
selon la force des vents. Quelquefois le vent
du septentrion augmente la vertu de celle-
ci, et quelquefois le vent du midi agit sur
celle-là, et ainsi des autres à proportion.

Nécessairement ces eaux doivent déposer au fond des vaisseaux qui les renferment, un sédiment de sable ou de limon, d'où résultent pour les personnes qui en font usage, les maladies dont je viens de parler. Voici, comme je vais le dire, pourquoi ces effets ne se manifestent pas chez tous les hommes indistinctement.

53. Tous ceux qui ont le ventre libre et sain, dont la vessie n'est pas ardente, ni son col sujet à s'enflammer, urinent facilement, et il ne s'amasse rien dans leur vessie. Ceux au contraire qui sont sujets à l'ardeur du ventre doivent nécessairement la ressentir à la vessie ; et lorsque la chaleur devient contre nature, son col est attaqué d'inflammation. Ce dernier ne pouvant plus chasser l'urine, elle se recuit et s'enflamme : la partie la plus subtile et la plus légère est urinée, tandis que ce qu'il y a de trouble et d'épais se coagule et se concrète. Ce dépôt se forme peu à peu et s'agglomère à mesure que ce qui est coagulé roule dans l'urine, car tout ce qu'elle a

νγ΄. Ὁκόσων μὲν ἥ τε κοιλίη εὐροός τε καὶ ὑγιηρή ἐστι, καὶ ἡ κύστις μὴ πυρετώδης, μηδ᾽ ὁ στόμαχος τῆς κύστιος ξυμπίμπραται λίην, οὗτοι μὲν διουρεῦσι ῥηϊδίως, καὶ ἐν τῇ κύσι οὐδὲν ξυστρέφεται. Ὁκόσων δὲ ἂν ἡ κοιλίη πυρετώδης ἔῃ, ἀναγκαίη καὶ τὴν κύστιν τωὐτὸ πάσχειν· ὁκόταν γὰρ θερμανθῇ μᾶλλον τῆς φύσιος, ἐφλέγμηνε αὐτέης ὁ στόμαχος· ὁκόταν δὲ ταῦτα πάθῃ, τὸ οὖρον οὐκ ἀπίει, ἀλλ᾽ ἐν ἑωυτέῳ ξυνέχει καὶ ξυγκάιει. Καὶ τὸ μὲν λεπτότατον αὐτέου ἀποκρίνεται καὶ τὸ καθαρώτατον, [καὶ] διίει καὶ ἐξουρέεται· τὸ δὲ παχύτατον καὶ θολωδέστατον ξυστρέφεται καὶ ξυμπήγνυται, [καὶ] τὸ μὲν πρῶτον σμικρόν, ἔπειτα μέζον γίγνεται. Κυλινδεύμενον

16.

γὰρ ὑπὸ τοῦ οὔρου, ὅτι ἂν ξυνίστηται παχὺ,
ξυναρμόζει πρὸς ἑωυτὸ, καὶ οὕτως αὔξεταί τε
καὶ πωροῦται.

νδ΄. Καὶ ὁκόταν οὐρέῃ, πρὸς τὸν στόμαχον
τῆς κύστιος προσπίπτει ὑπὸ τοῦ οὔρου βιαζό-
μενον, καὶ κωλύει οὐρέειν, καὶ ὀδύνην παρέχει ἰσχυρὴν, ὥστε τὰ αἰδοῖα τρίβουσι καὶ
ἕλκουσι τὰ παιδία τὰ λιθιῶντα· δοκέει γὰρ
αὐτέοισι τὸ αἴτιον ἐνθαῦτα εἶναι τῆς οὐρήσιος.

νε΄. Τεκμήριον δ᾽ ὅτι οὕτως ἔχει· τὸ γὰρ
οὖρον λαμπρότατον οὐρέουσι οἱ λιθιῶντες·
ὅτι τὸ παχύτατον καὶ θολωδέστατον αὐτέου
μένει καὶ ξυστρέφεται. Καὶ τὰ μὲν πλεῖϛα
οὕτω λιθιᾷ.

νϛ΄. Γίγνεται δὲ παισὶ καὶ ἀπὸ τοῦ γάλακ-
τος, ἢν μὴ ὑγιηρὸν ἔῃ, ἀλλὰ θερμόν τε λίην
καὶ χολῶδες· τὴν γὰρ κοιλίην διαθερμαίνει καὶ
τὴν κύστιν, ὥστε τὸ οὖρον ξυγκαιόμενον ταῦ-

d'épais s'y adapte de lui-même. C'est ainsi que les concrétions augmentent de volume et se durcissent.

54. Toutes les fois qu'on veut uriner, la pierre est forcée de se précipiter au-devant du col de la vessie, par la présence même de l'urine et s'oppose à sa sortie. Elle cause alors des douleurs si vives que les enfans mâles, attaqués de la pierre, frictionnent et tiraillent le penis, parce qu'il leur semble qu'en cet endroit réside la cause qui doit les faire uriner.

55. Une preuve que cela se passe ainsi, c'est que l'urine des calculeux, est très-claire ; parce qu'en effet, ce qu'il y a de trouble et d'épais dans l'urine, demeure au fond de la vessie, et s'y concrète. C'est ainsi que se forme ordinairement la pierre.

56. Chez les enfans, elle peut venir aussi d'un lait altéré, échauffé et bilieux, qui provoque l'ardeur du ventre et de la vessie, de façon que l'urine venant à s'enflammer, produit l'affection calculeuse ; ainsi mon

avis est qu'il vaut mieux donner aux enfans du vin mêlé à une grande quantité d'eau ; de cette manière il brûle et dessèche moins les veines.

57. Cependant les symptômes de la pierre sont différens chez les filles, à raison de leur conformation. L'urèthre, qui communique avec la vessie est court et large, en sorte que l'urine est expulsée facilement ; aussi ne peuvent-elles tirailler ni frictionner l'extrémité de l'urèthre comme les garçons : car ce canal s'ouvre très-près des parties sexuelles, et son orifice est très-ample ; de plus, les femmes boivent ordinairement plus que les hommes. Voilà ce qui se passe à cet égard, ou du moins à très-peu de chose près.

CHAPITRE IV.

Des Saisons.

58. Quant aux saisons, celui qui les ob-

τα πάσχειν. Καὶ φημὶ ἄμεινον εἶναι τοῖσι παιδίοισι τὸν οἶνον ὡς ὑδαρέστατον διδόναι· ἧσσον
γὰρ τὰς φλέβας ξυγκαίει καὶ ξυνακίνει.

νζ'. Τοῖσι δὲ θήλεσι, αἰδοῖσι γίγνεται οὐκ
ὁμοίως· ὁ γὰρ οὐρητὴρ βραχύς ἐστι ὁ τῆς κύστιος καὶ εὐρὺς, ὥστε βιάζεσθαι τὸ οὖρον
ῥηϊδίως. Οὔτε γὰρ τῇ χειρὶ τρίβει τὸ αἰδοῖον,
ὥσπερ τὸ ἄρσεν, οὔτε ἅπτεται τοῦ οὐρητῆρος·
ἐς γὰρ τὰ αἰδοῖα ξυντέρηται, καὶ διότι οἱ
οὐρητῆρές εἰσιν εὐρίες, καὶ πίνουσι πλεῖον, ἢ
οἱ παῖδες. Περὶ μὲν ὧν τουτέων ὧδε ἔχει, ἢ
ἔτι τουτέων ἐγγύτατα.

IV.

νή'. Περὶ δὲ τῶν ὡρέων, ὧδε ἄν τις ἐνθυ-
16...

μεύμενος διαγιγνώσκοι, ὁκοῖόν τι μέλλοι ἔσεσθαι τὸ ἔτος, εἴτε νουσερὸν, εἴτε ὑγιηρὸν. Ἢν μὲν γὰρ κατὰ λόγον γένηται τὰ σημήϊα ἐπὶ τοῖσι ἄστροισι δύνουσί τε καὶ ἐπιτέλλουσι, ἔν τε τῷ μετοπώρῳ ὕδατα γένηται, καὶ ὁ χειμὼν μέτριος, καὶ μήτε λίην εὔδιος, μήτε ὑπερβάλλων τὸν καιρὸν τῷ ψύχεϊ, ἔν τε τῷ ἦρι ὕδατα γένηται ὡραῖα, καὶ ἐν τῷ θέρει, οὕτω τὸ ἔτος ὑγιηρότατον ἐοικὸς εἶναι.

νς΄. Ἢν δ᾽ ὁ μὲν χειμὼν αὐχμηρὸς καὶ βορήϊος γένηται, τὸ δ᾽ ἦρ ἔπομβρον καὶ νότιον, ἀναγκαίη τὸ θέρος πυρετῶδες εἶναι, καὶ ὀφθαλμίας καὶ δυσεντερίας ἐγγίγνεσθαι. Ὁκόταν γὰρ τὸ πνῖγος ἐπιγένηται ἐξαίφνης, τῆς τε γῆς ὑγρῆς ἐούσης ὑπὸ τῶν ὄμβρων τῶν ἠρινῶν καὶ ὑπὸ τοῦ νότου, ἀναγκαίη διπλόον τὸ καῦμα εἶναι, ὑπό τε τῆς γῆς διαβρόχου ἐούσης καὶ θερμῆς, καὶ ὑπὸ τοῦ ἡλίου καίοντος, τῶν τε κοιλιέων μὴ ξυνεστηκυιέων τοῖσι ἀνθρώποισι, μηδὲ τοῦ ἐγκεφάλου ἀνεξηρασμένου· οὐ γὰρ οἷόν τε, τοῦ ἦρος τοιουτέου ἐόντος, μὴ οὐ

servera de la manière que je vais indiquer
sera en état de juger quelle doit être la
constitution annuelle, si elle sera salubre
ou insalubre. Si les signes qui accompagnent le lever et le coucher des astres sont
réguliers, et qu'il tombe des pluies en automne, que l'hiver soit modéré, ni trop
doux, ni trop froid; si au printemps et
pendant l'été suivant, il y a des pluies appropriées à ces deux saisons, une telle année doit naturellement être très-salubre.

59. Si au contraire, l'hiver est sec et boréal et le printemps pluvieux et austral, nécessairement il y aura en été beaucoup de
fièvres ardentes, des dysenteries et des
ophthalmies; car lorsqu'une chaleur étouf-
fante saisit tout-à-coup la terre échauffée
par les vents du midi, et humectée par les
pluies du printemps, nécessairement elle
doit agir avec d'autant plus de force, que
la terre est déjà chaude et humide, et qu'elle
est brûlée par l'ardeur du soleil. Ainsi, le
ventre n'est pas encore resserré, ni le cerveau débarrassé des humeurs; car il est

impossible que dans un pareil printemps,
le corps ni les chairs ne soient pas abreuvés d'humidité ; de sorte qu'on doit s'attendre à des fièvres très-aiguës , surtout
chez les phlegmatiques. Les femmes et
les hommes d'une constitution très - humide , seront probablement attaqués de
dysenterie.

60. Et si au lever de la Canicule il survient des orages et des pluies , et que les
vents étésiens soufflent à cette époque , on
peut espérer que les maladies cesseront , et
que l'automne sera salubre ; autrement , il
est à craindre que ces affections , d'ailleurs
peu dangereuses pour les personnes âgées ,
ne deviennent mortelles , surtout pour les
femmes et les enfans ; et que ceux qui en
réchappent , ne finissent par avoir des
fièvres quartes , qui se terminent ensuite
par des hydropisies.

61. Si l'hiver est très-pluvieux et doux ,
et le printemps boréal, sec et froid , les
femmes enceintes qui doivent accoucher au
printemps , sont en danger de faire des

πλαδᾶν τὸ σῶμα καὶ τὴν σάρκα· ὥστε τοὺς πυρετοὺς ἐπιπίπτειν ὀξυτάτους ἅπασι, μάλιϛα
δὲ τοῖσι φλεγματίῃσι. Καὶ δυσεντερίας ἐοικός
ἐστι γίγνεσθαι τῇσι γυναιξὶ, καὶ τοῖσι ἀνδράσι τοῖσι ὑγροτάτοισι.

ξ. Καὶ, ἢν μὲν ἐπὶ Κυνὸς ἐπιτολῇ ὕδωρ
ἐπιγένηται καὶ χειμών, καὶ οἱ ἐτησίαι πνεύ-
σωσι, ἐλπὶς παύσασθαι, καὶ τὸ μετόπωρον
ὑγιηρὸν γενέσθαι. Ἢν δὲ μὴ, κίνδυνος θανάτους τε γενέσθαι τοῖσι παιδίοισι καὶ τῇσι γυναιξὶ, τοῖσι δὲ πρεσβύτῃσι ἥκιστα· τούς τε
περιγενομένους ἐς τεταρταίους ἀποτελευτᾶν,
καὶ ἐκ τῶν τεταρταίων ἐς ὕδρωπας.

ξα. Ἢν δ' ὁ μὲν χειμὼν νότιος γένηται καὶ
ἔπομβρος καὶ εὔδιος, τὸ δ' ἦρ βορήϊόν τε καὶ
αὐχμηρὸν καὶ χειμέριον, πρῶτον μὲν τὰς γυναῖκας, ὁκόσαι ἂν τύχωσι ἐν γαϛρὶ ἔχουσαι,

16.....

καὶ ὁ τόκος αὐτέῃσι ἔῃ πρὸς τὸ ἦρ, ἐκτιτρώσκεσθαι· ὁκόσαι δ' ἂν καὶ τέκωσι, ἀκρατέα τὰ παιδία τίκτειν καὶ νουσώδεα, ὥςτε ἢ αὐτίκα ἀπόλλυσθαι, ἢ ζώειν λεπτά τε ἐόντα καὶ ἀσθενέα. Ταῦτα μὲν τῇσι γυναιξί. Τοῖσι δὲ λοιποῖσι δυσεντερίας, καὶ ὀφθαλμίας ξηρὰς, καὶ ἐνίοισι καταρρόους ἀπὸ τῆς κεφαλῆς ἐπὶ τὸν πλεύμονα.

ξϛ΄. Τοῖσι μὲν ὦν φλεγματίῃσι τὰς δυσεντερίας ἐοικὸς γίγνεσθαι, καὶ τῇσι γυναιξί, φλέγματος ἐπικαταρρυέντος ἀπὸ τοῦ ἐγκεφάλου, διὰ τὴν ὑγρότητα τῆς φύσιος. Τοῖσι δὲ χολώδεσι, ὀφθαλμίας ξηρὰς, διὰ τὴν θερμότητα καὶ ξηρότητα τῆς σαρκός. Τοῖσι δὲ πρεσβύτῃσι καταρρόους, διὰ τὴν ἀραιότητα καὶ τὴν ἔκτασιν τῶν φλεβῶν· ὥστε ἐξαίφνης τοὺς μὲν ἀπόλλυσθαι, τοὺς δὲ παραπλήκτους γίγνεσθαι τὰ δεξιὰ, ἢ τὰ ἀριστερά.

ξζ΄. Ὁκόταν γὰρ, τοῦ χειμῶνος ἐόντος νοτίου καὶ ἐπόμβρου καὶ θερμοῦ, τὸ σῶμα μὴ

fausses couches , et celles qui arrivent à
terme , mettent au monde des enfans foibles
et maladifs , qui périssent bientôt après
leur naissance ou qui vivent maigres et
débiles. Voilà ce qui doit arriver aux femmes. Les autres sujets éprouveront des dysenteries et des ophthalmies sèches ; quelques-uns auront des catarrhes de la tête ,
qui pourront se jeter sur le poumon.

62. Les phlegmatiques , et les femmes ,
à raison de leur constitution très-humide
et des fluxions d'humeurs , qui proviennent
de la tête , doivent naturellement être atteints de dysenteries. Les bilieux sont
plus exposés aux ophthalmies sèches , à
cause de la chaleur et de la sécheresse de
leurs chairs. Les vieillards sont sujets à des
fluxions catarrhales , par l'état de sécheresse et de tension des vaisseaux : de sorte
que quelques - uns sont frappés de mort
subite , et quelques autres de paraplégie du
côté droit ou du côté gauche.

63. Car après un hiver austral pluvieux
et doux , le corps ni ses vaisseaux n'ont pu

encore prendre de ressort ; et lorsque le printemps suivant est boréal, sec et froid, le cerveau, qui à l'entrée de cette dernière saison, devoit naturellement se détendre et se purger des humeurs qui occasionnent les coryzes et les enrouemens, se tend au contraire et se resserre. Les chaleurs d'été survenant tout-à-coup, un changement aussi prompt doit nécessairement causer ces maladies, qui finissent par des lientéries et des hydropisies, parce que le ventre ne parvient que très-difficilement à se resserrer.

64. Mais si l'été est pluvieux et austral, et qu'il soit suivi d'un automne semblable, l'hiver sera nécessairement peu salubre, et doit causer des fièvres ardentes aux phlegmatiques, et à ceux qui ont passé l'âge de cinquante ans. Les bilieux sont particulièrement sujets aux pleurésies et aux péripneumonies.

65. Quand à un été sec et boréal succède un automne pluvieux et austral, il doit nécessairement régner en hiver des maux de tête, des sphacèles du cerveau, des

ξυνίστηται, μηδ' αἱ φλέβες, τοῦ ἦρος ἐπιγε-
νομένου βορηίου καὶ αὐχμηροῦ καὶ ψυχροῦ,
ὁ ἐγκέφαλος, ὁπηνίκα αὐτὸν ἔδει ἅμα τῷ ἦρι
διαλύεσθαι καὶ καθαίρεσθαι ἀπό τε κορύζης
καὶ βράγχων, τηνικαῦτα πήγνυταί τε καὶ ξυν-
ίσταται· ὥστε, ἐξαίφνης τοῦ θέρεος ἐπιγενο-
μένου καὶ τοῦ καύματος, καὶ τῆς μεταβολῆς
ἐπιγενομένης, ταῦτα τὰ νοσεύματα ἐπιπίπτει.
Καὶ λειεντερίαι, καὶ ὕδρωπες, τελευτῶσι τοῖσι
νοσεύμασι ἐπιγίγνονται· οὐ γὰρ ἀποξηραίνον-
ται αἱ κοιλίαι ῥηιδίως.

ξδ'. Ἢν δὲ τὸ θέρος ἔπομβρον γένηται καὶ
νότιον, καὶ τὸ μετόπωρον ὡσαύτως, χειμῶνα
ἀναγκαίη νουσερὸν εἶναι, καὶ τοῖσι φλεγματίησι
καὶ τοῖσι γεραιτέροισι τεσσαρήκοντα ἐτέων καύ-
σους γίγνεσθαι ἐοικός· τοῖσι δὲ χολώδεσι πλευρίτιδας καὶ περιπλευμονίας.

ξε'. Ἢν δὲ τὸ θέρος αὐχμηρὸν γένηται καὶ
βορήιον, τὸ δὲ μετόπωρον ἔπομβρον καὶ νότιον, κεφαλαλγίας ἐς τὸν χειμῶνα καὶ σφακέ-
λους τοῦ ἐγκεφάλου ἐοικὸς γίγνεσθαι, καὶ

προσέτι βράγχους καὶ κορύζας καὶ βῆχας, ἐνίοισι δὲ καὶ φθίσιας.

ξϛ'. Ἢν δὲ βορήϊόν τε ἔῃ καὶ ἄνυδρον, καὶ μήτε ὑπὸ Κύνα ἔπομβρον, μήτε ἐπὶ τῷ Ἀρκτούρῳ, τοῖσι μὲν φλεγματίῃσι φύσι ξυμφέρει μάλιστα, καὶ τοῖσι ὑγροῖσι τὰς φύσιας, καὶ τῇσι γυναιξί· τοῖσι δὲ χολώδεσι τοῦτο πολεμιώτατον γίγνεται· λίην γὰρ ἀναξηραίνονται. Καὶ ὀφθαλμίαι αὐτέοισι ἐπιγίγνονται ξηραί, καὶ πυρητοὶ ὀξέες καὶ πουλυχρόνιοι, ἐνίοισι δὲ καὶ μελαγχολίαι.

ξζ'. Τῆς γὰρ χολῆς τὸ μὲν ὑγρότατον καὶ ὑδαρέστατον ἀναλοῦται, τὸ δὲ παχύτατον καὶ δριμύτατον λείπεται, καὶ τοῦ αἵματος κατὰ τὸν αὐτὸν λόγον, ἀπ' ὧν ταῦτα τὰ νοσεύματα αὐτέοισι γίγνεται. Τοῖσι δὲ φλεγματίῃσι πάντα ταῦτα ἀρωγά ἐστι· ἀναξηραίνονται γάρ, καὶ ἐς τὸν χειμῶνα ἀπικνέονται οὐ πλαδῶντες, ἀλλ' ἀνεξηρασμένοι.

ξη'. Κατὰ ταῦτά τις ἐννοεύμενος καὶ σκοπεύμενος προειδείη ἂν τὰ πλεῖστα τῶν μελλόντων ἔσεσθαι ἀπὸ τῶν μεταβολέων. Φυλάσ-

coryzes , des toux et même quelques phthisies.

66. Mais si l'automne est boréal , sec et
froid , et qu'il n'y ait eu de pluies, ni au
lever de la Canicule , ni à celui d'Arcture ,
cette saison sera favorable aux hommes
d'un tempérament phlegmatique , ainsi
qu'aux femmes ; elle est très-contraire aux
bilieux , qu'elle dessèche trop ; elle leur
cause des ophthalmies sèches , des fièvres
aiguës et chroniques , et à quelques-uns
des affections mélancoliques.

67. C'est que , la partie la plus aqueuse et
la plus subtile de la bile se consume; et qu'il
n'en reste que la partie la plus épaisse et la
plus âcre : il en est de même pour le sang ;
c'est ainsi que s'engendrent ces maladies.
Cette constitution est particulièrement favorable aux phlegmatiques , qui au lieu
d'arriver à l'hiver remplis d'humidité, sont
au contraire desséchés.

68. C'est après avoir bien considéré tous
ces effets , et en y réfléchissant mûrement
qu'on sera en état de prévoir les maladies ,

produites par les révolutions des saisons. On doit craindre surtout leurs changemens les plus considérables ; et s'abstenir alors des purgatifs , et ne point cautériser sans nécessité les parties voisines du ventre , mais attendre au moins que dix jours soient écoulés.

69. Les plus grands et les plus dangereux changemens arrivent ces jours là , et principalement aux deux solstices et aux époques qu'on est convenu de nommer les deux équinoxes , surtout pendant le solstice d'été et pendant l'équinoxe d'automne.

70. Il faut bien prendre garde aussi au lever des astres , surtout à celui de la Canicule et de l'Arcture , ainsi qu'au coucher des Pléiades ; car les maladies se jugent , surtout à ces époques : les unes deviennent mortelles , les autres guérissent ou se transforment en d'autres affections , d'une espèce et d'une nature tout-à-fait différentes. Voilà ce qu'il y a de remarquable sur les saisons.

σεσθαι δὲ χρὴ μάλιστα τὰς μεταβολὰς τῶν
ὡρέων τὰς μεγίστας, καὶ μήτε φάρμακον διδόναι ἑκόντα, μήτε τάμνειν, πρὶν παρέλθωσι
ἡμέραι δέκα, ἢ καὶ πλεῦνες.

ξθ΄. Μέγισται δέ εἰσι αἵδε καὶ ἐπικινδυνό-
ταται· ἡλίου τροπαὶ ἀμφότεραι, καὶ μᾶλλον
αἱ θεριναί· καὶ ἰσημερίαι νομιζόμεναι ἀμφότεραι, μᾶλλον δὲ αἱ μετοπωριναί.

ο΄. Δεῖ δὲ καὶ τῶν ἄστρων τὰς ἐπιτολὰς
φυλάσσεσθαι, καὶ μάλιστα τοῦ Κυνὸς, ἔπειτα
Ἀρκτούρου, καὶ ἔτι Πληϊάδων δύσιν. Τὰ γὰρ
νοσεύματα μάλιστα ἐν ταύτῃσι τῇσι ἡμέρῃσι
κρίνεται· καὶ τὰ μὲν ἀποφθίνει, τὰ δὲ λήγει,
τὰ δ᾽ ἄλλα πάντα μεθίσταται ἐς ἕτερον εἶδος
καὶ ἑτέρην κατάστασιν. Περὶ μὲν τουτέων οὕτως ἔχει.

V.

οα΄. Βούλομαι δὲ περὶ τῆς Ἀσίης καὶ τῆς Εὐρώπης δεῖξαι, ὁκόσον διαφέρουσι ἀλλήλέων ἐς τὰ πάντα, καὶ περὶ τῶν ἐθνέων τῆς μορφῆς, ὅτι διαλλάσσει καὶ μηδὲν ἔοικε ἀλλήλοισι. Περὶ μὲν ὦν ἁπάντων πουλὺς ἂν εἴη λόγος· περὶ δὲ τῶν μέγιστον καὶ πλεῖστον διαφερόντων ἐρέω, ὥς μοι δοκέει ἔχειν.

οβ΄. Τὴν Ἀσίην δὴ πλεῖστον διαφέρειν φημὶ τῆς Εὐρώπης ἐς τὰς φύσιας τῶν ξυμπάντων, τῶν τε ἐκ τῆς γῆς φυομένων καὶ τῶν ἀνθρώπων· πουλὺ γὰρ καλλίονα καὶ μέζονα πάντα γίγνεται ἐν τῇ Ἀσίῃ· ἥ τε χώρη τῆς χώρης ἡμερωτέρη, καὶ τὰ ἤθεα τῶν ἀνθρώπων ἠπιώτερα καὶ εὐεργότερα.

CHAPITRE V.

De l'Asie.

71. Je vais maintenant démontrer combien l'Asie et l'Europe diffèrent l'une de l'autre, et quelle disparité règne dans la physionomie des peuples qui habitent ces deux contrées. Comme il seroit trop long de traiter ce sujet en détail, je ne parlerai que des principales variétés qui me paroissent dignes d'être remarquées.

72. Je dis donc que l'Asie diffère essentiellement de l'Europe dans toutes les productions de la nature, tant à l'égard des hommes que des plantes. Tout vient beaucoup plus beau et plus grand en Asie qu'en Europe ; le sol en est moins sauvage, et les

____

(1) M. le docteur Coray place ici le paragraphe non coté, qui est après le N° 10.

hommes sont aussi d'un caractère plus doux et plus flexible.

73. Cette différence vient surtout de la température des saisons ; car l'Asie, située à l'Orient, entre les deux levers du soleil, est plus éloignée du froid que l'Europe. Or ce qui contribue le plus à l'accroissement et à l'amélioration des productions du sol, c'est lorsque rien ne domine avec excès ; mais lorsqu'au contraire tout se tempère avec une égale force.

74. A la vérité, l'Asie n'est pas également tempérée partout ; mais ses contrées, également éloignées du chaud et du froid, sont fertiles en fruits de la terre et en arbres ; l'air y est pur, les eaux y sont excellentes, venant du ciel ou ayant des sources terrestres. Le sol n'y est point brûlé par des chaleurs excessives, ni comprimé par des hivers rigoureux ; le hâle et la sécheresse ne s'y font point sentir par la disette d'eau, ni l'extrême humidité, par des pluies considérables et par des neiges.

ογ΄. Τὸ δὲ αἴτιον τουτέων ἡ κρᾶσις τῶν ὡρέων ἐστί· ὅτι τοῦ ἡλίου ἐν μέσῳ τῶν ἀνατολέων κέεται πρὸς τὴν ἠῶ, τοῦ τε ψυχροῦ πορρωτέρω· τὴν δ᾽ αὔξησιν καὶ ἡμερότητα παρέχει πλεῖστον ἁπάντων, ὁκόταν μηδὲν ἔῃ ἐπικρατέον βιαίως, ἀλλὰ παντὸς ἰσομοιρίη δυναστεύῃ.

οδ΄. Ἔχει δὲ καὶ κατὰ τὴν Ἀσίην οὐ πανταχῇ ὁμοίως. Ἀλλ᾽ ὅση μὲν τῆς χώρης ἐν μέσῳ κέεται τοῦ θερμοῦ καὶ τοῦ ψυχροῦ, αὕτη μὲν εὐκαρποτάτη ἐςὶ καὶ εὐδενδροτάτη καὶ εὐδιεστάτη, καὶ ὕδασι καλλίττοισι κέχρηται, τοῖσί τε οὐρανίοισι καὶ τοῖσι ἐκ τῆς γῆς· οὔτε γὰρ ὑπὸ τοῦ θερμοῦ ἐκκέκαυται λίην, οὔτε ὑπὸ αὐχμῶν καὶ ἀνυδρίης ἀνεξήρανται, οὔτε ὑπὸ ψύχεος πεπίεσται, οὔτε νοτίη τε καὶ διάβροχός ἐστι ὑπό τε ὄμβρων πουλλῶν καὶ χιόνος.

οε΄. Τά τε ὡραῖα αὐτόθι πουλλὰ ἐοικὸς γίγνεσθαι, ὁκόσα τε ἀπὸ σπερμάτων, καὶ ὁκόσα αὐτὴ ἡ γῆ ἀναδιδοῖ φυτὰ, ὧν τοῖσι καρποῖσι χρέονται ἄνθρωποι, ἡμεροῦντες ἐξ ἀγρίων, καὶ ἐς ἐπιτήδεον μεταφυτέοντες. Τά τε ἐντρεφόμενα κτήνεα εὐθηνέειν ἐοικὸς μάλιστα, τίκτειν τε πυκνότατα, καὶ ἐκτρέφειν κάλλιστα. Τούς τε ἀνθρώπους εὐτραφέας εἶναι, καὶ τὰ εἴδεα καλλίστους, καὶ μεγάθεα μεγίστους, καὶ ἥκιστα διαφόρους ἐς τά τε εἴδεα αὐτῶν καὶ τὰ μεγάθεα.

οϛ΄. Ἐοικός τε τὴν χώρην ταύτην τοῦ ἐγγύτατα εἶναι κατὰ τὴν φύσιν καὶ τὴν μετριότητα τῶν ὡρέων. Τὸ δὲ ἀνδρῇον, καὶ τὸ ταλαίπωρον, καὶ τὸ ἔμπονον, καὶ τὸ θυμοειδὲς οὐκ ἂν δύναιτο ἐν τοιαύτῃ φύσι ἐγγίγνεσθαι μήτε ὁμοφύλου, μήτε ἀλλοφύλου, ἀλλὰ τὴν ἡδονὴν ἀναγκαίη κρατέειν. Διότι πουλύμορφα γίγνεται τὰ ἐν τοῖσι θηρίοισι. Περὶ μὲν ὧν Αἰγυπτίων καὶ Λιβύων οὕτως ἔχειν μοι δοκέει.

75. Les fruits d'été doivent naturellement abonder dans ce pays, tant ceux qui viennent des graines ensemencées que des plantes sauvages, qui croissent spontanément, et dont les hommes se nourrissent, après les avoir adoucies par la transplantation, et par une culture convenable. Le bétail qu'on y élève est très-fécond, et y vient très-beau; les hommes ont de l'embonpoint, sont d'une grande beauté, et d'une haute stature, mais d'une nature si uniforme, qu'il n'y a, pour ainsi dire, entre eux aucune différence.

76. Un tel pays doit naturellement se ressentir de la bonne constitution et de la douceur des saisons : aussi bien, il n'est pas naturel que la force, le courage, la constance à supporter les fatigues et l'amour du travail, soient des qualités innées dans ces contrées : au contraire, l'irrésistible attrait du plaisir, commande si impérieusement à la nature, qu'elle n'y fait aucune distinction, ni d'espèce, ni de sexe. C'est pourquoi on rencontre tant de variétés parmi les bêtes sauvages. Je pense

qu'il en doit être à peu-près de même en Egypte et en Lybie.

77. Quant aux contrées situées à la droite du Levant d'été, et qui s'étendent jusqu'au Palus Méotide, qui est ici la limite qui sépare l'Asie de l'Europe, voici ce qu'il y a de remarquable. Tous les peuples qu'on y rencontre sont bien moins ressemblans entre eux que ceux dont je viens de parler, à cause de la nature du sol, et des variations fréquentes des saisons.

78. En effet, il en est de la nature du sol comme de celle des hommes : car partout où les changemens de saisons sont brusques et fréquens, le sol est âpre et sauvage ; vous y rencontrez presque toujours des montagnes couvertes de forêts, entrecoupées par des plaines et des prairies ; au contraire, dans les pays où les saisons sont à peu-près toujours égales, le sol y est très-uni.

79. La même chose s'observe chez les hommes, si l'on veut y faire attention ; car il est telle constitution qui a de l'analogie

οζ. Περὶ δὲ τῶν ἐν δεξιῇ τοῦ ἡλίου τοῦ ἀνατολέων τῶν θερινῶν μέχρι Μαιώτιδος λίμνης (οὗτος γὰρ οὖρος τῆς Εὐρώπης καὶ τῆς Ἀσίης), ὧδε ἔχει περὶ αὐτέων. Τὰ ἔθνεα ταῦτα πάντη διάφορα αὐτὰ ἑωυτέων μᾶλλόν ἐστι τῶν προδιηγημένων, διὰ τὰς μεταβολὰς τῶν ὡρέων καὶ τῆς χώρης τὴν φύσιν.

οη. Ἔχει δὲ καὶ κατὰ τὴν γῆν ὁμοίως, ὥσπερ καὶ κατὰ τοὺς ἀνθρώπους. Ὅκου γὰρ αἱ ὧραι μεγίστας μεταβολὰς ποιέονται καὶ πυκνοτάτας, ἐκεῖ καὶ ἡ χώρη ἀγριωτάτη καὶ ἀνωμαλωτάτη ἐστί· καὶ εὑρήσεις οὔρεά τε πλεῖστα καὶ δασία, καὶ πεδία, καὶ λειμῶνας ἐόντας. Ὅκου δ' αἱ ὧραι μὴ μέγα ἀλλάσσουσι, ἐκεῖ καὶ ἡ χώρη ὁμαλωτάτη ἐστί.

οθ. Οὕτω δὲ ἔχει καὶ περὶ τῶν ἀνθρώπων, εἴ τις βούλεται ἐνθυμέεσθαι. Εἰσὶ γὰρ φύσιες, αἱ μὲν οὔρεσι ἐοικυῖαι δενδρώδεσί τε καὶ ἐπὺδροισι, αἱ δὲ λεπραῖσί τε καὶ ἀνύδροισι, αἱ δὲ λειμακωδεστέροισί τε καὶ ἑλώδεσι, αἱ δὲ πεδίῳ τε καὶ ψιλῇ καὶ ξερῇ γῇ. Αἱ γὰρ ὧραι αἱ μεταλλάσσουσαι τῆς μορφῆς τὴν φύσιν εἰσὶ διάφοροι· ἢν δὲ διάφοροι ἔωσι μέγα σφέων αὐτέων, διαφοραὶ πλεῦνες γίγνονται τοῖσι εἴδεσι.

π΄. Καὶ ὁκόσα μὲν ὀλίγον διαφέρει τῶν ἐθνέων, παραλείψω· ὁκόσα δὲ μέγα ἢ φύσι, ἢ νόμῳ, ἐρέω περὶ αὐτέων, ὡς ἔχει. Καὶ πρῶτον περὶ τῶν Μακροκεφάλων· τουτέῳ γὰρ οὐκ ἔςι ἄλλο ἔθνος ὁμοίας τὰς κεφαλὰς ἔχον οὐδέν. Τὴν μὲν γὰρ ἀρχὴν ὁ νόμος αἰτιώτατος ἐγένετο τοῦ μήκεος τῆς κεφαλῆς, νῦν δὲ καὶ ἡ φύσις ξυμβάλλεται τῷ νόμῳ· τοὺς γὰρ μακροτάτην ἔχοντας τὴν κεφαλὴν γενναιοτάτους ἡγέονται. Ἔχει δὲ περὶ νόμου ὧδε.

avec des pays montueux, couverts de bois
et humides, et telle autre avec des terres
sèches et raboteuses ; celle-ci pourroit se
comparer à des terrains marécageux, et à
des prairies, et celle-là à des plaines unies
et arides ; c'est qu'en effet les saisons
qui sont très-inconstantes modifient tellement la nature de l'espèce humaine, que si
les changemens de saisons sont très-diffé-
rens, leur inégalité se communique sous
toutes les formes à la physionomie.

80. Je ne parle pas ici des peuples chez
lesquels on remarque peu de différences
dans les traits, il ne sera question que des
variétés les plus remarquables, par rapport à la nature ou à la coutume, et je
dirai quelle en est l'origine. Je dois citer
d'abord les *macrocéphales*, parce que chez
aucun peuple, la conformation de la tête
n'approche de celui-là. La coutume a été
d'abord la principale cause de la longueur
démesurée de la tête ; mais à présent la nature y concourt de tout son pouvoir. Aussi
ces peuples attachent-ils une idée de no-

blesse aux longues têtes. Voici donc en quoi consiste cette coutume.

81. Aussitôt qu'un enfant est venu au monde, et pendant que la tête est encore tendre, on la façonne avec les mains pour en augmenter le diamettre vertical, et par l'application de bandages et de machines propres à cet usage, on lui fait perdre sa forme sphéroïdale, à mesure qu'elle croît en longueur. Dans l'origine, la coutume seule a prévalu sur la nature ; mais celle-ci s'est identifiée tellement avec la coutume, que dans la suite on a pas eu besoin de la forcer de s'y conformer.

82. En effet, la liqueur séminale émane de toutes les parties du corps, soit saines, soit malades. Si donc ceux qui sont chauves ou qui ont des yeux bleus ou louches, engendrent des sujets chauves, ou dont les yeux sont bleus ou louches, et qu'il en soit à peu-près de même du reste de la conformation, rien n'empêche qu'un homme à longue tête n'engendre aussi un enfant à longue tête. Si cela n'arrive plus aujourd'hui chez

πα΄. Τὸ παιδίον ὁκόταν γένηται τάχιστα, τὴν κεφαλὴν αὐτέου ἔτι ἁπαλὴν ἐοῦσαν, μαλακοῦ ἐόντος, ἀναπλάσσουσι τῇσι χερσί, καὶ ἀναγκάζουσι ἐς τὸ μῆκος αὔξεσθαι, δέσματα προσφέροντες καὶ τεχνήματα ἐπιτήδεα, ὑπ' ὧν τὸ μὲν σφαιροειδὲς τῆς κεφαλῆς κακοῦται, τὸ δὲ μῆκος αὔξεται. Αὐτὸς τὴν ἀρχὴν ὁ νόμος κατειργάσατο, ὥστε ὑπὸ βίης τοιαύτην τὴν φύσιν γενέσθαι· τοῦ δὲ χρόνου προϊόντος, ἐν φύσει ἐγένετο, ὥστε τὸν νόμον μηκέτι ἀναγκάζειν.

πβ΄. Ὁ γὰρ γόνος πανταχόθεν ἔρχεται τοῦ σώματος, ἀπό τε τῶν ὑγιηρῶν ὑγιηρός, ἀπό τε τῶν νουσερῶν νουσερός. Εἰ ὧν γίγνονται ἔκ τε τῶν φαλακρῶν φαλακροί, καὶ ἐκ γλαυκῶν γλαυκοί, καὶ ἐκ διεστραμμένων στρεβλοί ὡς ἐπὶ τὸ πλῆθος, καὶ περὶ τῆς ἄλλης μορφῆς ωὑτὸς λόγος, τί κωλύει καὶ ἐκ μακροκεφάλου μακροκέφαλον γίγνεσθαι; Νῦν δ' ὁμοίως οὐκ ἔτι γίγνονται, ἢ πρότερον· ὁ γὰρ νόμος οὐκ

17...

ἔτι ἰσχύει διὰ τὴν ἀμελίην τῶν ἀνθρώπων.
Περὶ μὲν ὦν τουτέων οὕτω μοι δοκέει.

πγ΄. Περὶ δὲ τῶν ἐν Φάσι, ἡ χώρη ἐκείνη
ἑλώδης ἐστὶ, καὶ θερμὴ, καὶ ὑδατεινὴ, καὶ
δασεῖη· ὄμβροι τε αὐτόθι γίγνονται πᾶσαν
ὥρην πουλλοί τε καὶ ἰσχυροί. Ἥ τε δίαιτα
τοῖσι ἀνθρώποισι ἐν τοῖσι ἔλεσί ἐστι· τά τε
οἰκήματα ξύλινα καὶ καλάμινα ἐν τοῖσι ὕδασι
μεμηχανημένα. Ὀλίγῃ τε χρέονται τῇ βαδίσι
κατὰ τὴν πόλιν καὶ τὸ ἐμπόριον, ἀλλὰ μου-
νοξύλοισι διαπλείουσι ἄνω καὶ κάτω· διώρυ-
χες γὰρ πουλλαί εἰσι. Τά τε ὕδατα θερμὰ
καὶ στάσιμα πίνουσι, ὑπό τε τοῦ ἡλίου σηπό-
μενα, καὶ ὑπὸ τῶν ὄμβρων ἐπαυξόμενα· αὐτός τε ὁ Φᾶσις στασιμώτατος πάντων πο-
ταμῶν, καὶ ῥέων ἠπιώτατα. Οἵ τε καρποὶ
οἱ γιγνόμενοι αὐτέοισι πάντες ἀναλδέες εἰσὶ,
καὶ τεθηλυσμένοι, καὶ ἀτελέες, ὑπὸ πουλυ-
πληθίης τοῦ ὕδατος· διὸ καὶ οὐ πεπαίνονται.
Ἠήρ τε πουλὺς κατέχει τὴν χώρην ἀπὸ τῶν
ὑδάτων.

eux comme autrefois, c'est que la coutume a cessé de prévaloir par l'insouciance des hommes. Voilà ce qui me paroît le plus vraisemblable.

85. Quant aux contrées situées aux environs du Phase, le sol en est marécageux, chaud, humide, et ombragé par des bois. Des pluies très-fréquentes et abondantes, y règnent en toutes saisons. Les hommes passent leur vie dans les marais, et se construisent, au milieu des eaux, leurs habitations de bois et de roseaux. Ils ne marchent guère que pour aller à la ville ou au marché, le reste du temps ils naviguent dans leurs canots, faits d'un seul tronc d'arbre. C'est ainsi qu'ils montent et descendent les canaux qui abondent dans ce pays. Ils ne boivent que des eaux chaudes, stagnantes, putréfiées par le soleil, ou grossies par des pluies. Le Phase lui-même est, de tous les fleuves, celui dont le cours est le plus lent ; enfin toutes les productions de la terre y viennent mal, y dégénèrent, et ne mûrissent point, à cause de l'excessive

quantité des eaux ; et il y a constamment un brouillard épais qui couvre tout le pays.

84. C'est sans doute en vertu des mêmes causes que les Phasiens ont une physionomie si différente des autres peuples. Ils sont grands et chargés d'un embonpoint si excessif qu'on ne leur voit ni veines, ni articulations. De plus, ils ont un teint jaune comme celui des ictériques, et la voix la plus rauque qui puisse sortir d'une bouche humaine, à cause de l'air qu'ils respirent, qui est impur, brumeux et très-humide. Ils ont naturellement le corps très-lâche, et ne peuvent supporter la fatigue. Chez eux les saisons n'éprouvent point de grandes variations ni de chaud ni de froid ; les vents méridionaux sont ceux qui dominent ordinairement, à l'exception d'un seul vent local, qui est quelquefois fort incommode par sa chaleur et par la violence avec laquelle il souffle ; on le nomme *cenchron*. Le vent du nord n'y parvient que rarement, et lorsqu'il souffle, il est foible

πδ. Διὰ ταύτας δὴ τὰς προφάσιας τὰ εἴδεα ἀπηλλαγμένα τῶν λοιπῶν ἀνθρώπων ἔχουσι οἱ Φασιηνοί. Τά τε γὰρ μεγάθεα μεγάλοι, τὰ πάχεά τε ὑπερπαχέες· ἄρθρον τε κατάδηλον οὐδέν, οὐδὲ φλέψ. Τήν τε χροιὴν ὠχρὴν ἔχουσι, ὥσπερ ὑπὸ ἰκτέρου ἐχόμενοι. Φθέγγονταί τε βαρύτατον ἀνθρώπων, τῷ ἠέρι χρεόμενοι οὐ λαμπρῷ, ἀλλὰ χνοώδεί τε καὶ διερῷ· πρός τε τὸ ταλαιπωρέειν τὸ σῶμα ἀργότεροι πεφύκασι. Αἵ τε ὧραι οὐ πουλὺ μεταλλάσσουσι, οὔτε πρὸς τὸ πνῖγος, οὔτε πρὸς τὸ ψῦχος. Τά τε πνεύματα τὰ πουλλὰ νότια, πλὴν αὔρης μιῆς ἐπιχωρίης· αὕτη δὲ πνέει ἐνίοτε βίαιος καὶ χαλεπὴ καὶ θερμή· καὶ Κέγχρονα ὀνομάζουσι τοῦτο τὸ πνεῦμα. Ὁ δὲ βορέης οὐ σφόδρα ἀπικνέεται· ὁκόταν δὲ πνέῃ, ἀσθενὴς καὶ βληχρός. Καὶ περὶ μὲν τῆς φύσιος τῆς διαφορῆς καὶ τῆς μορφῆς τῶν ἐν τῇ Ἀσίῃ καὶ τῇ Εὐρώπῃ οὕτως ἔχει.

17.....

πε΄. Περὶ δὲ τῆς ἀθυμίης τῶν ἀνθρώπων καὶ τῆς ἀνανδρίης, ὅτι ἀπολεμώτεροί εἰσι τῶν Εὐρωπαίων οἱ Ἀσιηνοὶ, καὶ ἡμερώτεροι τὰ ἤθεα, αἱ ὧραι αἴτιαι μάλιστα, οὐ μεγάλας τὰς μεταβολὰς ποιεύμεναι, οὔτε ἐπὶ τὸ θερμὸν, οὔτε ἐπὶ τὸ ψυχρὸν, ἀλλὰ παραπλήσιαι ἐοῦσαι. Οὐ γὰρ γίγνονται ἐκπλήξιες τῆς γνώμης, οὔτε μετάστασις ἰσχυρὴ τοῦ σώματος, ἀπ᾽ ὅτων ἐοικὸς τὴν ὀργὴν ἀγριοῦσθαί τε, καὶ τοῦ ἀγνώμονος καὶ θυμοειδέος μετέχειν μᾶλλον, ἢ ἐν τῷ αὐτέῳ αἰεὶ ἐόντα· αἱ γὰρ μεταβολαί εἰσι τῶν πάντων, αἵ τε ἐγείρουσι τὴν γνώμην τῶν ἀνθρώπων, καὶ οὐκ ἐῶσι ἀτρεμίζειν.

πς΄. Διὰ ταύτας ἐμοὶ δοκέει τὰς προφάσιας ἄναλκες εἶναι τὸ γένος τὸ Ἀσιηνὸν, καὶ προσέτι διὰ τοὺς νόμους. Τῆς γὰρ Ἀσίης τὰ πουλλὰ βασιλεύεται· ὅκου δὲ μὴ αὐτοὶ ἑωυ-

et sans vigueur. Voilà ce qu'il y a de remarquable sur la différence de constitution
et de conformation des peuples d'Asie et
d'Europe.

85. Quant au défaut de courage et à la
mollesse des peuples Asiatiques, moins belliqueux, et d'un caractère plus doux que
les Européens, les saisons, qui ne varient
presque jamais du froid au chaud, mais au
contraire, qui sont presque toujours égales
en Asie, sont surtout la cause de cette différence. En effet, il ne peut y avoir de ces fortes
commotions de l'esprit ni du corps, qui rendent naturellement le caractère plus farouche, plus indocile et plus fougueux, dans un
pays dont la température est toujours égale ;
car ce sont surtout ces changemens brusques qui éveillent les sensations et s'opposent à l'inaction.

86. Voilà, ce me semble, la vrai cause de
l'indolence des Asiatiques, laquelle vient
aussi de leurs lois ; car l'Asie est en majeure partie sous la domination des rois.
Or, partout où les hommes ne sont pas

maîtres de leurs personnes, ni gouvernés par leurs propres lois; mais où ils sont assujétis au pouvoir absolu, il n'existe pas pour eux de motifs de s'exercer à l'art de la guerre; au contraire, ils aiment mieux ne point paroître belliqueux, parce que les périls ne sont pas également partagés.

87. En effet, ils sont obligés de combattre, de travailler et de mourir pour des despotes, loin de leurs femmes, de leurs enfans et de leurs amis, tandis que leurs exploits ne servent qu'à faire fructifier la puissance d'un seul, et qu'ils ne recueillent pour eux-mêmes que les dangers et la mort : ajoutez encore qu'ils sont forcés de quitter leurs champs en culture, qui se changent bientôt en déserts, par les ravages mêmes de la guerre, et par la cessation des travaux. Enfin, supposé qu'il se trouvât parmi eux des hommes naturellement braves, ils y dégénèreroient bientôt par l'influence même des lois.

88. Une grande preuve de cela, c'est que parmi les Grecs et les barbares d'Asie,

τέων εἰσὶ καρτεροὶ οἱ ἄνθρωποι, μηδὲ αὐτόνομοι, ἀλλὰ δεσπόζονται, οὐ περὶ τουτέου
αὐτέοισι ὁ λόγος ἐστί, ὅκως τὰ πολέμια
ἀσκήσουσι, ἀλλ' ὅκως μὴ δόξωσι μάχιμοι εἶ-
ναι· οἱ γὰρ κίνδυνοι οὐκ ὁμοῖοί εἰσι.

πζ'. Τοὺς μὲν γὰρ ςρατεύεσθαι ἐοικὸς καὶ
ταλαιπωρέειν, καὶ ἀποθνήσκειν ἐξ ἀνάγκαιης
ὑπέρ τῶν δεσποτέων, ἀπό τε παιδίων καὶ
γυναικὸς ἐόντας καὶ τῶν λοιπῶν φίλων· καὶ
ὁκότα μὲν ἂν χρηστὰ καὶ ἀνδρῇα ἐργάσωνται,
οἱ δεσπόται ἀπ' αὐτέων αὔξονταί τε καὶ ἐκφύ-
ονται, τοὺς δὲ κινδύνους καὶ θανάτους αὐτοὶ
καρποῦνται. Ἔτι δὲ πρὸς τουτέοισι τῶν τοιουτέων ἀνθρώπων ἀναγκαίη ἐρημοῦσθαι τὴν γῆν
ὑπό τε πολεμίων καὶ ἀργίης, ὥστε, καὶ εἴ τις
φύσι πέφυκε ἀνδρῇος καὶ εὔψυχος, ἀποτρέ-
πεσθαι τὴν γνώμην ὑπὸ τῶν νόμων.

πη'. Μέγα δὴ τεκμήριον τουτέων· ὁκόσοι
γάρ ἐν τῇ Ἀσίῃ Ἕλληνες ἢ βάρβαροι μὴ δεσπό-

ζονται, ἀλλ' αὐτόνομοί εἰσι, καὶ ἑωυτέοισι
ταλαιπωρεῦσι, οὗτοι μαχιμώτατοί εἰσι πάντων·
τοὺς γὰρ κινδύνους ἑωυτέων πέρι κινδυνεύουσι,
καὶ τῆς ἀνδρίης αὐτέοι τὰ ἆθλα φέρονται, καὶ
τῆς δειλίης τὴν ζημίην ὡσαύτως. Εὑρήσεις δὲ
καὶ τοὺς Ἀσιηνοὺς διαφέροντας αὐτοὺς ἑωυτέων,
καὶ τοὺς μὲν βελτίονας, τοὺς δὲ φαυλοτέρους
ἐόντας· τουτέων δ' αἱ μεταβολαὶ αἴτιαι τῶν
ὡρέων, ὥσπερ μοι εἴρηται ἐν τοῖσι προτέροισι.
Καὶ περὶ μὲν τῶν ἐν τῇ Ἀσίῃ οὕτως ἔχει.

VI.

πθ'. Ἐν δὲ τῇ Εὐρώπῃ ἐστὶ ἔθνος Σκυθικὸν, ὃ περὶ τὴν λίμνην οἰκέει τὴν Μαιῶτιν,
διαφέρον τῶν ἐθνέων τῶν ἄλλων· Σαυρο-
μάται δὲ καλεῦνται. Τουτέων αἱ γυναῖκες

ceux-là , non soumis aux despotes, mais qui se gouvernent par leurs propres lois, et qui travaillent par conséquent pour eux-mêmes , sont les plus belliqueux. En effet , ils n'affrontent les périls que pour ce qui les concerne , et ce sont eux qui remportent le prix de leur bravoure , comme ils souffrent le dommage occasionné par leur lâcheté. Au reste vous trouverez même chez les Asiatiques , plus ou moins de bravoure ; ce qui vient de la différence des saisons , comme je l'ai prouvé précédemment. Voilà ce qu'il y a de remarquable concernant l'Asie.

CHAPITRE VI.

De l'Europe.

89. Il existe en Europe une nation Scythe, qui diffère des autres peuples. Elle occupe les confins du Palus Méotide ; on la nomme *Sauromate.* Les femmes y exercent l'équitation , tirent de l'arc , lancent le javelot de

dessus leurs chevaux et se battent contre les ennemis, tant qu'elles sont filles. Elles ne peuvent se marier qu'après avoir tué trois ennemis ; et elles n'habitent point avec leur mari, avant que d'avoir fait les offrandes sacrées, prescrites par la loi. Dès qu'elles ont choisi un époux, elles cessent de monter à cheval, à moins que le danger commun ne les force à courir aux armes.

90. Elles n'ont pas de mamelle droite, parce que dans leur enfance leur mère font rougir au feu un instrument de cuivre ; et après l'avoir appliqué sur la mamelle, elles la cautérisent de manière à en empêcher l'accroissement, afin de donner à l'épaule et au bras droit plus de force et de nourriture.

91. Quant à la physionomie des autres Scythes, la ressemblance y est aussi grande qu'elle est différente des autres peuples. La même chose a lieu par rapport aux Egyptiens, si ce n'est que les premiers sont accablés par l'excessive chaleur, et les seconds par un froid rigoureux.

ἱππάζονταί τε καὶ τοξεύουσι, καὶ ἀκοντίζουσι
ἀπὸ τῶν ἵππων, καὶ μάχονται τοῖσι πολεμίοισι,
ἕως ἂν παρθένοι ἔωσι. Οὐκ ἀποπαρθενεύονται
δὲ μέχρις ἂν τῶν πολεμίων τρεῖς ἀποκτείνωσι·
καὶ οὐ πρότερον ξυνοικέουσι, ἤπερ τὰ ἱρὰ
θύσαι τὰ ἐν τῷ νόμῳ. Ἣ δ᾽ ἂν ἄνδρα ἑωυτῇ
ἄρηται, παύεται ἱππαζομένη, ἕως ἂν μιν
ἀναγκαίη καταλάβῃ παγκοίνου στρατηίης.

ς. Τὸν δεξιὸν δὲ μαζὸν οὐκ ἔχουσι· παιδίοισι γὰρ ἐοῦσι ἔτι νηπίοισι αἱ μητέρες χαλ-
κίον τετεχνημένον ἐπ᾽ αὐτέῳ τουτέῳ διά-
πυρον ποιέουσαι, πρὸς τὸν μαζὸν τιθέασι
τὸν δεξιὸν, καὶ ἐπικαίεται, ὥστε τὴν αὔξησιν
φθείρεσθαι, ἐς δὲ τὸν δεξιὸν ὦμον καὶ βραχίονα
πᾶσαν τὴν ἰσχὺν καὶ τὸ πλῆθος ἐκδιδόναι.

ζα. Περὶ δὲ τῶν λοιπῶν Σκυθέων τῆς μορφῆς, ὅτι αὐτοὶ ἑωυτοῖσι ἐοίκασι, καὶ οὐδαμῶς
ἄλλοισι, ωὑτὸς λόγος καὶ περὶ τῶν Αἰγυπτίων·
πλὴν ὅτι οἱ μὲν ὑπὸ τοῦ θερμοῦ εἰσι πεπιεσμέ-
νοι, αἱ δὲ ὑπὸ τοῦ ψυχροῦ.

ζϛʹ. Ἡ δὲ Σκυθέων ἐρημίη καλευμένη,
πεδιάς ἐςι καὶ λειμακώδης, καὶ ψιλὴ, καὶ
ἔνυδρος μετρίως· ποταμοὶ γάρ εἰσι μεγάλοι,
οἳ ἐξοχετεύουσι τὸ ὕδωρ ἐκ τῶν πεδίων.

ζζʹ. Ἐνταῦθα καὶ οἱ Σκύθαι διαιτεῦνται·
Νομάδες δὲ καλεῦνται, ὅτι οὐκ ἔστι σφι
οἰκήματα, ἀλλ' ἐν ἀμάξῃσι οἰκεῦσι. Αἱ δὲ
ἄμαξαί εἰσι, αἱ μὲν ἐλάχισται, τετράκυκλοι,
αἱ δὲ, ἑξάκυκλοι. Αὗται δὲ πίλοισι περιπε-
φραγμέναι. Εἰσὶ δὲ καὶ τετεχνημέναι ὥσπερ
οἰκήματα, τὰ μὲν διπλᾶ, τὰ δὲ τριπλᾶ. Ταῦτα
δὲ καὶ στεγνὰ πρὸς ὕδωρ, καὶ πρὸς χιόνα, καὶ
πρὸς τὰ πνεύματα. Τὰς δὲ ἀμάξας ἕλκουσι
ζεύγεα, τὰς μὲν δύο, τὰς δὲ τρία βοῶν, κέρως
ἄτερ· οὐ γὰρ ἔχουσι κέρατα ὑπὸ ψύχεος.

ζηʹ. Ἐν ταύτῃσι μὲν ὦν τῇσι ἀμάξῃσι αἱ
γυναῖκες διαιτεῦνται ξὺν τοῖσι παιδίοισι· αὐτοὶ
δ' ἐπ' ἵππων ὀχεῦνται οἱ ἄνδρες· ἕπονται δὲ
αὐτέοισι καὶ τὰ πρόβατα τὰ ἐόντα, καὶ αἱ βόες,

92. Le pays connu sous le nom de *Désert de Scythie*, est une vaste plaine dénuée d'arbres, et couverte de pâturages, quoique médiocrement humide, car il y a de grands fleuves qui entraînent les eaux des champs.

93. Les Scythes y vivent en commun : on les appèle *Nomades*, parce qu'ils n'ont point de demeure fixe, et qu'ils habitent des chariots, dont les plus petits sont à quatre et les autres à six roues ; fermés tout autour avec du feutre ; ils sont d'ailleurs construits comme des maisons, formant deux ou trois séparations ou logemens, et sont imperméables à la pluie, à la neige et aux vents. Ces chars sont traînés par deux ou trois paires de bœufs, qui n'ont pas de cornes, à cause du froid excessif qui en empêche le développement.

94. Les femmes passent leur vie avec leurs enfans dans ces chariots. Les hommes sont constamment à cheval, et les accompagnent, suivis du bétail, des bœufs et de leur haras. Ils s'arrêtent dans un même

lieu, aussi long-temps qu'ils y trouvent du pâturage pour leurs bestiaux ; et lorsqu'il n'y en a plus, la peuplade pousse vers un autre endroit. Ils mangent des viandes bouillies ; boivent du lait de jument, et se nourrissent aussi avec un espèce de fromage qui en provient, et qu'ils nomment *hippace*. Telles sont les coutumes et la manière de vivre des Scythes.

95. Quant à la température des saisons en Scythie, et à la physionomie de la nation Scythe, l'uniformité, de même qu'en Egypte, y est aussi grande qu'il y a de variétés chez les autres peuples. Aussi cette nation est-elle peu féconde ; un tel pays ne nourrit que très-peu d'animaux sauvages ; et ceux-ci sont beaucoup plus petits qu'ailleurs. En effet, sa position est précisément sous le septentrion, et aux pieds des monts Riphées, d'où souffle le vent du nord. Le soleil ne s'approche que très-peu de cette extrémité du globe ; et seulement lorsqu'il est arrivé à sa période d'été, encore ne l'échauffe-t-il que pendant un temps fort court.

καὶ οἱ ἵπποι. Μένουσι δ᾽ ἐν τῷ αὐτέῳ τοσοῦτον
χρόνον, ὅσον ἂν ἀπόχρη ὠυτέοισι τοῖσι κτήνεσι
ὁ χόρτος· ὁκόταν δὲ μηκέτι, ἐς ἑτέρην χώρην
μετέρχονται. Αὐτοὶ δ᾽ ἐσθίουσι κρέα ἑφθὰ, καὶ
πίνουσι γάλα ἵππων, καὶ ἱππάκην τρώγου-
σι· τοῦτο δ᾽ ἐστὶ τυρὸς ἵππων. Τὰ μὲν ἐς τὴν
δίαιταν αὐτέων οὕτως ἔχει καὶ τοὺς νόμους.

ζε΄. Περὶ δὲ τῶν ὡρέων, καὶ τῆς μορφῆς,
ὅτι πουλὺ ἀπήλλακται τῶν λοιπῶν ἀνθρώπων τὸ Σκυθικὸν γένος, καὶ ἔοικε αὐτὸ ἑωυτέῳ, ὥσπερ τὸ Αἰγύπτιον, καὶ ἥκιστα που-
λίγονόν ἐστι, καὶ ἡ χώρη ἐλάχιστα θηρία
τρέφει κατὰ μέγαθος καὶ πλῆθος. Κέεται γὰρ
ὑπ᾽ αὐτῇσι τῇσι ἄρκτοισι, καὶ τοῖσι οὔρεσι
τοῖσι Ῥιπαίοισι, ὅθεν ὁ βορέης πνέει. Ὅ τε
ἥλιος τελευτῶν ἐγγύτατα γίγνεται, ὁκόταν
ἐπὶ τὰς θερινὰς ἔλθη περιόδους, καὶ τότε ὀλίγον
χρόνον θερμαίνει· καὶ οὐ σφόδρα τὰ εὔδια
πνεύματα τὰ ἀπὸ τῶν θερμῶν πνέοντα ἀπικνέε-
ται, εἰ μὴ ὀλιγάκις καὶ ἀσθενέα.

ϛϛ´. Ἀλλ᾽ ἀπὸ τῶν ἄρκτων εἰσὶ πνέουσι πνεύματα ψυχρὰ, ἀπό τε χιόνος καὶ κρυστάλλων, καὶ ὑδάτων πουλλῶν· οὐδέκοτε δὲ τὰ οὔρεα ἐκλείπει· ὑπὸ τουτέων δὲ ἀοίκητά ἐστι. Ἠήρ τε κατέχει πουλὺς τῆς ἡμέρης τὰ πεδία, καὶ ἐν νοτίοισι διαιτεῦνται· ὥστε τὸν μὲν χειμῶνα αἰεὶ εἶναι, τὸ δὲ θέρος ὀλίγας ἡμέρας, καὶ ταύτας μὴ λίην. Μετέωρα γὰρ τὰ πεδία καὶ ψιλὰ, καὶ οὐκ ἐστεφάνωνται οὔρεσι, ἀλλ᾽ ἀνάντεα ἀπὸ τῶν ἄρκτων αὐτόθι.

ϛζ´. Καὶ τὰ θηρία οὐ γίγνεται μεγάλα, ἀλλ᾽ οἷά τέ ἐστι ὑπὸ γῆν σκεπάζεσθαι. Ὁ γὰρ χειμὼν κωλύει καὶ τῆς γῆς ἡ ψιλότης, καὶ ὅτι οὐκ ἔστι ἀλέη, οὐδὲ σκέπη. Αἱ γὰρ μεταβολαὶ τῶν ὡρέων οὐκ εἰσὶ μεγάλαι, οὐδὲ ἰσχυραὶ, ἀλλ᾽ ὁμοῖαι καὶ ὀλίγον μεταλλάσσου-

Les vents chauds, qui soufflent des régions chaudes, n'y parviennent qu'avec peine, et sont foibles et sans vigueur.

96. Les vents froids y dominent constamment ; ils viennent directement des eaux, des neiges, et des glaces qui ne quittent jamais les montagnes, et les rendent inhabitables. Un brouillard épais couvre les plaines pendant le jour, de sorte que ceux qui les habitent, vivent continuellement dans l'humidité, et sont exposés à un hiver perpétuel, n'ayant que quelques jours d'été, qui ne sont pas même assez chauds ; car les plaines très-élevées, ne sont point couronnées par d'autres montagnes, et se prolongent en s'élevant sous le septentrion.

97. Les animaux sauvages n'y sont point d'une grande taille, mais au contraire, assez petits pour pouvoir se terrer. En effet, le grand froid et la nudité du sol les empêchent de trouver de la chaleur ou un abri nulle part. Les changemens de saisons n'y sont ni grands ni violens, au contraire leur par-

faite égalité les rend à peine sensibles. C'est pourquoi il existe une si grande uniformité dans les traits des Scythes, qui d'ailleurs font usage constamment des mêmes alimens, et se vêtissent toujours de même en été comme en hiver. En outre l'air qu'ils respirent est très-épais et humide, et ils ne boivent que des eaux de neige et de glace; ils fuyent le travail, parce qu'en effet, là où les saisons ne varient presque jamais, il n'est pas possible que ni le corps, ni l'esprit soient très-actifs.

98. Il résulte nécessairement de pareilles causes que les Scythes ont les formes épaisses, molles et charnues, de façon qu'on ne leur distingue pas même les articulations. Ils sont énervés et d'une constitution très-humide; les cavités, mais surtout le bas-ventre, sont très-lâches, et abreuvés d'une humidité excessive; car il est impossible que, dans un tel pays, la constitution même des saisons, et celle des habitans ne s'opposent pas continuellement à ce que le ventre se resserre.

σαι. Διότι καὶ τὰ εἴδεα ὁμοῖοι αὐτοὶ ἑωυτέοισί εἰσι, σίτῳ τε χρεόμενοι αἰεὶ ὁμοίῳ, ἐσθῆτί
τε τῇ αὐτῇ καὶ θέρεος καὶ χειμῶνος, τόν
τε ἠέρα ὑδατεινὸν ἕλκοντες καὶ παχὺν, τά
τε ὕδατα πίνοντες ἀπὸ χιόνος καὶ παγετῶν,
τοῦ τε ταλαιπώρου ἀπεόντος· οὐ γὰρ οἷόν τε
τὸ σῶμα ταλαιπωρέεσθαι, οὐδὲ τὴν ψυχὴν,
ὅκου μεταβολαὶ μὴ γίγνονται ἰσχυραί.

ζή. Διὰ ταύτας τὰς ἀναγκαίας τὰ εἴδεα
αὐτέων παχέα ἐστὶ, καὶ σαρκώδεα, καὶ
ἄναρθρα, καὶ ὑγρὰ, καὶ ἄτονα· αἵ τε κοιλίαι
ὑγρόταται, καὶ πασέων κοιλιέων αἱ κάτω.
Οὐ γὰρ οἷόν τε νηδὺν ἀναξηραίνεσθαι ἐν τοιαύτῃ χώρῃ καὶ φύσι, καὶ ὥρης καταστάσι.

ϟθ΄. Ἀλλὰ διὰ πιμελέα τε καὶ ψιλὴν τὴν σάρκα, τά τε εἴδεα ἔοικε ἀλλήλοισι, τά τε ἔρσενα τοῖσι ἔρσεσι, καὶ τὰ θήλεα τοῖσι θήλεσι· τῶν γὰρ ὡρέων παραπλησίων ἐουσέων, φθοραὶ οὐκ ἐγγίγνονται, οὐδὲ κακώσιες ἐν τῇ τοῦ γόνου ξυμπήξι, ἢν μή τινος ἀναγκαίης βιαίου τύχῃ ἢ νούσου.

ρ΄. Μέγα δὲ τεκμήριον ἐς τὴν ὑγρότητα παρέξομαι· Σκυθέων γὰρ τοὺς πουλλοὺς ἅπαντας, ὅσοι νομάδες, εὑρήσεις κεκαυμένους τούς τε ὤμους, καὶ τοὺς βραχίονας, καὶ τοὺς καρποὺς τῶν χειρέων, καὶ τὰ στήθεα, καὶ τὰ ἰσχία, καὶ τὴν ὀσφὺν, δι᾽ ἀλλ᾽ οὐδὲν, ἢ διὰ τὴν ὑγρότητα τῆς φύσιος καὶ τὴν μαλακίην. Οὐ γὰρ δύνανται οὔτε τοῖσι τόξοισι ξυντείνειν, οὔτε τῷ ἀκοντίῳ ἐμπίπτειν τῷ ὤμῳ, ὑπὸ ὑγρότητος καὶ ἀτονίης. Ὀκόταν δὲ καυθέωσι, ἀναξηραίνεται ἐκ τῶν ἄρθρων τὸ πουλὺ τοῦ ὑγροῦ, καὶ ἐντονώτερα μᾶλλον γίγνεται

99. Il résulte aussi de cet embonpoint excessif que les chairs étant masquées par la graisse, et dépourvues de poils, ont une uniformité si grande, que les hommes s'y ressemblent tous, de même que les femmes. C'est qu'en effet l'égalité des saisons ne permet ni l'amaigrissement, ni l'altération de la liqueur séminale par rapport à sa concrétion, si ce n'est par quelque accident ou à cause de quelque maladie.

100. Je vais citer ici une preuve convaincante de l'excessive humidité des Scythes. Vous remarquerez en effet que presque tous ceux qu'on appelle *nomades* se cautérisent les épaules, les bras, les poignets, la poitrine, les hanches et les jambes, sans autre intention que de remédier à la mollesse et à l'humidité de leur complexion; car ils ne peuvent même tendre un arc, et, à raison de la foiblesse et de l'excessive humidité des chairs, l'épaule ne peut même suffire à lancer les javelots; mais, dès que, par la cautérisation, ils sont parvenus à tarir cet excès d'humidité, alors ils acquièrent plus

de ton, et toutes les parties du corps se trouvent plus affermies.

101. Leurs articulations sont lâches et très-peu visibles, parce qu'ils ne s'enveloppent pas dans des maillots, non plus que les Egyptiens, croyant ainsi avoir plus d'aptitude à l'équitation, jusqu'à-ce qu'ils soient en état de se tenir à cheval; ajoutez encore qu'ils sont toujours assis. Les enfans mâles, jusqu'au moment où ils peuvent se tenir à cheval, passent la plus grande partie du temps dans les charriots; ils ne marchent que très-rarement à cause des incursions et des migrations continuelles de ces peuples. Il n'est donc pas surprenant que les filles, encore plus que les garçons, soient d'une complexion prodigieusement molle et lâche.

102. Les Scythes ont le teint roux; les rayons du soleil n'étant jamais très-ardens, il en résulte que la peau est brûlée par le froid, et la blancheur du teint est ainsi altérée: de-là vient la couleur rousse.

103. Il résulte encore d'une pareille

καὶ τροφιμώτερα, καὶ διηρθρωμένα τὰ σώματα μᾶλλον.

ρα΄. Ῥοικὰ δὲ γίγνεται καὶ πλατέα, πρῶτον μὲν ὅτι οὐ σπαργανοῦνται, ὥσπερ ἐν
Αἰγύπτῳ, οὐδὲ νομίζουσι διὰ τὴν ἱππασίην,
ὅκως ἂν εὔεδροι ἔωσι· ἔπειτα δὲ διὰ τὴν ἕδρην.
Τά τε γὰρ ἔρσενα, ἕως ἂν οὐκ οἷά τε ἐπ᾽
ἵππου ὀχέεσθαι, τὸ πουλὺ τοῦ χρόνου κάτηται ἐν τῇ ἁμάξῃ, καὶ βραχὺ τῇ βαδίσι χρέωνται διὰ τὰς μεταναστάσιας καὶ περιελάσιας·
τά τε θήλεα θαυμαστὸν οἷον ῥοικὰ καὶ βλαδέα
εἶναι τὰ εἴδεα.

ρβ΄. Πυῤῥὸν δὲ τὸ γένος ἐστὶ τὸ Σκυθικὸν
διὰ τὸ ψῦχος, οὐκ ἐπιγιγνομένου ὀξέος τοῦ
ἡλίου· ὑπὸ δὲ τοῦ ψύχεος ἡ λευκότης ἐπικαίεται καὶ γίγνεται πυῤῥή.

ργ΄. Πουλύγονον δὲ οὐκ οἷόν τε εἶναι φύσιν
18...

τοιαύτην· οὔτε γὰρ τῷ ἀνδρὶ ἡ ἐπιθυμίη τῆς
μίξιος γίγνεται πουλλὴ, διὰ τὴν ὑγρότητα τῆς
φύσιος, καὶ τῆς κοιλίης τὴν μαλθακότητά
τε καὶ τὴν ψυχρότητα, ἀπ' ὅτων ἥκιστα ἐοικὸς
εἶναι ἄνδρα οἷόν τε λαγνεύειν· καὶ ὅτι ὑπὸ τῶν
ἵππων αἰεὶ κοπτόμενοι ἀσθενέες γίγνονται ἐς
τὴν μίξιν. Τοῖσι μὲν ἀνδράσι αὗται αἱ προφάσιες
γίγνονται.

ρδʹ. Τῇσι δὲ γυναιξὶ ἥ τε πιότης τῆς σαρ-
κὸς καὶ ὑγρότης· οὐ γὰρ δύνανται ἔτι ξυναρπά-
ζειν αἱ μῆτραι τὸν γόνον. Οὔτε γὰρ ἐπιμή-
νιος κάθαρσις αὐτέῃσι γίγνεται, ὡς χρεών
ἐστε, ἀλλ' ὀλίγον καὶ διὰ χρόνου· τό τε στόμα
τῶν μητρέων ὑπὸ πιμελῆς ξυγκλείεται, καὶ
οὐκ ὑποδέκεται τὸν γόνον· αὐταί τε ἀταλαίπωροι καὶ πίειραι, καὶ αἱ κοιλίαι ψυχραὶ καὶ
μαλακαί. Ὑπὸ τουτέων ὦν τῶν ἀναγκαιων οὐ
πουλύγονόν ἐστι τὸ γένος τὸ Σκυθικόν.

constitution que la fécondité ne peut jamais être très-grande chez cette nation ;
car les hommes éprouvent à peine quelque desir de l'union des sexes , tant à raison de leur complexion très-humide , que de
la mollesse et de la froideur du ventre ; ce
qui , vraisemblablement , est aussi la cause
de leur inaptitude aux plaisirs de l'amour.
Ajoutez encore que l'exercice continuel du
cheval les fatigue sans cesse , et les énerve
au point de leur ôter tout desir du coït.
Voilà pour ce qui concerne les hommes.

104. Les femmes ont un embonpoint excessif, et les chairs très-humides; c'est pourquoi l'utérus ne peut absorber la liqueur
séminale : les menstrues n'ont aucune des
qualités convenables ; au contraire , elles
sont rares et très-irrégulières. De plus ,
l'orifice de l'utérus est obstrué par la
graisse, et ne peut recevoir la liqueur pro-
lifique. Ajoutez encore à ces causes l'indolence naturelle , qui favorise l'embonpoint
excessif, joint à ce que le ventre est mou ,
très-humide. Toutes ces causes doivent né-

cessairement empêcher la nation scythe d'être douée de fécondité.

105. Les femmes esclaves en sont un exemple bien remarquable ; car, dès qu'elles parviennent à avoir commerce avec un homme, elles deviennent aussitôt enceintes. C'est que d'ailleurs elles se livrent au travail et ne sont point trop grasses.

106. C'est encore parmi les Scythes qu'on rencontre beaucoup d'hommes qui ressemblent aux Eunuques ; ils se livrent aux mêmes ouvrages que les femmes, dont ils imitent jusqu'au son de la voix et au langage ; et on les appelle *efféminés*. Les naturels du pays attribuent la cause de cet accident à la divinité, et ils respectent et révèrent cette espèce d'hommes, par la crainte personnelle d'un pareil châtiment.

107. Mais je pense que cette maladie vient de Dieu, comme toutes les autres, et qu'il n'y en a aucune qui ne soit ni plus, ni moins divine ou humaine, mais qu'elles pourroient toutes généralement passer pour divines. Néanmoins chacune d'elles a sa

ρε. Μέγα δὲ τεκμήριον αἱ οἰκέτιδες ποιέουσι·
οὐ γὰρ φθάνουσι παρὰ ἄνδρα ἀπικνεύμεναι,
καὶ ἐν γαστρὶ ἴσχουσι, διὰ τὴν ταλαιπωρίην
καὶ ἰσχνότητα τῆς σαρκός.

ρ϶´. Ἔτι τε πρὸς τουτέοισι εὐνουχίαι γίγνονται πλεῖστοι ἐν Σκύθῃσι, καὶ γυναικήῑα
ἐργάζονται ὡς αἱ γυναῖκες, διαλέγονταί τε
ὁμοίως· καλεῦνταί τε οἱ τοιοῦτοι ἀνανδριεῖς.
Οἱ μὲν οὖν ἐπιχώριοι τὴν αἰτίην προστιθέασι
θεῷ, καὶ σέβονται τουτέους τοὺς ἀνθρώπους
καὶ προσκυνέουσι, δεδοικότες περὶ ἑωυτέων
ἕκαστοι.

ρζ´. Ἐμοὶ δὲ αὐτέῳ δοκέει ταῦτα τὰ πάθεα
θεῖα εἶναι, κατὰ τἆλλα πάντα, καὶ οὐδὲν
ἕτερον ἑτέρου θειότερον, οὐδὲ ἀνθρωπινώτερον,
ἀλλὰ πάντα ὁμοῖα καὶ πάντα θεῖα· ἕκαστον
δὲ ἔχει φύσιν ἰδίην τῶν τοιουτέων, καὶ οὐδὲν

18.....

ἄνευ φύσιος γίγνεται. Καὶ τοῦτο τὸ πάθος, ὡς μοι δοκέει γίγνεσθαι, φράσω.

ρό. Ὑπὸ τῆς ἱππασίης αὐτέους κέδματα λαμβάνει, ἅτε αἰεὶ κρεμαμένων ἀπὸ τῶν ἵππων τοῖν ποδοῖν· ἔπειτα ἀποχωλοῦνται καὶ ἕλκονται τὰ ἰσχία οἳ ἂν σφόδρα νουσήσωσι. Ἰῶνται δὲ σφέας αὐτέους τρόπῳ τοιῷδε. Ὁκόταν ἄρχηται ἡ νοῦσος, ὄπισθεν τοῦ ὠτὸς ἑκατέρην φλέβα τάμνουσι· ὅταν δὲ ἀπορρυῇ τὸ αἷμα, ὕπνος ἐπιλαμβάνει ὑπὸ ἀσθενείης, καὶ κατεύδουσι· ἔπειτα ἀνεγείρονται, οἱ μέν τινες ὑγιέες ἐόντες, οἱ δ᾽ οὔ. Ἐμοὶ μὲν οὖν δοκέει ἐν ταύτῃ τῇ ἰήσι διαφθείρεσθαι ὁ γόνος· εἰσὶ γὰρ παρὰ τὰ ὦτα φλέβες, ἃς ἐάν τις ἐπιτάμῃ, ἄγονοι γίγνονται οἱ ἐπιτμηθέντες· ταύτας τοίνυν μοι δοκέουσι τὰς φλέβας ἐπιτάμνειν.

constitution propre, et il ne peut rien arriver que de naturel. Or, je vais expliquer comment je conçois l'origine de cette affection qui est particulière aux Scythes.

108. L'équitation continuelle et l'habitude d'avoir toujours les pieds pendans, occasionnent des fluxions chroniques qui se portent sur l'articulation fémorale; celle-ci étant violemment affectée, la cuisse se retire et il y a claudication. Les Scydes se traitent de la manière suivante, lorsque la maladie ne fait que commencer, ils se font ouvrir les deux veines qui rampent derrière les oreilles; après la saignée, la foiblesse les gagne, et ils s'abandonnent au sommeil. Quand ils se réveillent, il en est quelques-uns qui se trouvent guéris, et d'autres qui n'éprouvent aucun soulagement : or, il me paroît que cette sorte de traitement doit avoir altéré la liqueur séminale; car ceux à qui on ouvre les veines qui rampent derrière les oreilles deviennent impuissans. Je crois donc que ce sont ces veines qui sont ouvertes dans l'opération.

109. Quand ces hommes veulent ensuite avoir commerce avec des femmes, et qu'ils ne sont pas en état d'en jouir, ils restent d'abord tranquilles, et ne s'en inquiètent point: que si après avoir tenté la même chose deux ou trois fois, ils n'en éprouvent aucun résultat, alors ils s'imaginent que c'est une punition de la Divinité, qu'ils croient avoir offensée; et dès ce moment ils déclarent leur impuissance, revêtent les habits de femme, passent leur vie avec elles et s'occupent des mêmes ouvrages.

110. Mais les Scythes pauvres ne sont pas atteints de cette affection, qui attaque de préférence les riches les plus distingués par leur noblesse et leur puissance, parce qu'ils se livrent continuellement à l'équitation; au lieu que les pauvres, qui ne vont point à cheval, en sont exempts.

111. Or, s'il se pouvait que cette maladie eût une origine toute divine, elle ne se bornerait pas à attaquer les Scythes les plus considérés par leur noblesse et leur grande fortune; elle ne ferait aucune distinction

ρθ΄. Οἱ δὲ μετὰ ταῦτα, ἐπεὰν ἀπίκωνται
παρὰ γυναῖκας, καὶ μὴ οἷοί τε ἔωσι χρέεσθαι
σφίσι, τὸ πρῶτον οὐκ ἐνθυμεῦνται, ἀλλ᾽ ἡσυχίην
ἔχουσι· ὁκόταν δὲ δὶς καὶ τρὶς καὶ πλεονάκις
αὐτέοισι πειρωμένοισι μηδὲν ἀλλοιότερον ἀπο-
βαίνῃ, νομίσαντές τι ἡμαρτηκέναι τῷ θεῷ,
ὃν ἐπαιτιῶνται, ἐνδύονται στολὴν γυναικηίην,
καταγνόντες ἑωυτέων ἀνανδρίην, γυναικί-
ζουσί τε, καὶ ἐργάζονται μετὰ τῶν γυναικῶν
ἃ καὶ ἐκεῖναι.

ρι΄. Τοῦτο δὲ πάσχουσι Σκυθέων οἱ πλούσιοι,
οὐκ οἱ κάκιστοι, ἀλλ᾽ οἱ εὐγενέστατοι καὶ
ἰσχὺν πλείστην κεκτημένοι, διὰ τὴν ἱππασίην.
Οἱ δὲ πένητες ἧσσον· οὐ γὰρ ἱππάζονται.

ρια΄. Καίτοι ἐχρῆν, ἐπεὶ θειότερον τοῦτο
τὸ νόσευμα τῶν λοιπῶν ἐστι, οὐ τοῖσι γεν-
ναιοτάτοισι τῶν Σκυθέων καὶ τοῖσι πλουσιω-
τάτοισι προσπίπτειν μούνοισι, ἀλλὰ τοῖσι
ἅπασι ὁμοίως, καὶ μᾶλλον τοῖσι ὀλίγα κεκ-

τεμένοισι· εἰ δὴ τιμώμενοι χαίρουσι οἱ θεοὶ
καὶ θαυμαζόμενοι ὑπ' ἀνθρώπων, καὶ ἀντὶ
τουτέων χάριτας ἀποδιδόασι. Ἐοικὸς γὰρ τοὺς
μὲν πλουσίους θύειν πουλλὰ τοῖσι θεοῖσι,
καὶ ἀνατιθέναι ἀναθήματα, ἐόντων χρημάτων
πουλλῶν, καὶ τιμᾷν· τοὺς δὲ πένητας ἧσσον,
διὰ τὸ μὴ ἔχειν, ἔπειτα καὶ ἐπιμεμφομένους,
ὅτι οὐ διδόασι χρήματα αὐτέοισι· ὥστε τῶν
τοιουτέων ἁμαρτιῶν τὰς ζημίας τοὺς ὀλίγα
κεκτημένους φέρειν μᾶλλον, ἢ τοὺς πλουσίους.
Ἀλλὰ γάρ, ὥσπερ καὶ πρότερον ἔλεξα, θεῖα
μὲν καὶ ταῦτά ἐστι ὁμοίως τοῖσι ἄλλοισι,
γίγνεται δὲ κατὰ φύσιν ἕκαστα. Καὶ ἡ τοιαύτη νοῦσος ἀπὸ τοιαύτης προφάσιος τοῖσι
Σκύθησι γίγνεται, οἵην εἴρηκα.

ριδ'. Ἔχει δὲ καὶ κατὰ τοὺς λοιποὺς ἀνθρώπους ὁμοίως. Ὅκου γὰρ ἱππάζονται μάλιστα καὶ πυκνότατα, ἐκεῖ πλεῖστοι ὑπὸ κε-

des riches, et même elle attaqueroit plus volontiers les hommes les moins opulens, s'il est vrai que les dieux se plaisent à recevoir les sacrifices et les dons des humains, et qu'ils les en récompensent en leur accordant des grâces. Donc il est plus naturel que les riches, à raison de leur grande fortune, honorent les dieux par des sacrifices et des dons de toute espèce; au lieu que les pauvres, dénnés de toutes ressources, ne peuvent rien offrir; et que d'ailleurs ils se plaignent des dieux, de ne pas en avoir reçu des richesses en partage. Ainsi les pauvres plus que les riches devroient porter la peine de pareilles offenses. Mais, comme je viens de le dire, cette maladie a une origine aussi divine que les autres; chacune a une cause naturelle, et celle qui donne lieu à la maladie des Scythes est telle que je viens de l'indiquer.

112. Au reste, les autres hommes n'en sont point exempts; car par-tout où l'exercice du cheval est très-fréquent et journalier, les fluxions chroniques des articula-

tions, la sciatique, la goutte, sont des maladies très-communes, de même que l'impuissance.

113. Ajoutez encore aux causes précédentes, à l'égard des Schytes, que de tous les peuples ils ressemblent le plus aux Eunuques : en outre, l'habitude de porter des culottes et d'être toujours à cheval, fait qu'ils ne peuvent même porter la main aux parties naturelles. D'ailleurs le froid joint à la fatigue, leur ôte tout désir du coït ; de sorte qu'ils ne se hasardent à rien tenter, avant qu'ils ne soient en état de donner des preuves de virilité. Telle est la constitution morale et physique de la nation scythe.

114. C'est encore en Europe qu'on trouve les plus grandes variétés, soit pour la physionomie des habitans, soit pour la stature, à cause des saisons qui y éprouvent des changemens considérables et très-fréquens; des chaleurs excessives y succèdent à des froids rigoureux ; des pluies continuelles à de longues sécheresses; il y règne en outre

δμάτων καὶ ἰσχιάδων καὶ ποδαγριῶν ἁλίσκονται, καὶ λαγνεύειν κάκιστοί εἰσι.

ριγ'. Ταῦτα δὲ τοῖσι Σκύθῃσι πρόσεστι,
καὶ εὐνουχοειδέστατοί εἰσι ἀνθρώπων διὰ
ταύτας τὰς προφάσιας, καὶ ὅτι ἀναξυρίδας
ἔχουσι αἰεί, καὶ εἰσὶ ἐπὶ τῶν ἵππων τὸ πλεῖστον
τοῦ χρόνου, ὥστε μήτε τῇ χειρὶ ἅπτεσθαι
τοῦ αἰδοίου, ὑπό τε τοῦ ψύχεος καὶ τοῦ κό-
που ἐπιλάθεσθαι τοῦ ἱμέρου καὶ τῆς μίξιος,
καὶ μηδὲν παρακινέειν πρότερον ἢ ἀνδρωθῆναι. Περὶ μὲν ὦν τῶν Σκυθέων οὕτως ἔχει
τοῦ γένεος.

ριδ'. Τὸ δὲ λοιπὸν γένος τὸ ἐν τῇ Εὐρώπῃ
διάφορον αὐτὸ ἑωυτῷ ἐστι καὶ κατὰ τὸ μέγαθος, καὶ κατὰ τὰς μορφάς, διὰ τὰς μεταλ-
λαγὰς τῶν ὡρέων, ὅτι μεγάλαι γίγνονται καὶ
πυκναί καὶ θάλπιά τε ἰσχυρά, καὶ χειμῶνες
καρτεροί, καὶ ὄμβροι πουλλοί, καὶ αὖτις
αὐχμοὶ πουλυχρόνιοι, καὶ πνεύματα, ἐξ ὧν
μεταβολαὶ πουλλαὶ καὶ παντοδαπαί.

ριε΄. Τουτέων ἐοικὸς αἰσθάνεσθαι καὶ τὴν γένεσιν ἐν τῇ ξυμπήξι τοῦ γόνου, καὶ ἄλλοτε ἄλλην, καὶ μὴ τῷ αὐτέῳ τὴν αὐτέην γίγνεσθαι ἔν τε τῷ θέρεϊ καὶ τῷ χειμῶνι, μηδὲ ἐν ἐπομβρίῃ καὶ αὐχμῷ. Διότι τὰ εἴδεα διηλλάχθαι νομίζω τῶν Εὐρωπαίων μᾶλλον ἢ τῶν Ἀσιηνῶν, καὶ τὰ μεγάθεα διαφορώτατα αὐτὰ ἑωυτοῖσι εἶναι κατὰ πόλιν ἑκάστην· αἱ γὰρ φθοραὶ πλεῦνες ἐγγίγνονται τοῦ γόνου ἐν τῇ ξυμπήξι, ἐν τῇσι μεταλλαγῇσι τῶν ὡρέων πυκνῇσι ἐούσῃσι, ἢ ἐν τῇσι παραπλησίῃσι καὶ ὁμοίῃσι.

ριϛ΄. Περί τε τῶν ἠθέων ωὑτὸς λόγος. Τό τε γὰρ ἄγριον καὶ τὸ ἄμικτον καὶ τὸ θυμοειδὲς ἐν τῇ τοιαύτῃ φύσι ἐγγίγνεται· αἱ γὰρ ἐκπλήξιες πυκναὶ γιγνόμεναι τῆς γνώμης τὴν

des vents impétueux qui rendent ces variations d'autant plus nombreuses et plus irrégulières.

115. Il doit arriver ainsi, selon toute probabilité, que la génération est passible des
mêmes effets, relativement à la concrétion
de la liqueur séminale, sujette elle-même
à des variations fréquentes; qu'ainsi sa consistance ne peut être la même en été et en
hiver, pendant les pluies et les sécheresses. C'est pourquoi la physionomie des
Européens me paroît bien plus sujette à
des variétés, que celle des peuples d'Asie;
et chez les premiers cette extrême différence
existe même dans chaque ville. C'est qu'en
effet la concrétion de la liqueur séminale
doit éprouver des altérations plus fréquentes
dans un climat où les saisons sont très-inconstantes, que dans un autre où elles sont
toujours à peu près égales.

116. Ce que je viens de dire concerne également le caractère moral de ces peuples.
En effet, les Européens sont naturellement
sauvages, insociables et farouches, parce

qu'ils sont sujets à de fréquentes commotions de l'âme, qui leur donnent un caractère dur, et qui altèrent la douceur et l'aménité de leurs mœurs. Aussi je considère que les Européens sont bien plus courageux que les Asiatiques : c'est que dans un climat où les saisons sont toujours égales, on est naturellement porté à l'indolence et à la paresse ; tandis que les exercices du corps et l'activité de l'esprit plaisent davantage dans un autre où les saisons sont inconstantes ; et par la raison que la mollesse et le repos favorisent la lâcheté ; au contraire, les fatigues et les travaux alimentent le courage.

117. Voilà pourquoi les peuples d'Europe sont bien plus belliqueux que les Asiatiques ; mais leurs lois y contribuent aussi, car ils ne sont point gouvernés par des rois, comme les Asiatiques ; et, ainsi que je l'ai dit, par-tout où il existe un pouvoir absolu, les peuples sont toujours lâches ; l'âme obéit en esclave, et alors on ne veut pas sans

ἀγριότητα ἐντιθέασι· τὸ δὲ ἥμερόν τε καὶ
ἤπιον ἀμαυροῦσι. Διότι εὐψυχοτέρους νομίζω
τοὺς τὴν Εὐρώπην οἰκέοντας εἶναι ἢ τοὺς τὴν
Ἀσίην. Ἐν μὲν γὰρ τῷ αἰεὶ παραπλησίῳ αἱ
ῥᾳθυμίαι ἔνεισι, ἐν δὲ τῷ μεταβαλλομένῳ αἱ
ταλαιπωρίαι τῷ σώματι καὶ τῇ ψυχῇ· καὶ ὑπὸ
μὲν ἡσυχίης καὶ ῥᾳθυμίης ἡ δειλίη αὔξεται,
ὑπὸ δὲ τῆς ταλαιπωρίης καὶ τῶν πόνων αἱ
ἀνδρίαι.

ριζʹ. Διὰ τοῦτό εἰσι μαχιμώτεροι οἱ τὴν
Εὐρώπην οἰκέοντες, καὶ διὰ τοὺς νόμους, ὅτι
οὐ βασιλεύονται, ὥσπερ οἱ Ἀσιηνοί. Ὅκου γὰρ
βασιλεύονται, ἐκεῖ ἀναγκαίη καὶ δειλοτάτους
εἶναι· εἴρηται δέ μοι καὶ πρότερον· αἱ γὰρ
ψυχαὶ δεδούλωνται, καὶ οὐ βούλονται παρα-
κινδυνεύειν ἑκόντες εἰκῆ ὑπὲρ ἀλλοτρίης δυ-
νάμιος.

ριή. Οὗτοι δὲ αὐτόνομοι, ὑπὲρ ἑωυτῶν γὰρ τοὺς κινδύνους αἱρεῦνται καὶ οὐκ ἄλλων, προθυμεῦνται ἑκόντες, καὶ ἐς τὸ δεινὸν ἔρχονται· τὰ γὰρ ἀριστήϊα τῆς νίκης αὐτοὶ φέρονται. Οὕτως οἱ νόμοι οὐκ ἥκιστα τὴν εὐψυχίην ἐργάζονται. Τὸ μὲν ὦν ὅλον καὶ τὸ ἅπαν οὕτος ἔχει περί τε τῆς Εὐρώπης καὶ τῆς Ἀσίης.

ριθ'. Ἔνεισι δὲ καὶ ἐν τῇ Εὐρώπῃ φῦλα διάφορα ἕτερα ἑτέροισι καὶ τὰ μεγάθεα, καὶ τὰς μορφὰς, καὶ τὰς ἀνδρίας· τὰ δὲ διαλλάσσοντα ταῦτά ἐστι, ἃ καὶ ἐπὶ τῶν πρότερον εἴρηται, ἔτι δὲ σαφέστερον φράσω.

ρκ. Ὁκόσοι μὲν χώρην ὀρεινήν τε οἰκέουσι καὶ τρηχείην καὶ ὑψηλὴν καὶ ἔνυδρον, καὶ αἱ μεταβολαὶ αὐτέοισι γίγνονται τῶν ὡρέων μέγα διάφοροι, ἐνθαῦτα ἐοικὸς εἴδεα μεγάλα εἶναι, καὶ πρὸς τὸ ταλαίπωρον καὶ τὸ ἀνδρῆϊον

nécessité s'exposer à des périls certains, pour accroître la puissance d'autrui.

118. Les Européens, au contraire, gouvernés par leurs propres lois, affrontent d'autant plus volontiers les dangers, qu'ils y sont invités par leur propre courage, et qu'ils marchent sans crainte aux combats : d'ailleurs ils recueillent pour eux-mêmes le prix de leur bravoure. Ainsi les lois peuvent elles-mêmes former le courage. C'est là ce qu'on observe chez les peuples d'Europe et d'Asie.

119. Il existe aussi en Europe des peuples dont la physionomie et la stature ne diffèrent pas moins que le courage : cette disparité vient évidemment des mêmes causes déjà citées. Je vais éclaircir davantage ce sujet.

120. Tous ceux qui habitent un pays montueux, inégal, élevé, pourvu d'eau, et qui sont exposés à des variations fréquentes des saisons, doivent naturellement être d'une haute stature; ils sont très-portés

au travail, et ont un courage inné ; leurs mœurs sont agrestes et farouches.

121. Ceux au contraire, qui habitent des vallons fertiles en pâturages, où règnent des chaleurs étouffantes, et plus souvent des vents chauds que des vents froids, et qui font usage d'eaux chaudes, ne doivent être ni grands ni bien proportionnés, mais sont naturellement épais et charnus. Ils ont la taille épaisse, les cheveux noirs, et le teint plutôt noir que blanc ; ils sont moins phlegmatiques que bilieux. Ni le courage, ni l'amour du travail ne peuvent être des qualités innées chez des hommes de ce tempérament ; mais les lois peuvent les faire éclore. Supposez qu'il se trouvât des fleuves qui entraînassent les eaux stagnantes et celles de pluie, les habitans jouiroient d'une santé brillante, et auroient un teint clair : que si au contraire, il ne se trouve point de fleuves dans le pays, et qu'il n'y ait que des eaux de fontaine, amenées de loin, ou des eaux stagnantes de marais, nécessairement toute l'habitude du corps doit s'en ressentir ; le ventre deviendra plus gros et la rate gonflée.

εὖ πεφυκότα· καὶ τό τε ἄγριον καὶ τὸ θηριῶδες αἱ τοιαῦται φύσιες οὐκ ἥκιστα ἔχουσι.

ρκα΄. Ὁκόσοι δὲ κοῖλα χωρία, καὶ λειμακώδεα, καὶ πνιγηρά, καὶ τῶν θερμῶν πνευμάτων πλέον μέρος μετέχουσι ἢ τῶν ψυχρῶν ὕδασί τε χρέονται θερμοῖσι, οὗτοι δὲ μεγάλοι μὲν οὐκ ἂν εἴησαν, οὐδὲ κανονίαι, ἐς εὖρος δὲ πεφυκότες καὶ σαρκώδεες, καὶ μελανότριχες, καὶ αὐτοὶ μέλανες μᾶλλον ἢ λευκότεροι· φλεγματίαι τε ἧσσον ἢ χολώδεες· Τὸ δὲ ἀνδρεῖον καὶ τὸ ταλαίπωρον ἐν τῇ ψυχῇ φύσι μὲν οὐκ ἂν ὁμοίοις ἐνείη, νόμος δὲ προσγενόμενος ἀπεργάσαιτ᾽ ἄν. Καὶ εἰ μὲν ποταμοὶ ἐνείησαν ἐν τῇ χώρῃ, οἵτινες ἐκ τῆς χώρης ἐξοχετεύουσι τό τε στάσιμον καὶ τὸ ὄμβριον, οὗτοι ἂν ὑγιηροί τε εἴησαν καὶ λαμπροί· εἰ μέντοι ποταμοὶ μὲν μὴ εἴησαν, τὰ δὲ ὕδατα κρηναῖά τε καὶ στάσιμα πίνοιεν καὶ ἑλώδεα, ἀναγκαίη τὰ τοιάδε εἴδεα προγαστρότερα εἶναι καὶ σπληνώδεα.

ρκβ΄. Ὁκόσοι δὲ ὑψηλήν τε οἰκέουσι χώρην
καὶ λείην καὶ ἀνεμώδεα καὶ ἔνυδρον, εἶεν ἂν
εἴδεα μεγάλοι καὶ ἑωυτοῖσι παραπλήσιοι· ἀνανδρότεραι δὲ καὶ ἡμερώτεραι τουτέων αἱ γνῶ-
μαι.

ρκγ΄. Ὁκόσοι δὲ λεπρά τε καὶ ἄνυδρα καὶ
ψιλά, τῇσί τε μεταβολῇσι τῶν ὡρέων οὐκ
εὔκρητα, ἐν ταύτῃ τῇ χώρῃ τὰ εἴδεα ἐοικὸς
σκληρά τε εἶναι καὶ ἔντονα, καὶ ξανθότερα
ἢ μελάντερα· καὶ τὰ ἤθεα καὶ τὰς ὀργὰς αὐθάδεάς τε καὶ ἰδιογνώμονας. Ὅκου γὰρ μεταβολαί εἰσι πυκνόταται τῶν ὡρέων καὶ πλεῖστον διάφοροι αὐταὶ ἑωυτέῃσι, ἐκεῖ καὶ τὰ
εἴδεα καὶ τὰ ἤθεα καὶ τὰς φύσιας εὑρήσεις
πλεῖστον διαφερούσας.

ρκδ΄. Μέγισται μὲν ὦν εἰσι αὗται τῆς
φύσιος διαλλαγαί· ἔπειτα δὲ καὶ ἡ χώρη,
ἐν ᾗ ἄν τις τρέφηται, καὶ τὰ ὕδατα. Εὑρήσεις γὰρ ἐπὶ τὸ πλῆθος τῆς χώρης τῇ φύσι
ἀκόλουθα ἐόντα καὶ τὰ εἴδεα τῶν ἀνθρώπων, καὶ τοὺς τρόπους.

122. Ceux qui habitent un pays élevé, battu par des vents, et assez humide, sont d'une haute stature, et se ressemblent presque tous de physionomie ; mais ils sont moins courageux, et d'un caractère plus docile que les précédens.

123. Ceux qui occupent un sol inégal, sec et nud, où les changemens de saisons ne sont point tempérés, doivent naturellement être secs et nerveux, et plutôt blonds que bruns. Ils sont prompts, fiers et arrogans ; car surtout dans un pays où les variations de saisons sont très-fréquentes, vous trouverez des différences très-grandes dans la physionomie aussi bien que dans la constitution morale et physique des peuples.

124. Ces variations influent puissamment sur la nature de l'homme, et la modifient à l'infini ; viennent ensuite les qualités du sol, d'où il tire sa nourriture, et celles des eaux dont il fait usage : en effet, vous observerez que les hommes ont une physionomie et un caractère analogues aux pays qu'ils habitent.

19..

125. Partout où le sol est gras, mou et humide, où les eaux sont si peu profondes qu'elles sont chaudes en été et froides en hiver, et où les saisons sont le plus heureusement constituées, les hommes sont d'une complexion très-humide et si charnue, qu'on ne leur voit pas d'articulations. Ils ont naturellement de l'aversion pour le travail, et manquent de courage. Ils sont d'un esprit inactif et assoupi; ils n'ont ni finesse, ni perspicacité dans le jugement, et sont inhabiles à la culture des arts.

126. Mais dans un pays nu, raboteux, sans abri, et brûlé en été par un soleil ardent, ou comprimé par des hivers rigoureux, vous y verrez des hommes secs, nerveux et velus, dont les articulations sont bien prononcées. Ils sont naturellement laborieux, prompts, vigilans et très-actifs; violens par caractères, présomptueux et opiniâtres: enfin leurs mœurs sont plus sauvages que douces; ils sont doués de plus de finesse et d'intelligence pour la culture des arts, et sont plus propres au métier des

ρκε΄. Ὅκου μὲν γὰρ ἡ γῆ πίειρα καὶ μαλθακὴ καὶ ἔνυδρος, καὶ τὰ ὕδατα κάρτα μετέωρα ἔχουσα, ὥστε θερμὰ εἶναι τοῦ θέρεος, καὶ τοῦ χειμῶνος ψυχρά, καὶ τῶν ὡρέων
καλῶς κέεται, ἐνθαῦτα καὶ οἱ ἄνθρωποι σαρ-
κώδεές εἰσι καὶ ἄναρθροι καὶ ὑγροὶ, καὶ ἀταλαίπωροι, καὶ τὴν ψυχὴν κακοὶ ὡς ἐπὶ τὸ
πουλύ· τό τε ῥάθυμον καὶ τὸ ὑπηρὸν ἐστι
ἐν αὐτέοισι ἰδεῖν· ἔς τε τὰς τέχνας παχέες,
καὶ οὐ λεπτοὶ, οὐδὲ ὀξέες.

ρκϛ΄. Ὅκου δ᾽ ἐστὶ ἡ χώρη ψιλή τε καὶ
ἀνώχυρος καὶ τρηχεῖη, καὶ ὑπὸ τοῦ χειμῶνος
πιεζομένη, καὶ ὑπὸ τοῦ ἡλίου κεκαυμένη,
ἐνθαῦτα δὲ σκληροὺς τε καὶ ἰσχυοὺς καὶ
διηρθρωμένους καὶ ἐντόνους καὶ δασέὶς ἂν
ἴδοις· τό τε ἐργατικὸν καὶ ὀξὺ ἐνεὸν ἐν τῇ
φύσι τῇ τοιαύτῃ καὶ τὸ ἄγρυπνον, τά τε ἤθεα
καὶ τὰς ὀργὰς αὐθάδεας καὶ ἰδιογνώμονας,
τοῦ τε ἀγρίου μᾶλλον μετέχοντας ἢ τοῦ ἡμέ-
ρου, ἔς τε τὰς τέχνας ὀξυτέρους τε καὶ συνε-
τωτέρους, καὶ τὰ πολέμια ἀμείνους. Εὑρήσεις

19..

δὲ καὶ τᾶλλα τὰ ἐν τῇ γῇ φυόμενα πάντα ἀκόλουθα ἐόντα τῇ γῇ.

ρκζ΄. Αἱ μὲν ὦν ἐναντιώταται φύσιές τε καὶ ἰδέαι ἔχουσι οὕτως· ἀπὸ δὲ τουτέων τεκμαιρόμενος τὰ λοιπὰ ἐνθυμέεσθαι, καὶ οὐκ ἁμαρτήσῃ.

armes. Au reste vous trouverez aussi que les productions de la terre suivent la nature du sol auquel elles sont analogues par leurs qualités.

127. Voilà quelles sont les constitutions morales et physiques des peuples les plus opposés ; c'est d'après de semblables conjectures que vous parviendrez à juger des autres choses, sans crainte de vous tromper.

OBSERVATIONS ANALYTIQUES

SUR LE TRAITÉ

DES AIRS, DES EAUX ET DES LIEUX.

———

CET ouvrage si recommandable par les
vues profondes et philosophiques d'Hippocrate, auroit suffi pour éterniser le nom et
la mémoire de ce prince des médecins,
quand même, les autres chefs-d'œuvre de
la célèbre école de Cos n'auroient pas existé;
mais la postérité, plus juste que nous ne
l'avons été même en vantant les étonnantes
productions de l'antiquité, a d'un commun
accord reconnu Hippocrate comme le seul
médecin, capable d'avoir créé l'immortel
traité des airs, des eaux et des lieux. Quelques sophistes osent soutenir qu'il faut
laisser dans un profond oubli la doctrine

d'Hippocrate : comment se fait-il, par exemple, que, par les plus étranges spéculations, on soit parvenu à bannir de nos écoles les immortels ouvrages du médecin le plus célèbre de toute l'antiquité? Essayons encore de faire retentir le nom du divin fondateur de la science, et que l'amour de l'art et le bien de l'humanité engagent les maîtres à faire triompher enfin la plus juste des causes. Essayons de démontrer quel a été le but d'Hippocrate, en recommandant aux médecins, aux législateurs et aux philosophes, l'étude particulière de l'influence des airs, des eaux et des lieux, par rapport aux habitudes morales et aux tempéramens : il s'agissoit de savoir, dit M. le docteur Coray, dans son discours préliminaire, digne surtout des grandes vues d'Hippocrate, « pourquoi les hommes malgré l'identité de leur espèce, différoient entr'eux par des différences graduées, de manière qu'en partant d'un point quelconque du globe, et en parcourant soit en longitude, soit en latitude tout le cercle pour revenir au même point, on rencontre à des distances plus ou moins éloignées, des peuples qui ont une physionomie, un tempérament, des maladies, des mœurs et des usages différens. »

« Pour résoudre une question de cette importance (ajoute le même auteur) il falloit un philosophe qui joignît à des connoissances physiques, médicales, morales et politiques, la patience de faire des recherches très-multipliées, très-pénibles, et une sagacité extraordinaire, pour distinguer dans l'homme ce qui est l'ouvrage de la nature d'avec ce qui n'est que l'effet des causes morales ; et ce philosophe fut Hippocrate ».

Cabanis a commenté ce texte, de manière à prouver l'exacte vérité de toutes les observations du célèbre médecin de Cos. En effet, c'est sous ce point de vue, que l'étude physique de l'homme est principalement intéressante ; c'est là que le philosophe, le moraliste et le législateur doivent fixer leurs regards, et qu'ils peuvent trouver à la fois, et des lumières nouvelles sur

la nature humaine, et des vues fondamen-
tales sur son perfectionnement. Hippocrate, dans son traité des airs, des eaux et
des lieux, avoit donc à examiner l'influence
de ces trois causes réunies sur le naturel
des individus, et sur les mœurs des nations; il l'a fait en philosophe autant qu'en
médecin.

Il resteroit maintenant à déterminer
quelles sont les affections morales et les
idées qui dépendent particulièrement des
impressions intérieures qui appartiennent
à l'instinct, et dont les organes des sens
ne sont tout au plus que les instrumens sub-
sidiaires. Mais cette question est elle-même
insoluble, du moins dans l'état actuel de nos
connoissances. Nous ne pouvons saisir que
par la pensée, les changemens qui peuvent
survenir dans la sensibilité des viscères et
des organes internes; et cependant nous
serions dans l'impossibilité d'assigner en
quoi consistent ces changemens; ainsi,
Hippocrate a eu raison de s'en tenir aux
simples effets des causes externes, en vertu

des loix physiques. La philosophie ration-
nelle analytique doit commencer à marcher
d'après les faits, à l'exemple de toutes
les parties de la science humaine qui ont
acquis une véritable certitude.

Et qu'on ne s'imagine pas qu'Hippocrate,
comme la plupart des hommes d'un grand
talent, ait employé ses procédés analytiques, sans savoir ce qu'il faisoit, poussé
par la seule impulsion d'un génie heureux. La lecture attentive de plusieurs de
ses ouvrages, et notamment des épidémies, prouve qu'il avoit profondément mé-
dité sur les routes que l'esprit doit suivre
dans ses recherches, sur l'ordre qu'il doit se
tracer dans l'exposition de ses travaux.

« Il faut, dit-il, déduire les règles de
« pratique, non d'une suite de raisonne-
« mens antérieurs, quelque probables
« qu'ils puissent être (c'est-à-dire les hy-
« pothèses), mais de l'expérience dirigée
« par la raison. Le jugement est une es-
« pèce de mémoire qui rassemble et met
« en ordre toutes les impressions reçues

« par les sens. Car avant que la pensée se
« produise, les sens ont éprouvé tout ce
« qui doit la former, et ce sont eux qui
« en font parvenir les matériaux à l'enten-
« dement ».

Descartes que l'on ne doit pas accuser
d'une confiance aveugle dans l'art médical,
a néanmoins cru pouvoir affirmer que, si
l'espèce humaine peut espérer de se perfec-
tionner, c'est dans la médecine qu'il faut
en chercher les moyens.

Cabanis, dans son excellent ouvrage des
rapports du physique et du moral de l'homme, a prouvé qu'il avoit profondément mé-
dité les principes exposés dans le traité des
airs, des eaux et des lieux, et il a démontré
comment le moral de l'homme est susceptible de se modifier par les causes physiques
et communes, comme celles-ci sont soumises
à leur tour au moral par l'éducation.

Ici, le but du célèbre médecin de Cos,
étoit d'observer les maladies qui régnoient
dans une ville ou dans un territoire, d'assigner ce qu'elles avoient de commun, et

ce qui pouvoit les distinguer entre elles ; de voir s'il ne seroit pas possible de trouver la raison de leur dominance et de leurs retours par le concours des causes qui dépendent de l'exposition du sol , de l'état de l'air, du caractère des différentes saisons. Il sentoit que toute vue générale qui n'est pas un résultat précis des faits , n'est qu'une pure hypothèse. Il commença donc par étudier les faits : ainsi , la situation du lieu , son exposition , la nature de ses productions , les travaux de ses habitans , sa température, le temps de l'année, les changemens que l'air a subis durant les saisons précédentes , les qualités des eaux , le genre de vie et le caractère des hommes , suivant les contrées qu'ils habitent ; tels sont les principaux objets qui ont fixé d'abord les regards d'Hippocrate. En effet , de toutes ces observations , naissent des règles simples , suivant lesquelles les maladies se divisent en générales , par rapport aux saisons, et en particulières , par rapport aux tempéramens : l'influence de ces circonstances diverses et leur production déterminée par des rapprochemens et des combinaisons faciles, s'énoncent par des déductions immédiates et directes. Voilà exactement le plan d'après lequel a été conçu le traité des airs, des eaux et des lieux.

Ces principes posés, l'auteur suit fidèlement le plan qu'il s'est tracé dans l'exposition des phénomènes qui concernent les climats et les saisons dont il fait connoître l'influence directe dans deux extrêmes opposés, savoir : chez les peuples d'Asie ou orientaux, et chez les peuples d'Europe ou occidentaux. Il ne reconnoît également que deux sortes de vents qu'il rapporte à l'un de ces deux points cardinaux, le nord et le midi : les vents occidentaux c'est-à-dire, tous les vents qui souffloient entre le couchant d'hiver et celui d'été, étoient censés appartenir au vent du nord ; comme les vents orientaux placés entre le lever d'hiver et celui d'été, étoient désignés par le nom générique de vent du sud. On peut en voir la preuve dans ce que dit Hippocrate, § 24,

de la ressemblance de maladies des villes
exposées au sud, et de l'analogie qu'il établit, § 26, entre les vents de l'ouest et la saison de l'automne, à cause des alternatives du
chaud et du froid. Ainsi Hippocrate a tracé
dans ce traité, les quatre expositions des
villes qu'il regarde comme plus ou moins
salubres, suivant qu'elles sont situées au
midi, à l'orient, au nord et au couchant.
Dans la troisième section des aphorismes
depuis le 20e jusqu'au 25e, ou l'on trouve
répété en partie le paragraphe 58 jusqu'au
67 du chapitre des saisons; notre auteur
considère les constitutions boréales comme
les plus salubres, et les constitutions australes comme les plus insalubres. Au reste,
Hippocrate ne se borne pas à rapporter les
causes des maladies épidémiques, aux changemens rapides et intempestifs de l'air com-
biné au chaud et au froid, à l'humidité et
à la sécheresse, il remonte au moins à deux
saisons différentes. Il étend même ses observations à la troisième et à la quatrième
saisons suivantes. C'est ainsi qu'il fait tom-

ber sur l'été, les maladies résultantes de
l'hiver et du printemps précédens; sur l'automne, celles qui dépendent de la triple
influence de l'hiver et de l'été; et sur l'hiver, celles qui proviennent de l'action combinée de l'été et de l'automne. Ainsi par
exemple, dans la 4e constitution épidémique, on voit les mauvais effets de cette
constitution dite pestilentielle, considérablement adoucis par un été variable à la
vérité, mais assez sec, pour suspendre les
ravages produits par l'excessive humidité
qui avoit régné jusqu'alors, sous l'influence
combinée de l'automne, de l'hiver et du
printemps.

L'exemple que je viens de citer, explique
le passage suivant, si fort contesté de nos
jours par un célèbre auteur (1). « Toutefois
si l'été est sec, les maladies s'apaiseront
plus promptement, mais s'il est humide,
elles se prolongeront beaucoup; et s'il y

----

(1) M. le docteur Coray.

a quelque plaie légère, on doit craindre à la moindre occasion qu'elle ne se change en ulcère phagédénique (1) ». Ici, toutes les maladies citées par Hippocrate n° 10, sont produites par le relâchement de la fibre et la pléthore humorale, à cause de l'humidité réunie à la chaleur. Ces deux causes débilitent surtout les systèmes nerveux et sanguins, et occasionnent la putridité des humeurs. C'est encore par le même principe que dans la 4e. constitution épidémique dite pestilentielle, décrite par Hippocrate, les plaies les plus légères se changeoient promptement, et à la moindre occasion, en erysipèles gangréneux qui devenoient des ulcères putrides et rongeans. Ils étoient suivis d'escarres qui entraînoient la chute des os, et dénudoient les chairs profondément. Il est évident que la gan-

---

(1) Préface des épidémies, quatrième Vol. de la collection des œuvres d'Hippocrate.

grène produisit tous ces maux ; or, par analogie, la dégénérescence des humeurs, me
paroît devoir se manifester plus particulièrement dans les villes exposées au midi et
aux vents chauds, où les mauvais effets des
vents du sud et des eaux de marais sont
constans. Les changemens dont parle Hippocrate, ne sont relatifs aux saisons qu'ac-
cidentellement, puisque l'exposition des
villes ne concerne ici que les vents froids
ou chauds, selon qu'ils soufflent sous l'as-
pect du nord ou du midi.

Ainsi ce passage qui paroît appartenir
aux saisons, comme le prétendent plusieurs
critiques, doit néanmoins trouver place
dans le chapitre des climats. Car notre
auteur a formellement indiqué les constitutions australes et boréales, comme celles
qui agissent avec le plus d'énergie sur les
fonctions du corps humain.

On peut donc croire que c'est de l'influence particulière des vents du midi ou
du sud, qu'il s'agit relativement aux changemens qui s'opèrent sur la tête, la poi-

trine et le bas-ventre, d'où résultent alors des fluxions. Or, il faut savoir qu'Hippocrate a considéré la maladie comme un changement naturel dans l'ordre de nos fonctions ; mais est-il possible d'espérer que l'on ne sera point sujet à éprouver des diarrhées ou la dysenterie, ou des flux quelconques, sinon aux époques des révolutions des saisons? tandis qu'au contraire, nous voyons tous les jours ces affections produites par les vicissitudes de la température, qui quelquefois donnent lieu à des maladies très-graves.

Il est clair que si c'est en été, et que cette saison soit accompagnée de sécheresse, les changemens qui proviennent d'un excès d'humidité, seront moins sensibles par rapport au corps humain ; or, les maladies causées par le relâchement des solides, s'appaiseront plus promptement ; mais si l'été est humide, alors elles deviendront chroniques. Enfin, ce qui suit est la conclusion naturelle de ce qui précède, et l'on s'aperçoit aisément que les hommes dont

le tempérament est phlegmatique, et qui ont
le cerveau très-humide, c'est-à-dire la membrane muqueuse des cavités nasales et
bronchiques très-lâche, outre les dérange-
mens de santé, auxquels tout le monde est
sujet par les variations de la température
sont particulièrement disposés par la nature
même du climat, à des diarrhées fréquentes;
et, comme ils sont constamment énervés par
la chaleur et l'humidité, il est, dis-je, naturel, qu'ils ne soient ni grands mangeurs,
ni grands buveurs; qu'ils aient la tête
foible et très-humide, et qu'ils se ressentent
plus que les autres des excès de débauche.
La membrane muqueuse, pulmonaire et
intestinale participe au relâchement général : de là naissent les catarrhes, la diarrhée, la dysenterie, la lienterie et l'hémoptysie. Au contraire, les villes qui reçoivent les vents du nord, ont des eaux
salubres, mais qui diffèrent par leurs
qualités. Il étoit donc naturel que l'auteur,
après avoir parlé de la position des villes,
fît remarquer ensuite les circonstances lo-

cales, qui indiquent non-seulement les
maladies les plus habituelles, mais encore
le genre et l'espèce de chacune d'elles, en
remontant toujours à l'influence des causes
telles que les saisons, le tempérament,
l'âge, le sexe; ainsi le paragraphe n°. 10,
a trait seulement à l'exposition des villes
situées au midi; le suivant non coté, a
rapport à celles qui regardent le nord ou
le septentrion. Les habitans du midi, sont
essentiellement d'un tempérament lympha-
tico-bilieux; sont sujets à l'atonie, aux
diarrhées, aux dysenteries, aux fièvres
épiales, aux fièvres longues d'hiver, c'est-
à-dire, les intermittentes et particulièrement la fièvre quarte. On ne voit que
rarement des pleurésies, des péripneumonies, des fièvres ardentes et des affections
aiguës; mais il règne fréquemment des
ophthalmies humides, chroniques, des apoplexies et des paralysies.

Les femmes sont maladives et sujettes
aux pertes utérines et aux fausses couches;
les enfans sont très-sujets aux convulsions

et à l'épilepsie de naissance ; en un mot, le relâchement et l'atonie caractérisent cette constitution.

Au contraire, les hommes du nord, sont communément attaqués de pleurésie et de toutes les maladies qu'on nomme aiguës ; ils sont sujets à l'empyème et à la suppuration du poumon ; l'ophthalmie sèche, désignée sous le nom de *Chémosis*, se termine par la suppuration, à cause de la violence de l'inflammation. Les jeunes-gens sont très-sujets aux hémorrhagies, et par conséquent à l'hémoptysie. Les femmes sont mal réglées, sont sujettes aux pertes utérines et aux fausses couches ; elles ont des accouchemens laborieux : les enfans très-jeunes, sont attaqués d'hydropisies du scrotum, qui se dissipent par les progrès de l'âge : enfin, les exemples de longévité appartiennent spécialement aux habitans des pays froids. Ils ont la tête saine et forte, ils mangent beaucoup, sont habituellement constipés ; en un mot, tout ce qui caractérise le ton et l'élasticité de la fibre, ou le *strictum* des anciens forme l'apanage de ce tempérament.

La meilleure exposition des villes, est celle qui permet l'accès des vents qui soufflent entre le levant d'été et celui d'hiver; à cause de la modération du froid et du chaud; les eaux y sont excellentes. Les avantages de cette exposition sont remarquables, particulièrement par une température analogue à celle du printemps, l'alacrité et le bon état des fonctions, le tempérament plutôt sanguin que bilieux, un teint vermeil et fleuri.

Les femmes sont fécondes, accouchent aisément, les maladies sont régulières et se jugent facilement, les crises sont régulières comme les saisons; voilà pour les villes situées à l'orient.

Au contraire, une température automnale froide, très-humide, caractérisée par des vents occidentaux, engendre des maladies longues et particulièrement celles que nous avons annoncées sous la constitution du midi : ces maladies affligent les villes

20.

situées à l'occident, à l'abri des vents de l'orient. Cette position est nécessairement très-insalubre ; la meilleure est celle qui regarde l'orient : les eaux y sont limpides, très-excellentes ; au contraire, elles sont troubles et mauvaises au midi, ou dures et très-froides au nord ; elles occasionnent différentes maladies, et produisent surtout l'enrouement.

L'auteur est ainsi conduit à l'examen particulier des eaux qu'il distingue en plusieurs classes, savoir : celles de marais, d'étangs, de pluie, de neige et de glace ; mais il faut se rappeler que ce n'est pas ici une dissertation sur un sujet isolé.

Hippocrate rapporte toutes les mauvaises qualités des eaux, d'abord à l'exposition même des villes vers l'un des quatre points cardinaux ; et à raison de cette différence, il fait remarquer les avantages et les inconvéniens de l'usage des eaux en général. Mais il désigne particulièrement les eaux dormantes, de marais, d'étangs, comme la cause des obstructions du foie et de la rate d'où naissent ensuite des hydropisies, désignées dans le livre du pronostic.

Il est évident que le sujet est continué depuis le n°. 3o jusqu'au 35, inclusivement (1); car il a été précédemment question de la constitution automnale, comme très-insalubre, et des villes situées à l'occident : les hommes sont naturellement décolorés et foibles, ils ont la voix grave et rauque; et encore qu'ils participent aux maladies des habitans du midi, celles-ci sont désignées d'une manière spéciale, ainsi que nous l'avons fait remarquer dans les n°s 3o, et suivans, que nous proposons de rétablir dans le chapitre des climats. En effet, a dit, Hippocrate, les eaux sont

---

(1) Lisez les N°s 3o* et suivans de l'article des saisons jusqu'au 35e*, et transposez la fin des N°s 26 à la suite du 34e, et cette dernière à la fin du 57, pour servir de conclusion à ce qui précède. Tous ces passages sont marqués d'un astérisque.

20..

excellentes du côté de l'orient : dans cette
région, les maladies sont plus faciles à
juger, et sont moins fréquentes que dans
les contrées situées au nord ; il ajoute que
les femmes sont très-fécondes , et qu'elles
accouchent aisément ; ensuite il fait le tableau opposé des villes situées à l'occident.

Les villes qui ont cette exposition sont
moins salubres que celles qui sont tournées
à l'orient ; les eaux y sont troubles et mauvaises ; l'air est constamment chargé de
brouillard , les vents occidentaux règnent
constamment : or, il est naturel que dans
ces villes la température soit surtout analogue à celle de l'automne.

Mais quels sont les inconvéniens ou les
maladies propres à cette température ? quelle
est la disposition des personnes qui vivent
dans un tel climat ? voilà ce qu'on ignore
en lisant l'article des climats , du moins
dans nos éditions ; il faut lire le chapitre
intitulé des eaux, pour avoir la solution des
questions qui appartiennent spécialement à
l'influence du climat. En adoptant au con-

ntraire, l'ordre que je propose, mais que je n'ai point voulu rétablir de mon propre chef, (n° 5o. *) Hippocrate annonce pour les villes situées au couchant, des hydropisies fréquentes et mortelles, occasionnées par des dysenteries, des diarrhées, des fièvres quartes qui sont toutes des maladies automnales, mais qui règnent principalement en été.

N° 51. * L'hiver, ajoute le même auteur, les jeunes-gens sont sujets aux affections maniaques et aux péripneumonies, à cause de la dureté du ventre; ce qui vient de l'usage des eaux froides et glacées.

N° 52. * Mais les femmes sont fréquemment attaquées d'œdèmes et de leucophlegmatie; elles conçoivent et accouchent difficilement. Cette disposition est l'opposée des femmes qui habitent les villes situées à l'orient, § 24. Les enfans sont boursoufflés, gros et gras; mais ensuite ils s'exténuent et meurent d'éthisie. Au contraire, la bonne couleur et le teint fleuri des habitans des villes situées à l'orient, § 25, est un des caractères remarqués par Hippocrate, n° 53 *, les hernies sont particulières à l'enfance; les varices et les ulcères des jambes sont des affections communes dans l'âge viril; enfin il est impossible que les hommes d'un tel tempérament puissent espérer une longue vie ; au contraire, ils doivent craindre une vieillesse précoce. Certes l'usage des eaux ne peut être regardé comme une cause constitutionnelle des tempéramens. Enfin, n° 54, * les femmes se croient enceintes, et quand elles sont à terme, on s'aperçoit qu'elles avoient une hydropisie de l'utérus. Tous ces effets sont-ils uniquement produits par des eaux insalubres ? Il me paroît d'ailleurs que la fin du n° 57 n'est point terminée ; je propose cette conclusion :

« Je pense donc que toutes les eaux dont j'ai parlé précédemment sont nuisibles à tous égards. »

D'ailleurs, après avoir annoncé les mauvaises qualités des eaux de marais et d'étangs, n°ˢ 28 et 29, il est naturel de passer immédiatement aux eaux de sources,

de rochers, § 35, puisqu'il a déjà été question
de l'obstruction du foie et de la rate , et de
l'émaciation qui est la suite de l'hydropisie,
§ 29. Le sujet est donc continu, et tout paroît
ici bien coordonné. Viennent ensuite les eaux
qui coulent des collines de terre, § 36, puis
les eaux saumâtres, § 37, et les eaux de pluie,
§ 38. L'auteur , d'après ces considérations,
poursuit son sujet, § 39: il veut que celui qui
est bien portant ne fasse aucune distinction
des eaux pour sa boisson ; qu'il choisisse les
plus douces, les plus légères et les plus limpides. S'il y a disposition aux ardeurs du ventre ou des entrailles, les eaux de pluie, dont
Hippocrate explique la formation par l'éva-
poration, lui paroissent préférables à toutes
les autres ; mais il ne prescrit leur usage
qu'après les avoir soumises à l'ébullition et à
la filtration. Les eaux de neige et de glace
ne reviennent point à leur état naturel : l'auteur en prend occasion d'indiquer les effets
de la congélation, de même qu'il a indiqué
précédemment l'origine des eaux de pluie.
Il parle successivement des eaux des grands

20....

fleuves et des lacs, et il termine par indiquer les affections qui résultent de leur usage. Dans ce nombre, il cite la strangurie, la sciatique, la goutte, la colique néphrétique et la pierre, dont il explique la formation par l'amas et la cohérence du sédiment des eaux, chargées de sable ou de limon.

Les explications de l'auteur au sujet des douleurs occasionnées par la pierre, et sur la manière dont celle-ci se présente au devant du col de la vessie, où elle empêche l'excrétion de l'urine, sont conformes à nos connoissances anatomiques; mais il est bien douteux que la pierre s'engendre dans la vessie. La dissection des corps a prouvé que la pierre provenoit toujours de petits calculs qui se forment dans les reins; mais, comme ces derniers sont pourvus de vaisseaux et de canaux sécréteurs et excréteurs extrêmement fins, l'opinion d'Hippocrate n'en est que plus probable. La colique néphrétique est un des accidens ordinaires à ceux qui rendent des graviers; enfin la goutte, chez les vieillards, donne souvent naissance à la pierre, à la sciatique et aux douleurs néphrétiques. Voilà ce qui concerne en particulier l'usage des eaux. Cette transposition des n⁰ˢ 3o et suivans dans le chapitre des climats à la suite du § 26 , dont la fin appartiendroit au n° 34, n'a rien de surprenant, puisque, dans le manuscrit coté 2255, l'article des eaux vient après celui des saisons. Gruner cite, sur la foi des manuscrits , notre traité sous ce titre περὶ ὡρέων , ἀέρων , ὑδάτων , τόπων , des saisons , des airs , des eaux et des lieux. C'est à-peu-près l'ordre suivi dans le manuscrit déjà cité.

Dans ce deuxième chapitre, Hippocrate traite spécialement des saisons, n'ayant fait jusqu'à présent que les considérer d'une manière générale , à l'article des airs ou des climats. Notre auteur détermine la succession des saisons par le lever et le coucher des astres; il partage l'année en deux saisons sémestrales , dont l'une commence à l'équinoxe d'automne et l'autre à l'équinoxe du printemps ; la coutume des

20....

Grecs étant de commencer l'année par l'automne. Hippocrate fait successivement remarquer les deux solstices, le lever de la Canicule, celui d'Arcture, le lever et le coucher des Pléïades ; ce sont là les signes qu'il veut qu'on observe dans l'étude de l'astronomie. Le solstice d'été et celui d'hiver marquent la seconde partie des saisons; le lever de la Canicule a lieu dans la seconde partie de l'été, celui d'Arcture se trouve à la fin, et le coucher des Pléïades termine l'automne. Voici comment Hippocrate a tracé l'année médicale, en ayant égard seulement aux effets qui résultent de l'influence de ces astres par rapport aux saisons : « C'est
» au lever d'Arcture que commencent les
» pluies, et les vents froids qui soufflent
» alors annoncent la fin de l'été et le com
» mencement de l'automne; ensuite le temps
» se réfroidit peu-à-peu, et d'une manière
» très-sensible vers le coucher des Pléïades;
» de-là, jusqu'à l'équinoxe du printemps,
» le froid se soutient à-peu-près de même.
» Vers l'équinoxe, la chaleur recommence;

» mais , depuis le lever des Pléiades jusqu'à
» la Canicule , la chaleur et la sécheresse
» vont en augmentant , et les vents méri-
» dionaux soufflent durant quelques jours ;
» ils sont ensuite suivis de pluies qui du-
» rent autant que les vents étésiens. »

Ceux-ci , qui souffloient après le solstice
d'été et le lever de la Canicule , étoient des
vents du Nord-Ouest pour les habitans des
climats occidentaux , et des vents de Nord-
vers-Est pour ceux qui habitoient des climats orientaux. Ils souffloient pendant la
nuit et cessoient pendant le jour. Hippocrate
a cité les vents étésiens particulièrement
dans les 2ᵉ, 3ᵉ et 4ᵉ constitutions épidémiques des 1er et 3e livres. On voit que , lorsqu'ils souffloient peu, l'air n'étoit point ra-
fraîchi, et que les chaleurs devenoient étouffantes : cela se remarque particulièrement
dans la constitution dite pestilentielle.

Quand donc Hippocrate conseille l'étude
de l'astronomie, ce n'est pas de celle qui
calcule dans de savantes théories , la route
des corps célestes, qu'il veut parler. Il en-

tend cette astronomie qui reconnoît, et détermine le temps et le lieu de l'apparition dans le ciel de quelques astres, dont les différentes positions à l'égard de la terre, règlent la marche de l'année, c'est-à-dire, l'astronomie d'observation ; et, pour mieux expliquer sa pensée, il rejète comme inutile, l'étude de la météorologie ; mais il ajoute, que l'astronomie est nécessaire à l'étude de la médecine, parce qu'elle fait connoître les changemens que les corps sublunaires éprouvent dans les différentes saisons et dans les différents états du ciel.

Hippocrate indique dans la description de chaque saison, les vents qui ont régné ; mais il ne s'agissoit pas de donner ici une description détaillée de la rose des vents, ni de connoître avec une exactitude géométrique, la quotité de pesanteur et d'élasticité de l'air, ainsi que son humidité : Hippocrate dépourvu de tous les moyens d'estimation quelconque, à plus forte raison du baromètre, du thermomètre et des différentes espèces d'hygromètres et d'eu-

diomètres, observe en grand, les divers
changemens de température qu'il rapporte
aux phénomènes constans de la chaleur
et du froid, sous deux vents principaux,
celui du nord et celui du midi, selon que
leur direction approchoit plus ou moins de
l'un de ces deux points cardinaux : ainsi
Aristote a dit dans sa météorologie, que
les vents du levant appartiennent à ceux
du midi, parcequ'ils sont chauds ; et les
vents du couchant à ceux du nord, parcequ'ils sont froids.

Notre auteur ne mesuroit donc le chaud
et le froid, qu'au sentiment, et il estimoit
l'humidité par la quantité de pluies qui
tomboient, et qu'il distinguoit en petites
ou douces, fortes et abondantes, continuelles et interrompues ; presque toujours
il joint les vents à la pluie et à la sécheresse ; telles sont les données sur lesquelles
sont établies les constitutions épidémiques.
Enfin, si l'on ajoute à cette longue suite de
causes, l'enchaînement non moins compli-
qué des autres circonstances les plus remar-

quables, comme l'a fait l'immortel auteur
de ce traité, relativement aux localités et
à la nature du sol; à l'humidité et à la sécheresse; aux vents, à la chaleur et au
froid; aux qualités des eaux dures ou crues,
saumâtres, de source vive ou marécageuses,
et aux différens corps qu'elles tiennent en
dissolution (ce qui a lieu de même pour
l'air); enfin, aux différentes positions des
villes sous les aspects du nord et du midi,
de l'orient et de l'occident, et aux changemens de température; on se convaincra de
l'immensité du plan de ce célèbre médecin.
Il étoit tellement initié dans les secrets de
la nature, qu'il osa prédire une année d'a-
vance, une peste qui devoit ravager l'Il-
lyrie.

Cette peste arriva comme il l'avoit an-
noncée : ce fait est attesté par Soranus de
Cos, contemporain d'Hippocrate et son
historien. En effet, comme notre illustre
auteur l'a démontré dans les constitutions
épidémiques, ses observations qui embras-
soient la connoissance des causes physiques

et de tous les phénomènes de la vie modi-
fiée par ces causes, devoient le conduire
naturellement de conséquences en conséquences, aux résultats les plus directs des
loix naturelles. Le traité des airs, des eaux
et des lieux, ne fait que confirmer cette
vérité, et nous indiquer la marche qu'il faut
suivre, pour parvenir au même but de
l'observation.

Il seroit superflu de combattre ici ces
raisonneurs imperturbables, qui consultent leur imagination bien plus que la saine
raison. Il ne rêvent que systèmes, et bientôt
leur fol enthousiasme, pour des théories
spéculatives, leur fait mettre au jour de
brillantes hypothèses, qui ont assez de crédit pour séduire les jeunes-gens sans expérience. Les fausses doctrines se propagent
ainsi par des imitateurs serviles. Que devient la science livrée à toutes ces opinions incohérentes et à ces divagations,
enfantées par l'esprit de système ? Elle n'est
point perdue pour quiconque est doué d'un
génie observateur : l'étude des signes des

maladies dont les progrès sont toujours an-
noncés par des symptômes évidens, fait
bientôt jaillir la clarté au sein même des
ténèbres. Le Médecin praticien, tient dans
une juste balance, le sort de toutes les opinions, lorsqu'il ne veut consulter que la nature. Une méthode de classification des symptômes propres à le guider sûrement dans le
traitement des maladies, lui devient nécessaire; mais, si malheureusement il s'abandonne à des raisonnemens incertains, sa
méthode n'est plus qu'un tissu d'erreurs
dangereuses; enfin un néologisme barbare
vient combler l'intervalle immense qu'il y
a entre les fausses théories et la science proprement dite. C'est principalement là le
point de mire de tous les novateurs, qui
ont essayé de faire oublier les services importans rendus à la médecine par le célèbre
Hippocrate. Le lecteur sera surtout frappé
de la vérité de ces observations, en lisant le
mémoire sur la naissance des sectes dans les
divers âges de la médecine. Les découvertes
sans cesse renouvellées par les progrès de la

chimie, de la physique, de la botanique
ont agrandi le domaine de la matière médicale, qui elle-même a enrichi la pharmacie,
par la variété des médicamens et celle de
leur nombreuses préparations ; mais cela
ne change absolument rien aux principes
d'Hippocrate. La classification des maladies,
quelle que soit sa perfection, n'est qu'un
ordre fictif des signes que leur opposition
fait souvent remarquer d'une toute autre
manière dans la pratique.

Faut-il parler maintenant du reproche que
l'on a fait légèrement à Hippocrate d'avoir
fondé sa doctrine des tempéramens sur les
divers genres d'humeurs ; notre philosophe
à l'imitation d'un peintre habile qui saisit
tous les caprices de la nature, fait ici le
tableau pittoresque des formes variées de
l'espèce humaine dans les différentes parties
du globe.

Qui de nous a jamais osé dire, que telle
constitution a de l'analogie avec les pays
montueux couverts de bois et humides, et
telle autre avec des terres sèches et rabo-

teuses; que celle-ci pourroit se comparer à
des terreins marécageux et celle-là à des
plaines nues et arides? cette comparaison,
toute étrange qu'elle paroît, est puisée dans
la nature; et Hippocrate le prouve, par
l'âpreté du sol de l'Europe, qu'il compare
au sol uni de l'Asie, et par la différence de
mœurs et de caractère, des peuples qui habitent des pays montueux, nus et raboteux,
et de ceux qui occupent des vallons ou des
plaines très-unies. D'ailleurs l'Europe et
l'Asie sont les deux contrées où les saisons
et les climats sont les plus opposés. Enfin
les Scythes nomades et les habitans du
Phase, sont les derniers chaînons qui lient
les principes de l'auteur à la doctrine des
tempéramens.

« En effet, il n'y a d'indépendant et d'invariable dans la nature que ce qui tient à des
loix physiques éternelles et fixes; Je dis
éternelles et fixes, car la partie qu'on appelle plus particulièrement physique dans
l'homme, est elle-même susceptible des
plus grandes modifications; elle obéit à

l'action puissante et variée d'une foule d'a-
gens extérieurs : or , l'observation et l'expérience peuvent nous apprendre à prévoir,
à calculer, à diriger cette action ; et l'homme
deviendroit ainsi dans ses propres mains un
instrument docile , dont tous les ressorts et
tous les mouvemens , c'est-à-dire toutes les
facultés et toutes les opérations, pourroient
tendre toujours directement au plus grand
développement de ces mêmes facultés , à
la plus entière satisfaction des besoins, au
plus grand perfectionnement du bonheur. »
Ce texte extrait en partie de l'ouvrage du
célèbre Cabanis , se trouve précisément annoncé par Hippocrate , quand il dit des
Asiatiques , que leur asservissement au
gouvernement despotique , est la principale
cause de leur pusillanimité ; mais qu'avec
de bonnes loix ils deviendroient belliqueux comme les autres hommes. Montes-
quieu a aussi profité des observations de
notre philosophe, en démontrant que l'influence des loix , pouvoit contribuer au
bonheur des peuples. La plupart des phi-

losophes ont cru pouvoir avancer avec une
sorte de sécurité que la condition de l'espèce
humaine devoit toujours marcher vers la
perfectibilité; mais il n'est malheureusement que trop vrai, comme J. J. Rous-
seau a osé l'avancer, que les progrès des
lumières et des sciences, en éloignant
l'homme de l'état de nature, augmentent
ses désirs, multiplient ses besoins, et lui
créent à tous momens de nombreux sujets de
guerre avec ses semblables. Il n'y a que les
bonnes lois qui puissent faire éclore la vertu. Un pouvoir non despotique, mais au
contraire dirigé par la philanthropie, unit
les hommes entre eux d'un lien indissoluble.
Il est prouvé que chez les anciens peuples,
le défaut d'unité de pouvoir dans les différens gouvernemens, et la violation des
lois en temps de guerre ont été la cause de
leur ruine. Les républiques elles-mêmes ne
sont durables qu'autant que les hommes
riches et puissans ne tentent pas de s'em-
parer du pouvoir absolu. Ainsi il arrive
souvent que le gouvernement oligarchique

remplace le démocratique; et ce dernier, lors même qu'il ne dégénère pas en factions populaires, est trop disséminé, pour que le pouvoir y jouisse de quelque autorité. Les Romains ont présenté tous ces germes de décadence de gouvernements. Les Grecs, divisés entre eux, furent conquis par les Perses, et plus encore, par l'argent de Philippe. C'est que l'ambition est la source de toutes les passions des hommes réunis en société. J'ai dit qu'Hippocrate avoit traité son sujet comme moraliste, philosophe et médecin. Il étoit donc naturel qu'il déduisît des causes morales les principales modifications des tempéramens, indépendamment de toutes les causes physiques. A la vérité, ces dernières agissent constamment, mais non pas de la même manière, ni avec la même force dans tous les pays : ainsi l'influence du climat et des saisons finit toujours par produire des changemens si considérables dans la nature de l'homme, qu'il n'est presque pas possible de trouver dans un seul coin du globe, des

peuples qui aient la même physionomie, ni
des mœurs absolument semblables : c'est
pourquoi les émigrations des Européens
dans les pays chauds leur deviennent souvent si funestes : et de même les habitans
des climats froids , qui sont transplantés
dans les pays chauds , ne peuvent s'y accli-
mater , et les maladies les plus meurtrières
sont la suite des changemens qu'ils y
éprouvent en conséquence des causes physiques. La nature du sol y contribue aussi
d'une manière très-remarquable et de façon
qu'il n'est pas possible même d'intervertir
l'ordre de ces changemens. Ainsi on voit les
maladies endémiques arriver constamment
dans un même pays , à certaines époques
de l'année. Les villes , à raison de leur exposition au nord ou au midi , se ressentent
plus ou moins des saisons. Observons en
outre que, lorsque ces causes sont insuffi-
santes pour agir d'une manière décisive
sur les individus , elles n'en exercent pas
moins une puissante influence sur les races ;
car des causes fixes , et constantes comme

l'est en particulier le climat, agissent sans relâche sur les générations successives, et toujours dans le même sens, et les enfans, recevant de leurs pères les dispositions acquises aussi bien que les dispositions originelles, il est impossible que les races échappent à cette influence des causes qui s'exercent durant des temps illimités, quelque foible qu'on suppose leur action. Les colons, transplantés dans un nouveau climat, s'y éteignent quelquefois jusqu'au dernier par cette seule disposition. Qu'on juge donc de l'attrait que doivent avoir les Européens pour des pays lointains, où ils vont par centaines périr de faim et de misère, et où ils sont dévorés d'une manière non moins meurtrière par le climat; mais à la longue cette disposition change, et, comme je viens de le dire, la nature se modifie entièrement sur les causes physiques. Celles-ci altèrent plus ou moins les fonctions, et font prédominer tel ou tel genre d'humeur.

Quoiqu'on ait fait encore assez peu de

progrès dans la connoissance des altérations que les diverses humeurs peuvent subir, et principalement dans celle des effets physiologiques qui en résultent, les observations les plus certaines nous ont appris qu'un surcroît d'action de la part des organes produit un surcroît d'énergie dans les sucs vivans ; et qu'à son tour l'extrême vitalité de ces sucs, ou l'excès des qualités qui leur sont propres, augmente la sensibilité des organes toujours proportionelle à l'activité de leurs stimulans naturels. Ceci explique parfaitement la théorie des fluxions sans le concours des dispositions innées ou des tempéramens ; mais différentes causes qui agissent à la longue sont capables de produire les mêmes maladies que celles qui sont propres aux dispositions innées, et les rendent en quelque sorte héréditaires. Un homme affecté d'un catarrhe pulmonaire, engendre des enfans qui ensuite sont attaqués de la phthisie pulmonaire; ainsi les conséquences déduites par Hippocrate, relativement à l'influence des causes physiques, ne contredisent point ce principe : elles ne font au contraire que le démontrer d'une manière encore plus évidente : il est possible d'ailleurs que les circonstances particulières qui président à la formation de chaque individu de la même espèce, déterminent irrévocablement le dégré d'énergie et le caractère de la sensibilité, à raison des causes locales. Par exemple, il est possible qu'il y ait d'homme à homme des différences primordiales dans ce qu'on peut appeler le principe sensitif lui-même ; il est du moins très-sûr que ces différences ont lieu d'espèce à espèce. Ceci tient plus qu'on ne pense à la théorie de la génération des races. Hippocrate attribue à l'altération de la liqueur séminale la diminution de fécondité de l'espèce humaine : soit que l'on considère les variations des saisons comme une cause accidentelle capable d'influer sur ce genre de sécrétion ; soit que l'on tienne compte seulement de l'état des forces, il est certain que la température douce et modérée du printemps est plus favorable à l'acte de la génération que le froid rigoureux de l'hiver. Dans deux extrêmes opposés de la chaleur ou du froid, la fécondité en sera sensiblement altérée. Les observations d'Hippocrate, sont tout-à-fait conformes à celles des voyageurs qui ont parcouru les deux extrémités du globe. La nature est moins féconde dans les pays situés au nord que dans ceux situés au midi ; vers les pôles et sous l'équateur, la chaleur et le froid excessifs nuisent à la génération. Dans l'Amérique méridionale, où les saisons ont une uniformité à-peu-près constante, les nations y sont plus fécondes qu'au midi de l'Europe. Mais comme il s'agit de la fécondité des différens peuples du globe, en considérant tous les phénomènes de la vie, pourquoi ne tiendroit-on pas compte de l'influence des saisons comme de toute autre cause. Ainsi en ayant toujours égard aux lois de la sensibilité, on voit la surabondance des mucosités chez les sujets lymphatiques être l'effet de la débilité des forces et

du défaut de ton des solides , n'en doit-il
pas être de même de la liqueur séminale ?
Le tempérament pituiteux est surtout remarquable dans les pays froids et très-humides ; il doit aussi être le moins porté à la
génération. Au contraire , les bilieux d'un
tempérament sec , et les sanguins , pourvus
de beaucoup de chaleur , sont naturellement portés au plaisir de l'amour. S'ils
sont plus féconds que les autres hommes ,
est-ce parce que la liqueur séminale a une
concrétion plus grande ? Quoi qu'il en soit ,
il est certain qu'il y a des maladies des voies
urinaires qui altèrent sensiblement la concrétion de l'humeur spermatique, au point
d'empêcher la fécondité : par exemple , la
gonorrhée , qui a duré depuis long-temps ;
mais ensuite la faculté reproductive se rétablit quand la maladie est guérie , et alors
l'humeur spermatique se rétablit dans son
état primitif. Il est certain aussi que l'excès
d'embonpoint , chez les femmes , est un
obstacle à la fécondité , non parce que
l'épiploon bouche l'orifice de l'utérus : l'a-

natomie prouve que cela est impossible ;
mais parce que la graisse annonce déjà le
relâchement des fibres, et par conséquent
le peu d'irritabilité, et le défaut d'absorbtion de l'utérus. Cette cause d'infécondité,
n'a point échappé à la sagacité d'Hippocrate, quoi qu'on ne trouve dans aucun
de ses ouvrages la description de la trompe
qui communique directement de l'ovaire à
l'utérus. Il y a lieu de croire aussi que les
vésicules séminales dans l'homme n'étoient
point connues des anciens. Mais puisqu'ils
regardoient la privation des ovaires et des
testicules comme une cause indélébile de
stérilité, il est probable que la découverte
de la trompe et des vaisseaux éjaculateurs,
bien postérieure à Hippocrate, ne fut qu'ou-
bliée pendant plusieurs siècles.

Pour terminer ce que j'avois à dire sur les
tempéramens, je dois faire remarquer que
l'abondance de l'aqueux, chez les phlegmatiques, ne seroit qu'un des principaux
symptômes de ce tempérament, mais sans
constituer son caractère primitif, tandis

que le défaut d'énergie du système sensitif lui-même, et le défaut de ton des fibres musculaires, forment la condition essentielle de la foiblesse avec laquelle s'exécutent toutes les fonctions. Ces idées sont clairement développées à l'article des Scythes. Il y est aussi question d'une maladie, que l'on croyoit envoyée par la divinité : c'étoit l'épilepsie que l'on qualifioit avant Hippocrate, du nom de sacrée. Notre philosophe ne laisse point échapper cette occasion d'éclairer son siècle sur cette maladie, et particulièrement sur les causes de la mélancolie des Scythes, qui se croyoient changés en femmes, dès que leurs désirs étoient languissans. Dans le traité de la maladie dite sacrée, notre auteur frappe d'anathème les sophistes, les devins et les fourbes qui se prétendoient initiés au pouvoir de la divinité pour guérir l'épilepsie ; il se contente d'en démontrer par la logique, les causes naturelles, ainsi que l'origine de la maladie des Scythes, et de rétablir l'empire de la rai-

son. Il étoit juste que celui qui avoit pris
la défense des peuples opprimés, fût le premier qui osât renverser l'idole du charlatanisme.

Il prouve enfin que l'équitation continuelle étoit la vraie cause de la maladie des
Scythes. Précédemment il a été question
des macrocéphales ; notre auteur discute
avec la même attention la coutume bisarre
des peuples, qui voulant faire croire à la
noblesse de leur origine, employoient des
moyens mécaniques pour donner à la tête
une forme longue : mais déjà, dit notre
auteur, cette coutume avoit vieilli, et insensiblement la nature ayant repris ses
droits, on ne voyoit plus d'hommes à
longues têtes. La vie errante des Scythes
nomades, et quelques traits puisés dans les
usages des peuples d'Europe, que notre
auteur désigne sous le nom de *Sauromates*,
vulgairement *Sarmates*, semblent indiquer
les Russes, confinés vers les bords de la
mer Blanche et de la mer Baltique. Dans
ce traité il est question aussi des amazo-

nes, que l'historien d'Alexandre (1), reconnoît aussi bien que notre auteur. On a
toujours à-peu-près douté de l'existence des
amazones ; mais les détails donnés par
Hippocrate , sur l'opération qui privoit ces
femmes de la mamelle droite , et sur les lois
qu'elles observoient , sans qu'elles fussent
obligées à un célibat perpétuel , comme
l'ont prétendu quelques auteurs : ces détails , dis-je , prouvent que ces femmes
guerrières ont existé ; elles ne renvoyoient
point leurs maris , et ne suivoient pas ,
comme on l'a prétendu , l'exemple funeste
des Danaïdes ; l'usage national vouloit ,
chez les Sarmates , qui étoit un peuple
sauvage , que les filles fussent obligées ,
comme les hommes , d'aller à la guerre.
Pindare (2) atteste encore ce fait historique:
l'obligation qu'elles contractoient de tuer
au moins un ennemi (l'auteur dit ici trois) ,

____

(1) Quinte-Curce. liv. sixième , tom. 2. trad.
de Vaugelas.
(2) Pind. pyth. Od. ix. éd. de Henry Étienne.

a sans doute donné lieu à la fable de la destruction des maris. Mais Hippocrate dit positivement que dès que le sacrifice d'un ennemi étoit consommé, elles se choisissoient un époux, et qu'elles cessoient d'aller à la guerre, parce qu'en effet, elles vivoient alors avec leurs maris. Enfin, notre auteur démontre que les Phasiens avoient une constitution très-humide, parce qu'ils vivoient au milieu des eaux. Ce traité, dont tous les élémens sont puisés dans la nature, méritera toujours, par son extrême importance, l'attention, et mieux encore, l'admiration de la postérité la plus reculée.

Je suis forcé de supprimer les notes que j'avois faites sur cet intéressant ouvrage : lorsque j'aurai terminé les commentaires sur les Aphorismes, je remplirai la même tâche, pour le traité du Régime et le traité des Airs, des Eaux et des Lieux.

Soli Deo, honor et gloria.

DISSERTATION

SUR LES MANUSCRITS.

Nous n'avons pas d'autres remarques à ajouter à celles que nous avons faites dans les volumes précédens, sur les manuscrits d'Hippocrate. Ces sources précieuses ont été beaucoup trop négligées ; il est reconnu , avons-nous dit , dans la préface du livre des Pronostics et des Prorrhétiques (1), et dans la dissertation jointe aux Pronostics de Cos (1): « que d'abord le dialecte Ionien subsistoit » dans sa première pureté : il n'a été altéré » que lorsque le dialecte Attique vint à pré-

----

(1) Deuxième et troisième Vol. de la Collection des œuvres complètes d'Hippocrate.

» dominer. Or Hippocrate a vécu en même
» temps que Périclès, précisément à l'époque
» où Hérodote publia son immortel ouvrage
» composé entièrement en dialecte Ionien.
» Ainsi il paroît bien certain que les œuvres
» d'Hippocrate ont dû être écrites dans le
» même dialecte ». Rien n'est aussi authentique que cette conjecture des érudits,
comme j'aurai occasion de le dire bientôt,
en citant les variantes du manuscrit coté
2144. Que si les exemples d'ionismes les
plus fréquens se trouvent dans les plus anciens manuscrits, je répete, que l'on doit
à la rigueur, regarder comme une sorte
d'interpolations de la part des copistes les
différens dialectes, qui, dans des temps
plus modernes, ont été substitués au dialecte
Ionien. J'ai dit aussi que la prononciation,
du grec moderne avoit influé beaucoup
sur le langage écrit, en changeant αι en η, η
et υ en ι. Mais l'ignorance des copistes
est une autre source d'erreurs graves, que
nous avons déja signalées dans nos écrits
précédens. La logique et les connaissances

puisées dans la langue grecque, doivent
nous faire éviter ces erreurs; voilà quelle est
la véritable tâche d'un éditeur des œuvres
d'Hippocrate. Foës a-t-il eu à sa disposition les manuscrits de la bibliothèque du
Roi? Si cela est ainsi, pourquoi aurions-
nous besoin de corriger le texte? Les motifs de préférence que nous donnons aux
manuscrits viennent d'être indiqués, et
quiconque voudra, sans prévention, se
donner la peine de lire et de comparer
avec l'édition de Foës, celle que nous publions aujourd'hui, se convaincra de l'authenticité de plusieurs corrections que nous
avons faites au texte des Aphorismes, des
Pronostics, des Prorrhétiques, des Coaques
ou Pronostics de Cos, des Épidémies, du
Régime dans les maladies aiguës; car, il ne
suffisoit pas de rétablir ce dialecte Ionien,
comme nous l'avons fait dans tous ces ouvrages, il falloit encore juger les éditions
grecques. M. le docteur Coray nous a prévenu, dans ce travail, relativement au
traité des Airs, des Eaux et des Lieux; il ne

sera donc essentiellement question dans cette dissertation que des manuscrits qui renferment le traité du Régime dans les maladies aiguës.

Le catalogue des manuscrits grecs de la bibliothèque royale, que j'ai déja cité pour les autres ouvrages d'Hippocrate, nous fait connoître également le traité du Régime dans les maladies aiguës cité dans huit manuscrits cotés 2140 a, 2141 b, 2142 c, 2143 d, 2144 e, 2145 f, 2146 g, 2254 h. Il n'y a que deux manuscrits pour le traité des Airs, des Eaux et des Lieux, savoir : le 2146 et le 2255, cités par M. le docteur Coray, dans son discours préliminaire. Nous remarquerons avec ce savant, que le premier de ces deux manuscrits, coté 2146, est écrit sur du papier de coton et paroît être du XVI siècle. Il contient entre autres écrits d'Hippocrate, le traité que nous publions ici, tel qu'on le trouve dans les premières éditions grecques et dans la version de Calvus, savoir : une partie sous son véritable titre : περὶ ἀέρων, ὑδάτων, τόπων, des Airs, des Eaux et des Lieux, et l'autre partie, jointe au traité des Plaies de la Tête, où il se trouve absolument déplacé.

Le second manuscrit, coté n° 2255, écrit également sur du papier de coton, est du XV° siècle, à l'exception de la fin, où se trouve notre traité, et qui paroît être d'une main et d'un siècle postérieurs. Il contient, comme le premier, une partie du traité, sous le titre : περὶ ἀέρων ὑδάτων τε καὶ τόπων, des Airs, des Eaux et des Lieux.

L'autre partie, séparée de la première, porte ce nouveau titre : Ἱπποκράτους περὶ προγνώσεως ἐτῶν· οἴδε τινὸς ἄλλου παλαιοῦ, ce qui signifie, de la manière de prévoir et de prédire les constitutions annuelles : ouvrage composé par Hippocrate, ou, suivant d'autres, par quelqu'autre ancien écrivain. Il est évident que c'est un larcin fait ici par les copistes, qui ont extrait un fragment assez considérable du traité des Airs, des Eaux et des Lieux, pour le vendre séparément. Ces mercenaires usèrent de ce stratagème, surtout lorsque les Pto-

lémées recueillirent en partie les débris de
la fameuse bibliothèque d'Alexandrie. Quoi
qu'il en soit, ce prétendu traité, rétabli à
sa véritable place, bien qu'il soit annoncé
sous un titre nouveau, n'en est pas moins
la continuation du livre des Airs, des Eaux
et des Lieux, savoir : depuis le n° 58 jus-
ju'au 127. Il en est à-peu-près de même
pour le fragment du manuscrit 2146, rapporté au traité des Plaies de la Tête. Si ce
n'est point ici qu'il faut accuser d'avidité
les copistes, on doit au moins voir leur
profonde ignorance. Je n'ai rien à ajouter à
ces détails qui sont à-peu-près ceux que l'on
trouve dans l'édition de M. le docteur Coray.

Quant aux manuscrits qui renferment
le traité du Régime dans les maladies aiguës, ce sont les mêmes dont j'ai parlé
dans les Prognostics de Cos. Pour la correction du texte, j'ai fait choix spécialement,
1° du manuscrit coté 2140, qui est écrit
sur du papier de coton, de l'école d'Alexandrie, et du XIIe siècle; 2° du 2254, mais
il peut être tout au plus du XIVe siècle;

5° du 2146 , cité précédemment. Ces manuscrits sont surtout remarquables par les
fréquens exemples d'ionismes. Il n'en est
pas de même des autres , savoir : le 2142 ,
qui est moins âgé d'environ un siècle que
le 2140 , et de plus composé de deux parties ,
dont la dernière est écrite sur du papier
ordinaire , et paroît être tout au plus du
XIVe siècle. On remarque des notes inter-
linéaires ajoutées au texte du manuscrit
coté 2143 , qui le rendent un peu moins in-
correct. Le 2145 mérite surtout d'être cité,
pour la beauté et la netteté des caractères,
quoiqu'il soit un des moins anciens. Les
manuscrits cotés 2141 et 2144 , diffèrent à
peine l'un de l'autre : mais une remarque
bien importante , qui doit convaincre les
plus incrédules sur l'authenticité du dialecte Ionien adopté par Hippocrate , concerne surtout les prétendues corrections du
texte par un auteur moderne , qui a substitué partout le son dur des contractions à
la prononciation douce des voyelles. Ce
n'est point par ignorance que l'éditeur du

manuscrit côté 2144 , que je viens de citer ,
à prétendu corriger le texte , mais bien par
esprit de système ; nous en avons la preuve
dans les exemples suivans :

ὡ   ἦ   α   ῶ   οις
Ἐχρέοντο αὐτέης κοιλίη χρέονται τουτέοισι.

α   ω   ἦ   ἀ   αὐ
διὰ φαρμακίην χρεομένοισι χρέεσθαι ῥοφὴν ἑωῦ-

ο   α   α   αις
τῆς πουλὺ πιρηθῆναι μελίκρητον τῆσι νού-

οις   εἰ   αι   αις   αις   α
σοισι ποιέει περιγλίσχρηνε τῆσιν ὀξείησι ἀξίη

α   ῷ   α   αὐ   αις   αις
τρίχυσμον χρέοιτο μεσηγὺ ἑωῦτοῦ τῆσι ὀξείησι

αις   οις   ῶ   οὐ   ἦ
τῆσι νούσοισι ξυνεχίως ποιεύμενα χρέεσθαι

οὗ   αν   ο   α   π
ποθέουσι καρηβαρίην πουλλαὶ κοιλίης ὁκόταν

οὐ   ώ   α   α
τε ποιεύμενος χρεόμενος αἰτίης ἰσχύρης καθα-

οὐ   ἦ   εἰν   αις
ρεύμενα σπογγοειδέα ἀφαιρέειν ἐν ἀρχῇσιν.

Il seroit parfaitement inutile d'ajouter
d'autres exemples pour prouver la néces-

sité de rétablir le dialecte Ionien dans les écrits d'Hippocrate. Je me suis donc acquitté de cette tâche, comme éditeur, et je suis certain de l'avoir remplie avec fidélité. Mais n'ai-je pas lieu d'être surpris que des soi-disant critiques qui peut-être ne sont pas en état de lire notre auteur, à en juger par les fautes d'impression, qui fourmillent dans leurs citations grecques, se soient permis par exemple de dire au sujet des Pronostics de Cos, que tout mon travail, comme éditeur, se bornoit à avoir substitué ἀλληγωδίας à λυγγωδίας ; c'est-à-dire, à avoir changé en tout un mot grec sur la totalité de l'ouvrage. Les hellénistes sauront apprécier à leur juste valeur ces déclamations. Il me semble que 100 pages de notes latines, où je rends compte des changemens faits au texte, et où je compare les différens auteurs et éditeurs du même ouvrage, n'annoncent pas la précipitation ; une ample table des matières de plus de 40 pages de petit-texte d'impression ; c'est-à-dire, une analyse exacte de 649 Pronostics divisés en 4 sections ou titres, d'après la méthode de Duret, et classés en 55 chapitres, ne me paroît pas non plus devoir me faire accuser de précipitation. Enfin le même personnage fait un éloge pompeux des épidémies, il promet d'en rendre compte, mais c'est encore une occasion de faire éclater sa basse jalousie; non-seulement il ne parle pas de cet important ouvrage: mais il fait mieux; il revient sur la première édition des Aphorismes, et ne parle pas de la seconde. Cette conduite peu délicate ne mérite pas qu'on nomme son auteur. Un autre Zoïle, s'est également attaché à me nuire par de méprisables calomnies. Je le dis à regret, après avoir épuisé le crédit de mes amis, et après les sacrifices que j'ai faits, pourquoi faut-il que l'inexorable envie m'empêche de recevoir le prix de mes veilles!...

BREVES NOTÆ

IN VARIAS LECTIONES

ET IN TEXTUM.

Bibliothecæ Regis codices, N.os 2140 *a*, 2141 *b*, 2142 *c*, 2143 *d*, 2144 *e*, 2145 *f*, 2146 *g*, 2254 *h*.

ΙΠΠΟΚΡΑΤΟΥΣ περὶ διαίτης ὀξέων· οἵδε περὶ πτισάνης· οἵδε πρὸς τὰς κνιδίας γνώμας. Ut fere in omnib. codd. vel περὶ πτισάνης ut in Hippocratis epistolâ ad Democritum et in Erotiano; hic liber tamen sub hoc titulo περὶ διαίτης ὀξέων idem constat in editionibus.

ά. p. 28. Ἐν ἑκάςοισιν-ἑκάςῃσιν cod. a. habet — πυθοίατο-πύθοιτο. — p. 29. γινώσκω γιγνώσκω ionicè cum reduplicatione litteræ γ fere semper legitur in cod. G.—ἐπεξίησαν· ἐπεξένσαν extat in omnib. codd. —— ἁρμώζοντα-dor. ἁρμόσσοντα cum reduplicatione σ.—εἴρηται f. Εἰρέαται πολὺ ἂν ἀξιώτερα-ἔτι ἂν legi in codd.

γ´. p. 33. Ἔςι δὲ ταῦτα ὀξία-τινὰ ὀξέα ὑπὸ τῶν ἀρχαίων ὀνομάζοντα-ἔςι δὲ ταῦτα codd. habent a et g.—Ὄντες-ἐόντες ionicè.—Γινώσκουσι-γιγνώσκουσι fere semper voce ionicâ ut γίγνεται pro γίνεται. — Τοὺς εἰς ταῦτα - ἐς ionicè. — Δημόται-Θημόται doricè in g. a et h. simul agnoscunt. — προσφέρεσθαι-προφέρεσθαι reperitur in g. — ἑτέρων-ἑτεροίων ionice.

δ´. p. 34. Εἶναι ταῦτα μάλιςα-μάλιςα εἶναι ταῦτα in cod. g. —Ὠφελείας ὠφεληίας ionicè, legitur; ibidem ποιεῦνται ac ἡγέονται pro ποιοῦνται et ἡγοῦνται; hæc etiam codd. agnoscunt —Διαθέοντες-διηθεύοντες cod. f. habet, unde voce ionicâ διηθεῦντες, quæ revocanda in textum mihi videtur.—ὁμοιῶσθαι sic cum multis codicibus, vulgata ὁμοιοῦσθαι.

— Ἐν ἱεροσκοπίῃ-ἀνδροσκοπίῃ etiam legitur
in h et a. — Τὰ τοιάδε, τὰ τοιάδε εὕροι τις ἂν
f. ἄλλων sine ἂν h. sine ἐπ᾽ ἄλλοισι, ita ut
in iisdem hoc membrum subaudiatur.
— νοσέουσι-νουσέουσι ionicè g. habet.

ε΄.p.38.Μέγα τί δύναται-δύνασθαι-codd.a et
h. simul agnoscunt.—Ἐς ὑγείην-ionicè ὑγίην
ac ἀσφαλίην pro ἀσφαλείην, sed φαρμακίην
atque κεναγγίην habet cod.d. more ionum.
— ὅτι ἂν ἕκαστος ἐθέλῃ-ἐθέλοι, ut fere omnes
codd. — εὐέκπλυτον-εὐέκκριτον legitur in h.
Ὁκόσοι πτισάνῃσι χρέωνται-πτισάνη χρέονται
ut fere omnes codd. — σιτέεσθαι ionicè
pro σιτεῖσθαι ut in f. — Πολλὴν-ionicè
πουλλὴν hanc vocem ex h. recepi.

ς΄. p. 41. Ἐπ᾽ ἑκάστοισι-ionicè, neglectâ
aspiratione. — πλῆθος τοῦ ῥοφήματος. — ἐς
πλῆθος legebatur in codd. a et f.—βραδυτέρην
ionicè pro βραδυτέραν—ibidem γίγνηται pro
γίνηται; sic ἐναταίοισι-ἐνναταίοισι cod. g. habet.—τῷ μὲν ῥοφήματι ἐς τὸ πρωῒ χρηστέον ὀψὲ
δὲ, τὸ πρωῒ καὶ ὀψὲ sine præpositione, ut di-

citur manè et vesperè et agnoscunt codd.
a et h. — Τὸ πρωΐ χρηϛέον ἐς ὀψὶ δὲ d et g.

ζ. p. 54. Ἐκκαθαίρεσθαι-εὐκαθαίρεσθαι d et
h. — Ἐκκριτώτεραι-εὐκριτώτεραι — Θώρακος
κατὰ τὴν ἴξυν—κατὰ τοῦ Θώρηκος cod. g. et
ionicè constat in codd. — εὐπεπτοτάτη καὶ
ἀσθενεϛάτη - εὐσθενοτάτη, ad meliorem
sensum, hoc verbum εὐσθενεϛάτη ex Ms.
h. recepi. — Sic ionicè ἐγκατακέκλιϛαι pro
ἐγκατακέκλειθαι ; legi ἐγκατάκλιϛαι in
cod. b. et agnoscit g. — ποιήϛιε - absque
litterâ ultimâ ut fere in aliis locis. — Ἢν
οὕτως ἔχωσι-ἔχουσι-sed falso a. quippe
illa vox cum subjunctivo magis ad vim
syntaxeos convenit. — Ἢ φλέβα ταμών-
τιμὼν ionicè ut fere omnes codices. — ἂν
ξυμφέρῃ-ξυμφέροι. ex optativo h. — pro
χρώμενοι-χρεόμενοι-iones ferunt.

η. p. 46. Οὐκ ἥκιϛτα agnoscit cod. a. sine
accentu aspero pro οὐχ ἥκιϛτα — Ὀλῆϛι
τῆϛι πτισκνῆϛι sine ι subscripto semper
constat in cod. a.—πτισάνῃϛι d.—Ἢν πολλὰ

διψκεῖν ἢ. cod. b. ἐνάτην-ἐννάτην-h. βαλάνῳ-
βαλανείῳ. g. διεξίῃ-διεξίῃ. — ionicè. διεξίῃ
habet cod. h.

ι΄. p. 53. Ὀξύτησι ionicè pro ὀξύῃσι,
atque οὐκ ἥκιστα loco οὐχ ἥκιστα semper
legi, ut in aliis consimilibus locis.

ια΄. p. 54. Θερμάσμασι-χλιάσμασι-legitur
in codd. a et h. — Ἀγγηίῳ ionicè pro
ἀγγείῳ, sine variatione. — ἐν διαρκίσει-
ἀρκέσει-f. ἀρκέει — καὶ ἅμα ὡς-ἷνα, in
eodem, cod. h. extat. — ἐν κύστει-
κύστι-ionicè; ibidem ὀξεῖ; — ἀπορράψαντα-
καταρράψαντα. f. habet. — ἐν εἰρινέοισι-
εἰρίοισι cod. h, et ἐρινέοισι-f.

ιβ΄. p. 57. Ἢν μὴ πρὸς τὴν-κληΐδα ἐς-sicut
codd. f. et h. — ἐκπυητικόν-ἐμπυητικόν.
habet g.—ἀμφοτέροισι-ἀμφοτέρα simul idem
cod. agnoscit.—ἀλλήλοισι-ἀλλήλῃσιν.—Καὶ
κρισιμότερα pro χρησιμότερα, turpi negli-
gentiâ librariorum.

ιγ΄. p. 59. Ἄνηττον-ἄνιττον g. habet.—
πτισάνην-πτισσάνην-doricè ut cod. h. —

ῥοφὴν-ῥοφεῖν in eodem.—γινώσκω-γιγνώσκω-
legebatur in cod. g. non absimiliter
γιγνώσκουσιν, γίγνονται et διαγιγνώσκειν,
quæ etiam verba, in eodem extant
codice, ionicâ voce.

ιδ΄. p. 62. Ποιοῦντας-ionicè ποιεῦντας
agnoscit cod. h. et διαποιεῦντας legitur in
g. atque πλείονας, loco πλείους. in cod. h.

ιε΄. p. 66. Ὑγίην ionicè pro ὑγιείην.—
Sic ἀριστὴν pro ἀριστᾶν, ibidem extat, sed
legitur etiam ἀναριστᾶν in cod. f.—εἰ ἀριστή-
σουσιν-ἢν ἀριστήσωσι cum subjunctivo
legendum à codd. g. et h. — etiamque
ἀσθενέας pro ἀσθενεῖς ionicè :—et ἀεὶ pro
αἰεὶ, ὀξυρεγμιώδεας-ὀξυρεγμέας, ὀξυρεγμείας
cod. a. — μητὲ δὶς, μὴ δὶς διογκοῦσθαι,
διογκοῦσθαι ἐκ δευτέρου legi in codd.—Pro
σπατίλη, ὑγρὰ διαχώρησις-in cod. f. extat.
— ἢν τρὶς σιτέοιτο-σιτεύοιτο cod. h. agnoscit. — ἐθισθῶσιν-ἐθισθέωσι-ionicè.

ις΄. p. 69. Τῶν ἀνηριστηκότων-ἠριστηκότων
habet f. τοῖσι ὑγιαίνουσι idem non agnos-

cit; ιϛ'. p. 70. ἀπίκεται ionicè pro ἀφίκεται. ibidem ἑωυτοί pro οὗτοι—σφίων αὐτέων
et ἑρέων; sine contractione. — συμβαι-
νόντων-ξυμβαινόντων codd. f. g. et h. exhi-
bent. νοσοποιέουσι-νουσοποιεῦσι-ionicè.

ιη'. p. 74. Οἵην-δίψαν-δίψην ut fere omnes
codd. — p. 77. εἰς θάτερα-ἐς ionicè. g.
ὑστεραίη-ὑστερίη habet. ιθ'. p. 78. Τοῖον δὲ
τι-τοι. f. — νουσημάτου ἑκάτοισι id. ἑκάτου.
—διδακτήριον sine ἐϛι legitur in a. et h.—
ἐρρόρεαν-ἐρρόφεοντο f. et ἔπιον. cod. g. —
γινώσκουσι-γιγνώσκουσι in eodem extat.

κά. p. 85. Κενεαγγείης ac κενεαγγίη ionicè
pro κενεαγγείης, similiter κενεαγείη in textum semper revocavimus. — συνεμπίπ-
τουσιν-ξυνεμπίπτουσιν, σ in ξ. vertendo,
voce ionicâ.—Καὶ μαρμαρυγώδεα σφίων τὰ
ὄμματα, ἀπάρτι τούτων ὁρῶνται τὰ ὀμμάτων
et ὄμματα. a. et f. sicut fere omnes codd.
πνεῦμα πυκνὸν ἢ μέγα λίην. καὶ μέγα.

κβ'. p. 86. Διαγινώσκειν—διαγιγνώσκειν
idem constat ionicè in codd. f. g. — αἴτε

διὰ κενεαγγείην ἀσθενέοντας pro ἀσθενείας,
αἴτε δι' ἄλλον τινὰ ἐρεθισμόν. codd. a. et f.
— ἀποτελοῦνται - γίνονται cod. g. — δια-
γινώσκειν-διαγιγνώσκειν ionicè. — γιγνωσκόμενα εἰσελθών-ἐσελθών id. cod. habet.—
σημήια pro σημεῖα. p. 90. κγ'. Ταῦτα οἱ
ὀδόντας, sine δ' ἂν καὶ οὕτως εἴη ὑγείης. h.
μαρτυρεῖ-μαρτυρέει-ionicè. — μετεωρίζει καὶ
ἔπειτα βλάπτει.—pro ἐπὶ τὰ καὶ ἐπὶ τά. cod.
g. habet.

κδ'. p. 94. Ἔλθοι-ἔλθῃ. cod. h.— πουλὺ
πλείω βλαβείη - βλαβίη ionicè ; et πουλὺ
βλάψει. f. et h. — ἐμποιήσει-ἐμποιήσῃ in h.
legitur. — ποιήσει. a. — γεγράψεται-γεγρά-
φθαι g. — ἀγρυπνίη ἰσχυρὴ cum accusativo,
sed malè cod. h. agnoscit.

κε'. p. 97. Ὀξείρσι-ὀξήῃσι ionicè constat,
ut et ἐπιτηδείος pro ἐπιτήδιος. — πολέμος
γε-τε-h. — ὠφελίης , ὠφελείης. — γίγνεται-g.
— τὰ πλεῖςα sine καὶ, τὰ μέγιςα. h.—πρέπει-
πρέποι. ἂν ἐμπειρία. — ἐμφερέη. f. g. —
προσξυντίναι - in eodem cod. h. extat.

κς΄. p. 101. Μελίκρητον δὲ πινόμενον non
agnoscit cod. f. ὀξείησι-ὀξείησι. ut, in aliis
locis consimilibus, voce ionicâ. σινία,
σημεῖα. g. habet sed falsò. ἐντέρων καὶ ἕδρης
ἐντέρω καὶ ἕδρη. in h. legitur. πνεύμονος-
πλεύμονος ionicè ut fere omnes codd.
ἀτυχοίης ἀτυχήσαις. h. πνεύμονος-id. πλευμό-
νος-ionicè. ἐκταράσσει ἐκταράσσοι f. et a.

κζ΄. p. 105. πτυάλου πτυέλου ionicè, ut
supra. καλεύμενον legendum foret, ut
dicitur in eodem libro καλεύμενα. — Κὴν
διδῷς, ἀποχλίαρον δός. fere omnes codd.
p. 113. κθ΄. ἐμποιέη ἂν ἐμποίεις. cod. f. —
ἐπιτηδείον-κινεκχγνίης ionicè, sic-γιγνώσ-
κεσθαι-g. habet.

λ΄. p. 114. Δίψαν-δίψην-ut fere omnes
codd. συνθέτων-ξυνθέτων ionicè. λα΄. p. 118.
Θεραπεύοντες-Θεραπέοντες-g. p. 122. λβ΄.
Ἀναξηράνθαι-ἀναξηρανθῆναι, f. —γεγνώμενος
γεγνώμενος. f. et h. ἐπκεχερευγμένους-ἐπανε-
ρευγομένους-a. f. et h. codices habent.
λγ΄. p. 120. Οὐδὲν ἁμάρτοις, οὐκ ἄν. ut

fere omnes codd.— σημηίων ἐπ᾿ οἶσι ionicè
pro σημείων ἐφ᾿ οἶσι. ut aliàs dicitur.

λδ´. p. 129. Ἀρχὴ τῶν νοθῶν. περὶ καύσου.
legitur in codd.—γίνεται-γίγνεται. g. ionicè
et πουλὺς — ὑπὸ ὀστοκοπόπου-κόπου, pro
ἔσχει ἔσχη — ἰσχόμενον - cod. a. et h.
agnoscunt.—ἀλγέει-ἀλγέει ionicè extat.—
πορκίης ionicè—καὶ ἀγρυπνίη, ἀγρυπνίαι ut
fere omnes codd.—γίνεται ut suprà γέγνεται
ionicè semper occurrit in codd.—g. τρη-
χέα ionicè, loco τρηχείη λείων ὑριςχμένων,
ληΐων ὑπιςαμένων, hæc similiter in textum
revocavimus.

λε´. p. 133 Καύσου γένος ἄλλα. in margine
extat in codd.—γενέων ῥυέη ionicè pro ῥυῶν-
ρυξ. λς´. p. 133. Πλέον τοῦ αἵματος-πλείω. f.
— φλεγμαίνοντα pro φλεγμαίνουντα. — ὑπὸ
πνευμάτων ἀπολήψιος, ἄλλα πνευμάτων ἀπό-
ληψις. — προςάςιες ἀπολήψιες. h. habet. —
νοσημάτων - νουσημάτων ionicè in eodem
extat.—ἐνδίδοι-διαδίδοι. f. λη´. p. 137 φλε-
βοτομεῖν οὖν χρὴ. sine οὖν. f. — διαλογιζόμε-

νου διαλογιζόμενος ut fere omnes codd. sed falsò.—ἐπιῤῥέοντα-ἐπιῤῥυέντα. codd. f. et h. habent. σπασμοί-σπασμός-h. λθ´. p. 138. Ἡν δὲ ῥώμη-δύναμις ut fere omnes codd.

λθ´. p. 141. Περὶ συνάγχου, in margine extat et σύναγχος pro κύναγχος cod. a. habet.— ἐκρινὴν ionicè pro ἐκρινὴν— ῥεῦμα-πνεῦμα ut fere omnes.— Ὁκόταν ἐναποστηρίζωνται. semper constat, cum subjunctivo in codd. — σπογγοειδέα-σπογγώδεα. g.—ὑποτάμνων-ὑποτέμνων-ionicè, legitur in iisdem.

μ´. p. 142. Ἄλλο εἶδος κυνάγχου. cod. g. habet in margine. — δοκέῃ. δοκέοι-h. —πολλὴ-πουλλὴ-ionicè — πνεύμονα—πλεύμονα ionicè— βιαίη-παραγίγνεται, βεβαίη. h.—ἀρτηρίην extat in eodem. μα´. p. 142. Οὐκ ὑπεούσης sine οὐκ. a. et f. εἰδ᾽ οὕτως-οὕτω. h. οὐκ ὑπεούσης-ionicè, pro οὐχ ὑπεούσης. — διαιτᾶν-διαιτῆν-ionicè. — μικρῶς-σμικρῶς. μδ´. p. 146. Ἡμερῶν-ἡμερέων-σημηίων. — γίγνονται. p. 149. Ξυνδεδραμηκότος codd.

a. h. et g.—ἀπέχοντες-ἐόντες-εἰς-ἐς.—ἕνεκεν g.
— μετεωρισμὸν-μετεωρισμός. h.

μδ΄. p. 154. Ἄνδρός τε καὶ ἄκριτος-adverbialiter ἀνίδρως καὶ ἀκρίτως.— f. habet.
πουλὺν ionicè. με΄. p. 157. Ὡς μεμαθήκασι
οἱ τοιοῦτοι πυρετοὶ γίγνονται. a. — εἰσὶ
μακροί-οἱ πυρετοὶ οἱ τοιοῦτοι γίγνονται. h. —
ἀποσκήμματα-ἀποσήματα. in eodem extat.
— ἴσχει-pro ἴσχειν-ξυντείνουσι ionicè. μς΄.
p. 158. Ὁκόταν δὲ ζῶσι non agnoscit cod.
h. nec fere alii codd. — θηραπηίη — θεωρῶν
ionicè θεωρέων. g.—αὐταὶ-ἑωῦται.—ποιέουσι-
ποιεῦσι, non absimili voce ionicà —ποιεύμενα ut in eodem libro legitur.

μς΄. p. 161. Ὑποχόνδριον h. non habet,
sed τὰ δὲ μὴ ἐπίπονα, ἢ ἐπηρμένα ἔχει h.
agnoscit.—σκολιότητα-κολιότητα f. p. 162.
ἀπεψεμένον ionicè pro ἀρεψημένον—ξυνορῆν
ionicè pro συνορᾶν. — ibidem et αὐτίων,
τουτίων — γίγνεται.

μη΄. ib. p. 162. Τὰ σημήια ionicè σωτηρίην-
ὑγείην. codd. a. f. et g. constat in iisdem

—ἀπόταξιν αἵματος pro ἀπόςασιν et hanc vocem sedulò ex codd. g. et h. recepi.— θάνατος προσδόκιμος pro ἀπακολουθῆσαι·sed ad vim Syntaxeos, θάνατον cum accu·andi casu, foret dicendum. — ἐπακολουθῶτες θάνατος f. habet. — ἀμφοτεροίων ionicè in eodem libro extat. μδ'. p. 166. ῥεῶν-ῥεόων-ionicè; et ibidem πουλὺ ῥυίῃ-loco-πολὺ ῥυῇ.—μῆκος-ἐπίμηκες h. habet.—λυθῇ-λυθέῃ ionicè.—sic σμικρὸν pro μικρὸν h.

ν'. p. 170. Ἐπίγινονται-ἐπιγίγνονται. g. γίγνεται et γίγνεται-ionicè, non secus ac γίνεται et γίνεται quæ semper verba extant in editionibus.—Ἢν διαβορβορύξῃ-διαβορβορύξῃ. g. — σκαμμωνίῳ-σκαμμονίῃ h. — ὑποκάθηρε pro ὑποκάθαιρε, ὑποκάθηρε - d. simul agnoscit. — θεραπηίη ionicè. γίγνεσθαι. ibidem. ταχηίη ionicè.

να'. p. 173. Αἵματος ἀπόςασις-ἀπόςαξις h. et a. agnoscunt; hæc verba in textum accepi.—ξυντονίην-ionicè cum ξ.—πολλὴν φλεγμασίην-θεραπηίην. g. habet sed absurdè. — ὑστεραίαν - ὑστεραίην - ionicè ut fere omnes codd. — ἐμπυήσεις ἐμπυήσειεν h. — βελτίω pro βέλτιον πολὺ - πουλὺ ionicè h. μεταστάσεις abest in d. πτισάνης - πτισσάνης. cod. h. — ἐκλεικτικοῦ τουτέοισι, — πλεονεξίης - ἐμπλησθήτης - g. in eodem cod. in margine legitur περιπλευμονικῶν καὶ πλευριτικῶν.

νϛ'. p. 177. Ἀμφοτέρων - ἀμφοτεροίων ionicè. ξυντείνη - ὑποκάθηρε - ὑποκάθαρον. f. — σύν - ξυν ionicè. — ἀπαλλάσσῃ - ἀπαλλάσσοι f. — τάμνειν - τέμνειν. g. περαίνει - sed cum subjunctivo, περαίνῃ. ut fere omnes codd. — ἐπ' ὁκότερον. ionicè. — ὑποκάθαιρε - ὑποκάθηρε - h. — ὁκοτέρη - ionicè. — διάγει - διάγοι. f. — κενεαγγηίης. — ἴδῃς - ᾔδη.

νζ'. p. 181. Καταπλάσσειν ἕως. καταπλάσσων - h. γίνονται - γίγνωνται. f. — πουλλὰ. ionicè. g. ἅπαντες - ἱδρῶτες - f. p. 182. περιωδύνῳ ἐόντι - περιοδυνέοντι. rectius legendum. — διδόναι - πίνειν δίδου in eodem cod. extat. νη'. p. 182. Δακνομένων - δακνισομένων. h. οὐρωδίων - ὀῤῥωδίων. sed falsò et inutiliter.

— σύνδεσμοι, ξύνδεσμοι. ut fere omnes
codd. ionicè. — et σίελον, pro σίαλον —
πολύς-πουλύς. g. et h. et a. οἶνον sine
οἰνώδεα- h. agnoscit.

νϛ'. p. 189. Πάντα-ἅπαντα non secus ac
ἁπάντων-γίνονται-γίγνονται. quæ extant in
g. — ὄγκος πουλύς. f. — συμβαίνη-ξυμβαίνῃ-
ionicè Θηραπηθην. νζ'. p. 190. Sic πορηίης.
νη'. p. 19 . ξυνταθέντι-ξυντακέντι. g. μονο-
σιτεύουσι-f.

ξ'. p. 198. Ὑείᾳ-ὀσία fere omnes codd.
ἱερείου—ἱρηίου ionicè.

ξα'. p. 201. Ἐμέσηται-ἐμέηται-h. μικρὸν-
σμικρόν. a. et f. βοηίων-αἰγηίᾳ — βοηίοισι,
γεννητικά. h. ionicè. ξδ'. p. 202. Γίγνεσθαι
ionicè. g. ἐγκρατηίης-ἐηρινὴ-pro ἐαρινὴ ἐούσῃ
id. — Ὑηίᾳ-ὀηία. h. et g. — ξυντήξιας-
g. ἣν τε-ἔχοι-ἔχῃ-h.

ξγ'. p. 206. Διαιτητικῆς-διαιτικῆς-h. ξδ'.
p. 204. Λειφαίμους-ἀφαίμους h. pro ὑφαίμους g. quæ est vera lectio. — πορηίων-
τοῖς-τοῖσι — αἱμορραγεῦντας-ionicè.

22.....

ξε'. p. 210. Ἢν δὲ ξυμφέρῃ-ξυμφέρῃ-h. et
f.— θεράπευε-ἰάτρευε-ut fere omnes codd.
— ἦν ἴσχει-ἴσχῃ. h. — ἀνατρίψιος -ἀνατρά-
ψιος.

ξς'. p. 212. Ξυστρέψαντα ὑγιάις-ionicè
γίγνεται - ξυμμίξας - ξύμμιγε - ξυμμίξαντα -
semper h. ibidem ἀγγήϊῳ-ionicè dicitur.

Τέλος Ἱπποκράτους της περὶ διαίτης ὀξέων,
περὶ πτισάνης, καὶ πρὸς τὰς κυδίας γνώμας.
codd. a. et h. simul agnoscunt. Τέλος περὶ
διαίτης, ὀξέων. f. et solummodo - περὶ
διαίτης-d. habet.

BREVES NOTÆ

IN VARIAS LECTIONES
ET IN TEXTUM.

Bibliothecæ Regis codices 2146. *a.* 2255. *b.* Vanderlinden. V. Autor Coray. C.

α΄. p. 312. Περὶ ἀέρων, ὑδάτων, τόπων. cod. a περὶ ἀέρων ὑδάτων τε καὶ τόπων. cod. B. ζητεῖν vulgò — ζητέειν ionicè, sine contractione. c. habet. ibidem τὰ πνεύματα — τὰ θερμάτε, πουλὺ similiter agnoscit. V.

β΄. p. 315. Ἀφίκηται — ἀπίκηται ionicè, neglectâ constanter aspiratione. hanc vocem adnotavit autor C. et exemplo ejusdem eam retinuimus. — Ibidem ἄπυδρος voce ionicà extat pro — ἔφυδρος.

γ΄. p. 315. ὡς μάλιστα vulgò, sed κάλλιστα

codd. simul agnoscunt et V. δ΄. p. 316.
Ἀτεράμνοισι—ἀτεράμνῃσι cod. a. habet.—
κότερον ionicè pro πότερον perpetuò c.
ibidem εὐώθεσι ab eodem legebatur pro
ἐλώθεσι — quamvis illud verbum codd.
non agnoscant. ἐδωδὶ οὐκ vulgò, sed
absque negatione melius habet autor c.
etsi codicibus hæc particula præter-
mittenda fuisset.

ς΄. p. 316. Τάγε, τάτε πλεῖςα—λανθάνειν
etiamque in cod. b. extat cum addi-
tione litteræ ν. paragog. pro λανθάνει; sed
ex optativo λανθάνοι legendum foret cum
ἄν. — Θεραπηίῃ ionicè loco Θεραπείῃ. et
ἐοικὸς pro εἰκὸς. non variat — c. ibidem
ἀπικνεόμενον—voce ionicà legitur incuriâ
librariorum—προφροντίσῃ eleganter idem
autor c., in textum accepit pro προφρών
τις ἦ.—προφροντίς ἦ. extat in cod. a.

ζ΄. p. 316. Προτιόντος—προϊόντος ionicè
dicitur. μέλλει—μέλλοι cum optativo ibid.
cod. b.—τε καὶ πλεῖςα—c. τυγχάνει τυγχάνοι

—v. ἡ. p. 319. εἰ δὲ δοκέοι—ἢν δὲ δοκέη—
cod. a,—ξυμβάλλεται ionicè pro συμβάλ-
λεται v. — σκοπέειν pro σκοπεῖν. autor
c. agnoscit. θ΄. p. 320. κεῖται-κέεται—
ibid. ionicè v. ἔςαι—ἔςι—c. ibidem πόλι
ionicè, ut in accusandi casu dicitur πόλιν.
ὕφαλοι cod. a, habet sed falsò. ὕφαλα
magis ad vim syntaxeos convenit, extat
in cod. B. et ὕπαλα legitur in c, ionicè et
ἀναγκαίη pro ἀνάγκη, non secus ac ἀναγκαῖον, quod etiam reperitur in eodem
libro. μετέωρα, μὴ in cod. B. desideratur
ibid. Καὶ ὅσσα πολέμια ἀνθρώποισι ἐόντα
νούσους ποικίλους ἐπιφορέει in editione v.
legitur et similiter c. habet sed rectius
ἅσσα et ποικίλας, hic autor agnoscit. ibi
non reperitur in. c. Καὶ ὁκόσαι τῶν πολέων.
hoc multum discrepat in codd. hoc extat
principium περὶ τῶν ὡρέων nº 58. usque
ad finem 63. ubi legitur καὶ λειεντερίαι
non secus ac fons et principium περὶ
τόπων — ἥτις μὲν πόλις. inertes librarii

turpiter hunc librum cum eodem ipso
περὶ κεφαλῆς τρωμάτων conjugarunt ; in
cod. a. et sub alio titulo, hoc fragmentum extat in cod. B. ut in procemio hujus
libri dictum fuit.—χρῶνται—χρέονται v.
ionicè habet. ibidem γίγνονται pro γίνονται, non variat cod. a. ι´. p. 323. τοῦ δὲ
χειμῶνος, ψυχροῦ abest in edit. v. κοινῶς-
εικὸς ἐγγίνεσθαι legendum foret, etiamque
reperitur in v. ὁκόσοι sine μὲν agnoscit. c.

ι´. p. 323. Κραιπάλη-κρεπάλη. cod. b.
vitio linguæ.

ια´. p. 324. Νουσήματα—νουσεράς πουλλάς
ionicè pro νοσήματα-νοσεράς et πολλάς ut
suprà. ἀντιπρώτκεσθαι. sine τε cod. a.

ιβ´. ib. 324. Vulgò ἄσθματα ἃ νομίζουσι τὸ
παιδίον ποιέειν. Καὶ ὃ νομίζουσι τό τε θεῖον
ποιέειν iuvariis adnotavit Foesius; sed καὶ
σπασμοὺς καὶ ἄσθματα ἃ νομίζουσι τὸ ποιεῖν
non carent sensu, cum hucusque in lucem
hæc verba elata fuerint, tamen, textum τὸ
παιδίον expungendum esse, autor c. simul

probavit, et hæc agnovit: — καὶ ὅτι—
τι θεῖον. at τὸ παιδίον id est infantia,
nonne sufficiet ad hos morbos pro-
ducendos? etiamque cùm convulsio
adoleverit, sacer morbus diceretur, ut
ex libello de morbo sacro constat et hoc
probatur auctoritate magni Hippocratis.

ιγ'. p. 324. Πλευρίτιδες—πλευρίτιδας cod. a.
habet. — περιπνευμονίη—περιπνευμονίαι in
editione v. legitur et ionicè περιπλευμονίαι
cod. b. ibidem. — ἔωσι ionicè pro ὦσι.
p. 327. ιδ'. Οὐ χαλεπαὶ καὶ οὐκ ὀλιγοχρόνιοι,
magis ad vim syntaxeos convenit ut c.
habet. —ὑπερβάλωσι in eodem legitur.—
ἡλιωθέωσι. et ἡλιωθῶσι v. habet; ἡλιθέωσι.
codd. agnoscunt et c. sedulò hoc verbum
ionicè in textum restituit.

ιε'. p. 327. Γλυκαίνεται—sed οὐκ ad sensum
clariorem magis convenit, ut c. adnotavit. —ibid. δυσμέων ionicè pro δυσμῶν. ις'.
p. 328. Εὐρωτέρας— εὐροωτέρας —ionicè;
etiamque reperitur in v. et similiter

codd. et c. agnoscunt. ιζ'. ib. p. 528. Νοσήματα—at νόσευματα ionicè sæpe reperitur
in eodem libro, et non licet dubitare quin
culpâ librariorum scriptura sæpe adulte-
erata fuerit. —Ἐπιθημεῖ – ἐπιθημίει—ionicè
dicitur. πλευρίτιδες τι πολλαὶ. b. atque in
eodem legitur ἔντασις pro ἔκτασις. ιή.
p. 528. Τάτε ἱρὰ ionicè pro ἱερὰ ut suprà
c. habet voce ionicâ. ιθ'. p. 331. Τὰ
νουσήματα—ταῦτα in eodem extat.

κ'. ib. p. 331. Στρυφνὰι-ςεριφνὰι cod. a.
habet et ςεριφὰι c. ibidem, pro ὄντα-
ἐόντα in eodem legitur voce ionicâ.—
ἐκτιτρώσκουσι- τιτρώσκουσι. cod. a. —
ἐπιτήδειαι-ἐπιτήδῃαι ionicè c. habet.

κα'. p. 332. Μικρὰ ᾖ - σμικρὰ ἔῃ-ibidem.
πόλει πόλι—voce ionicâ.

κβ'. ib. p. 332, Μεταξὺ—τὰ— c. habet.
πρῶτον μὲν. agnoscit cod. b. loco πρότερον.
et c. ibidem. —εὐώδεα ionicè pro εὐώδη.
—κατέχει v. et ἐπίσχει agnoscimus, vulgò
ἐπέχει sed falsò; κατέχει-melius legendum.

κγ΄. p. 335. Πρὸς βορέην-βορέων-cod. a. κδ΄.
p. 335. ἔοικέ τε κειμένη-κεορένη-c. — Τά τε
νοσεύματα-γίνεται-γίνεσθαι in eodem cod.
legebatur et in editione v. θερμοῦ καὶ τοῦ
ψυχροῦ. — γενομένοις-γεγνομένοισι voce
ionicâ cum reduplicatione γ. — αὐτόθι
ἐναρικύμονες-ἀρικύμονες c. κέ. p. 336. αὐτόθεν
ibidem extat. ἐγκαταμεγνεύμενος-vulgò dicitur. τὰ θερμὰ τὰ πνεύματα — τὰ θερμὰ
πνεύματα. c. habet. ibidem ὧν οὐδὲν-διὰ καὶ
διὸ codd. a. et b. ἐγκαταλύνων-ἐκκαταδεῖναι.
cod. a. sed malè. κς΄. p. 339. πολὺ-πουλὺ-
ionicè.cod.b. προσκεῖνται-προκεῖνται-ibidem
b. προσκέονται. c. melius habet; ibidem
ἐπεὶ ταῦτα τὰ ἀπὸ pro ἐπεὶ τὰ ἐπὶ. ibidem
κατὰ τάς τε-τὰς τῆς. κθ΄. p. 340. καταλελεπ-
τῆσθαι-evidenter pro καταλελεπτῦσθαι. ut
codd. agnoscunt; hoc verbum etiam reperitur in v. et c. ξηροτάτας καὶ sine τε-c.
habet. λ΄. p. 343. αἱ ὕδρωπες καὶ πλεῖστοι-
ab eodem autore et πουλυχρόνιοι ionicè.

λγ΄. p. 343. Μάλιςα sine μὲν- c. absque

ὑπὸ ὑδέρου-hoc certè supervacuum. οὐκ
οἷόν τε, loco οὐχ οἷόν τε ionicâ voce.

λδʹ. p. 344. Ἀφανίζεται - pro ἀφανίζηται
codd. agnoscunt et v. autor c. habet.

λεʹ. ib. p. 344. Διουρέεται vulgò extat,
sed διουρέεσθαι τε reperitur in v. ibidem
verò legit c. et ἀναγκαίη ἐναντία, sed
addo εἶναι.

λϛʹ. p. 347. Ἐπαινέω—ibidem. c. ionicè
pro ἐπαινεῖν—ἐπιτηδέα. — p. 347. πινεύμενα
ionicè, loco πινόμενα atque ἐπιτηδεῖα. λζʹ.
p. 347. Τὰ μὲν ταῦτα πινεῖν habet. v. et ταῦτα
c. λή. ib. p. 347. δύσιων—δυσίων—ionicè v.
agnoscit. δὲ τῶν, τὰ μεταξύ. — Θερινῆς
ἀνατολῆς—χειμερινῆς ἀνατολῆς extat in v.
et simul legitur in c. — βορηίοισι ionicè,
pro βορείοισι.

μʹ. p. 348. Ἀγαθαὶ sine εἶναι—extat in v.
ὑπαλικά ionicè pro ὑφαλικά—ab ὑπὸ deduc-
tum est, non variat c. μάʹ. p. 361. Καιρεώ-
τατα-ταικρώτατα codd. agnoscunt et v. et
c. μβʹ. ib. p. 351. Πηγαίων pro πηγέων—c.

et reperitur in cod. a. μγ΄. ib. p. 351.
Αἱ ἅλες—οἱ. c. πάχεος καὶ βάρεος. v.

μδ΄. p. 352. Μόνον—μοῦνον ionicè. c.
ἀλλὰ καὶ ἀπὸ—simul agnoscit v. μέ. p.352.
ᾗ ὑπ᾽ ἄλλου που—ὑπ᾽ ἄλλου τινὸς. cod. a.
vulgò του. εἰς σκέην ἐς. ibidem, ionicè, in
eodem extat; et simili voce scribitur in
c. μέ΄. p. 355. ἀπίκεται—ἀφίκεται. ἐπιλάπτει
pro ἐπιλάμπει eleganter ab eodem autore
accipitur. διὰι. cod. a. habet.

μϛ΄. Ξυνῆκται καὶ ξυμμίκται. cod. a.
ionicè. μζ΄. ib. p. 355. τὸ δὲ λεπτότατον—
λαμπρότατον extat in eodem. μέ. p. 356.
Ἤ—ἔη—ionicè ibidem ξυστραφὴ pro συσ-
τραφῇ cod. B. ξυνεστήκει-ξυνεστήκῃ cum
subjunctivo, magis ad vim syntaxeos
convenit. εἰκὸς—ἐοικὸς et γίγνεσθαι ionicè
pro γίνεσθαι. μὴ ὑπὸ ἀνέμου vulgò—sed
στάσιν μὴ ἔχοντος reperitur in v.—ibidem
ἐς τ᾽ ὠυτὸ ionicè pro το αὐτὸ—etiamque
ξυστρέφεται καὶ ξυμπήγνυται. codd. a et v.
hæc verba agnoscunt et autor c. ἐνταῦθα

μὲν—τὸ πρῶτον legitur in v. et pluraliter
τὰ πρῶτα c. habet. — γίγνεσθαι cod. a. γίγνονται reperitur in v. et c. pro γίνεται —
legit γίγνεται. ibid. cod. a. habet. ἀπο-
σήπεσθαι—ferè absurdum est, loco ἀποσήθεσθαι, hoc ultimum extat. in v.
etiamque hanc vocem exemplo v. et c. in
textum revocavimus.—ibidem solœcis-
mus erit, si vulgò legitur βράγχος καὶ βαρυ-
φωνίην προΐςαται-sed προΐςάσθαι agnoscunt
codd. autor c. melius habet βαρυφωνίη in
nominandi casu et προΐςαται, cum non
sit dubitandum quin culpâ librariorum
multoties scriptura adulterata fuerit. μθ'.
p. 356. Οὐκ ἔτι τὴν ἀρχαίην. cod. a. cum
præpositione ἐς adnotavit in textu c.

ν'. p. 359. Χειμῶνες-ὅταν ἔῃ χειμὼν-c.
habet, ibidem ἀγγήϊον ionicè pro ἀγγεῖον,
nec non sine ἐς. —ibidem ionicè extat
ἐσενεγκὼν—ἐς ἀλέην pro — εἰσενεγκὼν εἰς
ἀλέαν.—etiamque ἐς, agnoscunt codd. et
v. ὅπου χαλάσῃ-ὅκου-ionicè-χαλάσει cod

b. et v.—ἄνθρωποι. autor c. loco οἱ ἄνθρωποι ionicâ voce, et contractione. νά.
p. 360. οἱ κηλῆται idem autor in textum
accepit, pro κῆλαι—ἐς οὓς ποταμοὺς ἕτεροι
vulgo, ποταμοὶ melius—c. habet.—πολλὰ
πουλλὰ ionicè—ibidem ἀπικνεῦσι pro ἀφικ-
νεῦτι—et simul ionicè γίγνονται loco γίνονται. hæc verba non variat c. νϛ´. ib. p. 360.
κατὰ τὰ πνεύματα—καὶ τά. v. habet et codd.
— τὴν ἰσχίην quod fere absurdum, non
legitur in iisdem codd. sed ἰσχὺν et hanc
vocem restituit in textum autor c. —
ibidem τ᾽ωὐτὸ ionicè. c. loco ἐς τ᾽αὐτὸν
legit; et eleganter ὑφίςασθαι, in ὑπίςασθαι
vertendo, atque ἀγγηΐοισι—pro—ἀγγείοισι
— τὰ νουσήματα γίγνεται — ionicè, pro τὰ
νοσήματα γίνεται.

νγ´. p. 363. Ξυμπέπρακται malè accipitur ab autoribus. ξυμπίμπραται agnoscunt
codd. etiamque v. et c. ταὐτὸ τ᾽ωὐτὸ
ionicè non variat c. et ab eodem κύϛι
eleganter dicitur loco κύϛει, ut in accu-

sandi casu, κύςιν.—ταύτη ibidem extat
pluraliter ταῦτα. in c. ita ut sic interpre-
tandum foret, ipsam vesicam hæc pati
et morbosam esse. ξυνέψει καὶ ξυγκαίει
vulgò. sed autor c. ξυνέχει pro ξυνέψει
agnoscit; ut dubium sit au ibi tauto-
logia non extiterit : igitur—οὐκ ἀφίησιν
atque ξυνέχει. simul redundare hæc
verba mihi videntur; at ut versio anti-
qua servetur, sic legendum foret : ubi
vero hæc vesica perpetitur, urinam
non dimittit sed in scipsâ concoquit et
adurit. ἀφίησι—ἀπίησι—ionicè ἀπὸ loco ἀφ’
retinendo. ibidem σμικρὸν καὶ μέζον—ξυμ-
παγννται ac γίγνεται voce ionicâ. c. habet.
νδ΄. p. 364. Τῆς οὐρήσιος sine οὐκ in
codd. legitur sed autor c–hanc vocem in
textum restituit. νε΄. ib. p. 364. Πρὸς τὸν
γενόμενον ὄρρον non agnscit, autor. c. at
extat hæc phrasis in v. et in codd. Tamen
non puto, cum autore c. hanc è textu
interpungendam esse; sed magis illam

ad clariorem sensum convenire. ξυνναύαι-
ναι ionicè pro συν. νζ. p. 367. Τοῖσι δὲ
θήλεσι λίθοι γίνονται οὐχ ὁμοίως;—legitur in
v. et γίγνονται in c. vulgò τοῖσι δὲ θήλεσιν
αἰδοίοις γίνεται οὐχ ὁμοίως. mihi videtur
vera lectio; mulieres propter structuram
partium, minus quam homines calculo
laborant ; nam calculus fere semper
eâdem causâ gignitur, et in vesicâ cum
adoleverit, urinam impedit.— Βιάζεται—
βιάζεσθαι vertit et addit autor c.—hoc ultimum membrum post ξυντέτρηνται—αἱ δὲ
ἄνδρες οὐκ εὐθὺ τέτρηνται (καὶ διότι οἱ οὐρητῆρες
οὐκ εὐρέες, sine negatione legitur in v. at
cod. a. hanc phrasin agnoscit ; versio an-
tiqua sic legenda : hominum meatus
urinæ non sunt perforati veluti in fœmi-
nis, ac igitur in prioribus ampli sunt.
Sed cum v. scilicet dicendum : ad pu-
dendum enim perforatus ureter est
quia meatus sunt ampli, etiamque plus
bibunt quam pueri.

κή. p. 368. Ἱπποκράτους περὶ προγνώσεως ἐτῶν, οἱ δὲ τινὸς ἄλλου παλαιοῦ. id est de annis prædicendis, opus ex Hippocrate sive è vetere autore. Hujus principium sic legitur, οὕτω δ᾽ ἄν ἐνθυμεύμενος διαγινώσκοι περὶ ἐτῶν ὁκοῖον τὸ ἐσομένου ἔσεσθαι. in eodem manuscripto, aliud fragmentum extat ejusdem libri; λειεντερίαι καὶ ὕδρωπες § 63 usque ad 69 cui brevi jungitur § 9; postea § 26 et 63. Sic has partes recolligendo, ejusdem libri fit redintegratio. In cod. b. similiter λειεντερία, initio legitur, ibidem n° 9; sed in eodem codice aliud Hippocratis opus extat, sub hoc titulo, περὶ-κεφαλῆς τραυμάτων *de capitis vulneribus*; et hoc ultimum, cum libro, de *aeribus, aquis et locis*, turpissimè inertes librarii conjugârunt, ita ut ex calce ad pedem sit legendum.

κζ′. ib. p. 368. Τοῖσι δὲ θήλεσι λίθοι οὐ γίγνονται οὐχ ὁμοίως. v. agnoscit, et addit autor c. (οἱδὲ ἄνδρες οὐκ εὐθὺ τέτρηνται) καὶ

διότι οἱ οὐρητῆρες (οὐκ) εὑρέες. etsi doctri-
nam hujus autoris tanti fecissem ut fere
dicam, non mihi liceat non aliter sentire
attamen, nonnisi à codicibus sim fretus ,
scripturam vertere nolui.

νή. ib. p. 368. Περὶ δὲ τῶν ἐτῶν ὦδε—αὖτις
—μέλλοι cod. a. ὡρέων γένηται τὰ σημήϊα c.
habet. Ἔν τε τῷ μετοπώρῳ, ὕδρωπα, vulgò,
quod absurdum est; verum legitur ὕδατα
in codd, et in edit. v. et c.—ibidem—ἔντε
τῷ ἦρι ὕδατα γένηται ὡραῖα, quod etiam v.
agnoscit et similiter. c.

νθ'. ib. p. 368. Ἀνάγκη τὸ θέρος πυρετῶδες εἶναι καὶ ὀφθαλμίας καὶ δυσεντέριας
ἐγγίνεσθαι pro ὀφθαλμίας ἐμποιεῖν. legitur
in v. et hæcaccepit c. Exemplo hujus
autoris , hæc verba in textum , ut
cætera consimilia omnia quæ in editione v. extant , accepi. — διπλόον τε—
τὸ et κοιλιῶν ξυνεστηκουσῶν , eleganter
ξυνεστηκνιῶν. c. habet. — κοιλίων ionicè. —
ibidem γίγνεσθαι cod. a. — εὔεστι—ἀνδράσι

legitur in v. et hanc vocem c. agnoscit.

ξʹ. Εἰς—ἑς. ionicè. ξαʹ. p. 370. Ἦν δʹ ὁ μὲν. v. πρὸς τῷ ἦρι—ἦρ—c. habet.—ibidem —ζώειν, magis cum infinitivo ad vim syntaxeos convenit; ζῆσαι v. agnoscit vulgò ζῶσι.—κατάῤῥους—καταῤῥόους. ionicè. c.—πλεύμονα—ibidem. c. et reperitur in cod. a. et in v.—ὀφθαλμίας ξηράς, loco ὀφθαλμίαι ξηραὶ—v. habet.—ἀραιότητα—ἁρμότητα—in cod. a. extat. ξϐʹ. p. 372. τὴν ἔκτηξιν. c. etiamque agnovit v. loco ἔκτασιν.—ὑπὸ φρενίτιδος desideratur in c. etsi ab eodem autore non sit dubitandum quin, ex hoc loco, clarior sensus eluxerit.—Τὰ δεξιὰ ἢ τὰ ἀριςερὰ, etiam legitur in v. et in c.

ξγʹ. p. 375. Ὁκόταν χειμῶνος ἔοντος νοτίου καὶ θερμοῦ τὸ σῶμα in editione v. reperitur; ἐπόμϐρου αἱ φλέϐες addit. c. — ibidem legitur ἴδει ἅμα τῷ ἦρι. in v. sine καὶ—pro ἤλη ἅμα—c. agnoscit. καθαίρεσθαι ὑπὸ τῆς κορύζης—ὑπό τε. c. forsan, nonne legendum foret, ὑπὸ τῆς. ξδʹ. p. 375. Ἦν δὲ τὸ θέρος—ἦν τε. cod. b. καὶ φθινόπωρον ὡσαύτως. v. τὸ δὲ μετόπωρον καὶ νότιον—βόρειον in eodem, extat cod. et in fine legitur φυσίας pro φθίσιας culpâ librariorum.

ξς'. p. 376. Ὑπὸ κύνα ἔπομβρον abest in cod. a ξυμφέρει pro ξυμφέροι ibidem legitur; quod verbum c. agnoscit, et γίγνεται ionicè loco γίνεται. — ἐνίοισι δὲ μελαγχολίῃ sine καὶ v. et cum articulo. c. ξζ'. ib. p. 376. Ἀφ' ὧν pro ἄφνω extat in editione v. etiamque agnoscit c. — Ταῦτα τὰ ibidem. ἀπικνέονται οὐ πλαδῶντες ἀλλ' ἀναξηρασμένοι eleganter c. in textum accepit. — ibidem eleganter τις ἐννοεύμενος καὶ σκοπεύμενος ionicè loco σκοπούμενος.—At μέγιςα δὲ εἰσι, αἱ δὲ καὶ, pro αἱ δέκα non similiter exactè, hæc verba transmutata fuisse, mihi videntur.—αἱ θεριναὶ—in eodem autore c. extat. Τοῦ ἀρκτούρου—cum articulo. c.—καὶ ἐπὶ πληϊάδων δύσαι—eleganter ibi expunxit textum; καὶ ἔτι πληϊάδων δύσιν autor c. legit.

23..

ο΄. p. 321. Καὶ ὁκόσαι μὲν τῶν πολέων κέονται n° 9. dubium est an κεφάλαιον hic extiterit ut putat c. etsi editiones et codices
illud non agnoscant. σκ΄. p. 380. ἀλλήλων
καὶ ἐθνέων ionicè cod. a habet et simul. c.
pro ἀλλήλων τι διαλλάσσει.—ὅ τι περὶ τῶν
μεγίστων καὶ πλεῖστον. c. agnoscit.— ibidem
ἐρέω pro ἐρέσω. cod. a habet. σϛ΄. ib. p. 380.
Ἔθνεα τῶν ἀνθρώπων vulgò legitur sed
malè; et ἔθεα extat in v. culpá librariorum; hæc verba fuerunt adulterata ut
supra; sic—ἐνεργότερα pro ἀνεργότερα codd.
malè ἀεργότερα accipitur in v.

οζ΄. p. 383. Εὐκαρποτάτη-ἐςι ibidem v. et
similiter c.—ὕδασι μάλιςα-κάλλιςα eleganter
cod. a. habet; sic in καλλίςοισι eleganter
vertit, autor. c.—ψύχους—ψύχιος;—ac pro
ἀναξηραίνεται ἀναξηραίνονται ibidem cod. a
agnoscit; rectius ἀναξηραντα—in textum
accepit c.—οὔτε νότια cum negatione,
ibidem extat.

οί. p. 384. Ἄνθρωποι ionicè ὤνθρωποι dicitur.

sed nonne ibidem , primum , Οἱ ἄνθρωποι
o ret legendum? γίνεσθαι γίγνεσθαι. cod.
a. ionicè; et ὅσα pro ὁκόσα; — εὐθηνεῖν
etiamque εὐθενέειν. c. agnoscit.— τοὺς δε-
τε εὐθραφίας , loco εὐτραφείς—ab eodem
autore accipitur, non secus ac μεγάλεα
pro μεγάθη — ionicè. ος΄. ib. p. 384. Τὸ
ταλαίπωρον — ἀταλαίπωρον malè extat in
cod. b.—τοῦ κατὰ τὴν φύσιν, τοῦ abest in
cod. a.—κρατέειν — ἀναγκαίη — addit. c. et
simul ἀνάγκη agnovit v.—τοῖς τοῖσι—ionicè
dicitur.

ος΄.p.387.Χειμερινῶν-θερινῶν non variat,
v. ibidem extat—οὖρος pro ὅρος. in c.

οη΄. ib. p. 387. Ἅπερ ὥσπερ et eleganter
ὅρη in οὔρεα idem autor c. vertit—sic ἐκείνη
loco ἐκείνοις magis ad vim syntaxeos convenit. — λειμῶνας-λιμῶνας cod. a. habet
vitio linguæ.

οθ΄. ib. p. 387. Ἀφύθροισι — ἀπύθροισι
ionicè. c ἐνύδροις—ἀνύδροις extat in cod. a.
et agnoscit c. — λειμακεστέροισι —v. — καὶ

25...

ἔηρῇ—γῆ addit—c μέτα σφῶν—μέγα σφέων—
eleganter c. agnoscit.

πά. p. 391. Αὐτός-οὕτω. c. legit, etiamque, ὑπὸ βίης quod magis ad sensum clariorem convenit. πέ. ib. p. 391. Οὐδέ
τι—οὐκ ἔτι codd. agnoscunt et v. ὡς πρότερον — ἢ πρότερον. eleganter c. habet.
ibidem ἀμελίην-ionicè pro ἀμελίαν. πγ΄.
p. 392. Ἐν τοῖσι ἕλεσίν ἐςι. v. et simul
c. — ἐν ὕδατι—τοῖσι cod. a. habet.—βαδίςι
ionicè pro βαδίςει—ibidem c —μονοξύλοιςι—
διὰ πλέουσιν — διαπλείουσι; codd. a. et
b. et simul c. διαπλέουσι—agnoscit; etiamque legitur in v. — ibidem γιγνόμενοι—
αὐτέοισι—vulgo αὐτέοι—ἀναλθέες—pro ἀναλθέες; eleganter c. habet et τεθηλυςμένοι—
c. διὸ pro διά. extat in cod. b.

πδ΄. p. 395. Τὰ πάχεα δέ—τι c. χρεώμενος
ibidem cod. b. χρεώμενος v. — πρός τε τὸ
ταλαιπορέειν τὸ σῶμα-c. eleganter legit,
προσταλαιπορέειν τότε. v. — πλὴν αὐρης ibidem ; sed falsò αὐτῆς, fere absurdum

αὐτμῆς eleganter c. in textum accepit.
— κέγχρονα —κέγχρωνα. cod. a habet. —
ὀνομάζουσι—οὐνομάζουσι—ionicè c.—ibidem
περὶ μὲν—τῆς διαφορῆς et καὶ abest.

πε΄. p. 396. Ἀπολεμώτεροι—ἀπολεμώτατοι—
cod. a. sed ad vim syntaxeos, ἀπολεμώτεροι magisconvenit. — ἀφ ὅτῶν culpâ librariorum, pro ἀπὸ—τῶν quod ibidem
animadvertit doctissimus autor c.—pro
γνώμονος ἀγνώμονος idem agnoscit; —
etiamque τοῦ Θερμοῦ loco Θυμοῦ.—cod. a.
Θυμοειδέος—αἱ γὰρ μεταβολαι εἰσι τῶν πάντων, αἵτε ἀγείρουσι τὴν γνώμην τοῦ ἀνθρώπου.
reperitur in v. et τῶν ἀνθρώπων c. eleganter legit. —Pro ἀεί τε atque ἀγείρουσι—
ἀγείρουσαι. cod. a. habet. πϛ΄. ib. p. 396.
Ἄνθρωποι ἄνθρωποι—agnoscit. c. πζ΄. ib. p.
396. Ἀναγκαίη. ionicè. ibidem. c. ἀπὸ—in—
ὑπὸ —vertit. πη΄. p. 398. Τούτων —τουτέων
ionicè. v. ibidem ἀνδρηίης pro ἀνδρείης, τοὺς
μὲν—καὶ αὐτόνομοι—αὐτόνομες. cod. a.

πθ΄. p. 400. Τῶν πολεμίων-ὑπὸ τε ἀπολεμίων

non caret sensu. οὐ παρθενεύονται — cod. a.
sed malè. — ibidem, συνοικέουσι—ξυνοικεῦ-
σιν ionicè, quod rectiùs, c. habet,— ἱερά
θύωσι ibidem—v. θύουσι, extat in cod. a.
sed hunc locum expunctum autor c.
legit ; θύουσαι — ac eleganter ἱρά θύσαι
τά ἐν τῷ—agnoscit. ἕως, ἂν μὲν pro ἂν
μή, legit.

ζ. p. 402. Ἐπ' αὐτέῳ—ionicè. ζα'. ib. p.
402. Αὐτοῖσιν — ἑωῦτοῖσι—ὑπὸ τοῦ θερμοῦ—
ψυχροῦ v. et c. pro νομαδῖς νομάδας—eleganter in textum accepit c. ζγ'. p. 404.
Πελοῖς—πελοῖσι ionicè. v. pro. ἁπλᾶ—διπλᾶ.
c. habet; ibidem ςηγνά pro ςενά. ζδ'. ib.
p. 404. Αἱ γυναῖκες (ξὺν τοῖσι παιδίοισι)
ad meliorem sensum autor c. addit ; —
ibidem τά ἐόντα μετέρχονται pro ἔρχονται
cod. a. et simul c. habet. τά μὲν εἰς τὴν.
ἐς ionicè. ζε'. p. 407. Περί τε τῶν—περί δέ—
cod. a. et v. μέγαθος—at μέγαθος ionicè c.
ἐλθῇ ἔλθοι. in eodem cod. extat—διαπνεύ-
ματα—πνεύματα — v. eleganter τά πνεύματα
in textum accepit c.

μϛ΄. p. 408. Ἀπὸ τουτέων—ὑπὸ. ibidem
c. agnoscit, ἀλλ᾽ ἀνακτῇ—ἀλλ᾽ αὐτή—extat
in cod. a. sed ἀνάντεα ionicè et rectè ὑπὸ
in ἀπὸ vertendo, ibidem autor c. agnoscit. — καί ὅτι pro καί τοι. et eleganter ex
eodem codice recepit c. μεταλλάσσουσαι
loco μεταβάλλουσαι. μζ΄. ib p. 408. Διότι
ὁμοῖοι αὐτοὶ ἑωυτέοισί εἰσι. eleganter pro
τὰ εἴδεα ὁμοῖα αὐτά—idem autor c. legit.
— σίτῳ τε χρέονται — χρεόμεναι — cod. a.
habet et χρεόμενοι, rectius c. legit. —
igitur ibidem ἀπεόντας-magis ad vim syntaxeos quam ἀπεόντες convenit; hoc verbum etiam reperitur in cod. a. μη΄. p. 411.
Τὰ ἄρθρα — rectius ἄναρθρα c. agnoscit. —
κοιλέων—ionicè pro κοιλιῶν ibidem—πιμελέα—ionicè pro πιμελήν. — ὄρσενα in ἔρσενα
eleganter vertit, idem τοῖς—ἔρσεσιν autor
et ξυμπήξι ionicè, loco ξυμπήξει. et ἀναγκαίης. pro—ἀνάγκης.

ρ΄. p. 100. Ἴσχεα (καί τὰ) extat in edit.
V. — καυθῶσι — καυθέωσι. ionicè ibidem

γίγνεται—καὶ ἠρθρωμένα—διερθρωμένα eleganter autor c. in textum accepit, ρκʹ. p. 415. ἄνεδροι—ἔνεδροι cod. a. agnoscit.—οἷον ῥοικὰ καὶ βλαδέα εἶναι eleganter ibi c. textum expunxit, rectè τὰ εἴδεα.—ibidem ἐπιγιγνόμενον legit. — ionicè ; ὀξέως—ὀξέος. cod. a. simul habet. ρδʹ. p. 416. ξυγκλείεται ionicè ab autore c. fertur et simul ὑποδέχεται αὐταί τε πίειραι. — πολύγονόν ἐςι extat in v. et in cod. a. ρεʹ. p. 519. Ἀπακινύμεναι ionicè. ρϛʹ. ib. p. 419. Ἐν σκυθῇσι—pro σκύθισι. eleganter. c. habet.—ἐργάζονται ὡς αἱ γυναῖκας sine καὶ ibidem legit. c.—οἱ μὲν ἐπιχώριον—οἱ μὲν οὖν. περὶ τὲ ὠυτέων. τε desideratur in a.

ρζʹ. ib. p. 419. Ἀλλὰ πάντα (ὁμοῖα καὶ πάντα) θεῖα autor c. agnoscit; non absque clariore sensu, hæc verba, in textum restituit. ἰδίην, ibidem. c. habet. — τοῖς ποσὶν—ποδοῖν extat in v. et recte agnoscit c.—ibidem σφέας αὐτέους ionicè pro σφᾶς αὐτούς; αὐτέους cod. a. — ὑπολαμβάνει—

ἐπιλαμβάνει—recte et eleganter c. habet.—
διαφθείρεσθαι (ὁ γόνος) addit. ρθ΄. p. 423.
Παρὰ γυναῖκα—γυναῖκας—σφίσι. forsan, ibi
non pluraliter foret legendum?

ρια΄. ib. p. 423. Οὐ τιμωμένουσι—cod. a.
ἤδη, εἰ χαίρουσιν—rectè agnoscit c.—εἰδὴ
τιμώμενοι χαίρουσι. eleganter ibidem legit;
— et simul, ἀποδιδόασι pro ἀποδιδοῦσι ut
suprà cod. a. agnoscit. ριγ΄. p. 427. Διὰ τὰς
προφάσιας (ταύτας τὰς)—ibidem. μή τε, τῇ
χειρί.— ἀναξυρίδας — ἀναξηρίδας—cod. a. —
ἐπιλαθέσθαι—ἐπιλήθεσθαι eleganter autor c.
— ἀνανδρωθῆναι—ἀνδρωθῆναι—extat in cod.
a. et recte c. habet. ριδ΄. ib. p. 427. Μέγαθος—Θάλπεα—πουλλοὶ αὖτις πουλυχρόνιοι
ionicè, hæc verba eleganter in lucem
edidit autor c. pro μέγεθος, θαλπῆ πολλοὶ
—αὖθις. πολυχρόνιοι, ex autore c. sicut
aliàs diximus hæc et consimilia verba
accepi.

ριε΄. p. 428. Τουτέων εἰκός ἐστι γίγνεσθαι
καὶ τὴν γένεσιν ἐν τῇ ξυμπήξει (τοῦ γόνου).—

αἰσθάνεσθαι—pro γίγνεσθαι. agnoscit. c. absque ἀπὸ.—et addit. (καὶ ἄλλοτε) ἄλλην, μὴ τῷ αὐτέῳ.—ἐν τε τῷ θέρει. sine τε, διαλλάχθαι extat in v.—μηγάθεα pro μεγέθη ac simul eleganter ξυμπήξι, ἐν τῇσι μεταλλαγῇσι πυκνῇσι ὁμοίῃσι, vulgò συμπήξει ἐν ταῖς μεταλλαγαῖς πυκναῖς ἐούσαις.

ριϛ΄. ib. p. 428. Ὁ αὐτὸς—ὡύτὸς. eleganter ionicè c. habet; ibidem — ἄμικτον — agnoscit, loco ἀμίαντον et ἀμείλικτον ut in v. —ἐκπλήξιες—ἐπλήξηες—cod. a. loco ἐκπλήξεις τοὺς—Εὐρώπην—τὴν. c. addit.—παραπλησίῳ ibidem c.—δειλοτάτους-δειλοτάτους etiamque legitur in v. et in cod. a.—βασιλεύονται —ionicè, βασιλεύονται—cod. a. habet. ρνή. p. 432. Οὐχ ἥκιστα—οὐκ ἥκιστα—ionicè. ρνθ΄. ib. p. 432. Ἑτέροισι ibidem; pro ἑτέροις. ταῦτά ἐςι v. agnoscit. — φράζω — φράσω — autor c. in textu adnotavit. τρηχείην— ionicè τρηχείην. ὑψηλὴν — legitur in v. loco ὑψηλήν. etiamque c. habet. — γίνονται— γίγνονται ionicè cod. a. non variat. εἰκός—

εἰκὸς—cod. a. ρκα΄. p. 435. Ibidem ἀνθρήϊον ionicè—καὶ τὸ—ταλαίπωρον—c. addit articulum. καὶ ὀδώδεα—at ἐλώδεα—ibidem c. legit ἐδώδεα, etiamque hoc verbum reperitur in cod. a. non est dubitandum quin culpâ librariorum, hoc verbum, in textum irrepserit:—sed commendanda est lectio τὰ τοιάδε εἴδεα προγαστρότερα εἴναι καὶ σπληνώδεα, hanc ex eodem autore c. accepi.—idem ταῦτα τῆς γαστρὸς—πρὸς legit in cod. a. καὶ σπληνέα.

ρκβ΄. p. 436. Ἔνυδρον — εὐ ὕδρον—cod. a. —ἐνταῦθα addit c.—εἴη ἂν εἴδεα μεγάλα καὶ ἑωυτοῖσι παραπλήσια—eleganter idem παραπλήσιοι. et ἀνανδρότεραι δὲ καὶ ἡμερώτεραι τουτέων — pro ἠπιώτεραι ut vulgò sine τουτέων.

ρκγ΄. ib. p. 436. Ὁκόσοι—δὲ. c. ibidem τῆσι μεταβολῆσι οὐκ εὔκρητα vulgo.—σκληρά— pro σκληρά—τὰ ἤθεα καὶ τὰς ὀργὰς αὐθάδεάς τε—idem autor, ionicè pro αὐθαδεῖς—αὗται ἑωυτῆσι—eleganter c. legit. ρκδ΄.

ib. p. 436. Ἄν τις τρέφεται-τρέφηται rectius
cum subjunctivo agnoscit c. — καὶ τὰ
εἴδεα τῶν ἀνθρώπων—reperitur in v. ρκέ.
p. 439. Ἡ γῆ πιθηρὰ—πίειρα eleganter in
textum c. accepit. καρτὰ μετεώρα μὴ—
legitur in cod. a. ibidem, addit ἔχουτα
καὶ χειμῶνος—τοῦ χειμῶνα. c. πουλύ. ionicè.
ἐν αὐτέοισι ἰδεῖν—v. et c. agnoscit.—οὐ
λεπτοί—καὶ οὐ. c. ρκς´. ib. p. 439. Σκλέ-
ρους idem autor—in σκληρροὺς vertit.
καὶ δασεῖς—ionicè δασέας.—ἴδοις—melius
dicendum ἂν. ex optativo. καὶ ὀξὺ ἐνεὸν.
εὑρήσεις δὲ καὶ τ'ἄλλα ibidem c. ρκζ´. p. 441.
Αἰ μὲν οὖν. etiamque reperitur in v. et
agnoscit c.

Vander - linden editio non infida ,
certe ut quidam existimavere. Textum
ejus sæpissime deprehendi in meis
codicibus. vid. not. duobus usus erat
codd. 2146 et 2254.

CONSIDÉRATIONS

SUR LA NAISSANCE DES SECTES,

DANS LES DIVERS AGES DE LA MÉDECINE,

*Et sur la nécessité de créer une Chaire
d'Hippocrate.*

———

La Science médicale, après un long veu-
vage, redemande son illustre soutien : il
vit et respire ; que dis-je ! les siècles ac-
cumulés n'ont fait qu'ajouter à sa vie immortelle ; les ouvrages d'Hippocrate, échap-
pés comme par miracle à la faux du temps,
aux élémens, et à la rouille de l'envie, après
avoir franchi l'immensité des mers, sont
de toute antiquité, les seules colonnes res-

tées debout au milieu des ruines (1) du temple d'Esculape. Mais quel génie destructeur passa tant de fois sur ce riche domaine, et souilla de son souffle impur le champ fertile de l'expérience, cultivé par la main du grand homme qui laissa à ses héritiers une si belle moisson? L'hydre redoutable des sectes, comme un torrent dévastateur, renversa le superbe monument élevé par Hippocrate. Pour la seconde fois on vient d'effacer des registres de la science celui qui en est le fondateur. Le moment de la restauration est enfin venu ; et nous avons le droit de voir honorer dans nos écoles le prince des Médecins.

Nos législateurs regarderont sans doute comme un de leurs devoirs les plus sacrés, l'honorable tâche qui doit contribuer à l'illustration et au perfectionnement de

(1) Les découvertes modernes ont fait d'immenses progrès; il n'est question ici, que de l'historique de la science, pour constater les vices des systèmes, l'origine des sectes, et l'importante lacune qui existe encore dans l'enseignement médical, par le défaut d'une chaire d'Hippocrate.

nos sages institutions : ils s'empresseront de proposer à Sa Majesté, de sanctionner, par un acte de sa munificence, les anciens réglemens des Facultés, (1) qui avoient consacré une chaire spécialement destinée à l'explication des ouvrages d'Hippocrate. A Dieu ne plaise que je veuille faire rétrograder les progrès de la science; mais, du moins, qu'il me soit permis d'opposer une barrière aux vices des systèmes, et de transmettre, si je le puis, à nos derniers neveux, l'héritage d'Hippocrate. Souffrirons-nous dans le siècle des lumières, de nous laisser accuser par l'histoire, qui cherchera vainement dans nos fastes, le rang honorable que doivent tenir dans l'enseignement médical, les chefs-d'œuvre du père de la médecine? et comment soutiendrons-nous devant la postérité, le reproche de n'avoir pas apprécié ses ou-

---

(1) Doctrine d'Hippocrate et histoire des cas rares. Il n'a jamais été question de supprimer cette chaire, qui est une des plus anciennes des écoles de Médecine; dans l'origine on y expliquoit les Aphorismes.

24.

vrages; tandis qu'il est de fait que l'enseignement spécial d'Hippocrate, est adopté de
tous nos contemporains, particulièrement
dans le Nord? Avons-nous moins besoin que
nos ancêtres de connaître les sublimes vérités
tracées avec tant de candeur dans les écrits
du philosophe de Cos? Et n'est-il pas, au contraire, démontré d'après le meilleur ouvrage
moderne, la Nosographie de M. le professeur
Pinel, qu'il faut initier les jeunes gens à la
connoissance particulière des chefs-d'œuvres
du père de la médecine, dont notre illustre
professeur fait une assez longue énumération? Sans doute, on ne doit pas se borner
à indiquer ces ouvrages; car autrement
une telle réticence sembleroit plutôt devoir
éloigner les jeunes gens de l'étude d'Hippocrate, que leur en inspirer le goût. Il
faut commenter et expliquer Hippocrate,
particulièrement ses *Aphorismes*, dont l'ins-
cription sur le programme des cours de la
Faculté est, à mon avis, le plus bel éloge
que l'on puisse faire de la science médicale.
Pendant quarante ans, ils ont fait partie des

cours du Collège Royal; la perte récente de M. Bosquillon, rend aujourd'hui cette lacune d'autant plus sensible qu'elle est plus difficile à réparer ; il est urgent d'y remédier. A la vérité la doctrine d'Hippocrate est généralement enseignée dans les cours de la faculté, autrement il seroit impossible de concevoir l'existence de la médecine; mais la coutume d'ajouter des *aphorismes* à toutes les thèses, donne une faible idée du génie observateur d'Hippocrate ; d'ailleurs, puisqu'on s'est affranchi de citer le grec, les jeunes gens ne se croient nullement obligés de cultiver la littérature médicale, et bientôt ils perdront entièrement le fruit de leurs premières études puisées à grands frais dans les universités. Cette circonstance me paraît de la plus haute importance.

Si nous invoquons le témoignage de l'histoire, nous verrons l'oubli ou l'entière négligence des écrits d'Hippocrate, suivi de conséquences désastreuses dans la pratique médicale, et donner naissance aux vices des systèmes et à l'odieux abus des sectes. En effet, tant qu'Hippocrate fut respecté, on n'osa mettre en doute les vrais principes de la science; mais des esprits frondeurs refusèrent de se laisser guider par cet illustre maître; et les vérités qu'il avoit empruntées de ses ancêtres, furent considérées comme des proverbes populaires, peu dignes d'être remarqués. On s'abandonna à des raisonnemens frivoles; on inventa des systèmes; des divisions s'établirent; et insensiblement l'esprit de secte remplaça le génie de l'observation. Cela eut lieu également dans tous les âges de la médecine, notamment de la part des philosophes. On bâtit sur les débris de leurs systèmes des théories dont on n'abusa que trop pour le malheur de l'humanité: nous allons en indiquer sommairement l'origine.

Pythagore créa la doctrine des nombres; Empédocle posa les fondemens de la doctrine des élémens; Héraclite reconnaît en principe le feu, comme l'élément universel; Thalès veut que ce soit l'eau, Démocrite adopte les *atomes*; Epicure les admet invisibles ; enfin jusqu'à Hippocrate, les devins, les sophistes, les psylles, et les circulateurs obstruaient de toute part le temple d'Esculape. Notre illustre maître paraît ; il saisit le fouet vengeur de la critique et disperse ces apôtres du mensonge. Il se montra toujours le digne émule de Socrate, et dissipa tous les nuages amoncelés par la superstition. Il fit plus, il éleva un monument durable en l'honneur de la science médicale. Qu'on ne s'étonne pas d'un tel prodige, à une époque si rapprochée de l'enfance de l'art. La famille des Asclépiades, d'où descend notre illustre auteur, possédait de temps immémorial le précieux dépôt des richesses dont fit un si bon usage ce digne successeur d'Esculape. Alors la fameuse école de Cos jouit de toute sa célébrité, et effaça bientôt sa rivale. L'école de Cnide compta au nombre de ses disciples Euryphon, éditeur des Sentences Cnidiennes, Crinias et Philippe, médecins très-renommés : mais son entier asservissement à la description des symptômes

24...

ne promettoit aucun succès réel à l'art
de guérir. Cette méthode, dans l'origine, avoit été empruntée des Egyptiens,
qui conservaient religieusement dans leurs
temples, le Code sacré ou livre du Trismé-
giste, où se trouvaient des règles invariables de traitement pour chaque maladie.
Il y avoit donc une foule d'observations
éparses qu'il falloit rapporter à des principes certains. Mais les faits déjà soumis
au creuset de l'expérience, devaient être
sagement coordonnés, afin qu'on pût en
saisir toutes les nuances; et une foule de
vérités si souvent acquises devoit avoir
pour résultat, ces dogmes ou sentences qui
constituent réellement la science médicale.
Voilà l'ouvrage d'Hippocrate. Les aphorismes ont été formés à l'imitation de ceux
de la philosophie. Ainsi s'est établie l'école
dogmatique dont Hippocrate est le fondateur. Car ce furent ensuite les subtilités de
Platon et d'Aristote qui changèrent entièrement la face de la science, et donnèrent
ainsi occasion aux *Empiriques*, deux cents

ans après Hippocrate, de créer une *nouvelle secte* à Alexandrie, en attaquant de front les raisonnemens subtils et les sophismes des novateurs hardis qui avaient abandonné la route tracée par Hippocrate. Ainsi, longtemps après lui, son école, devenue raisonneuse, fut qualifiée de *secte dogmatique*.

Mais avant que toutes ces scissions intérieures déchirassent le sein de la médecine, Hippocrate, après avoir rassemblé en un seul faisceau tous les faits épars, conçut le vaste projet d'en composer un corps de doctrine exclusivement destiné à l'enseignement de l'art de guérir. Il commença par faire l'application de l'analyse à la connaissance des signes, et de ce premier jet résulta une source de lumière pour la pratique médicale. Il composa son Traité du Prognostic dans les maladies aiguës; celui des Prédictions; et le second livre concernant les maladies chroniques, auquel il ajouta les traités du Régime dans les maladies aiguës; des Airs, des Eaux et des Lieux; et les premier et troisième livres des Épidémies, chefs-d'œuvres qui, avec les Aphorismes, ont mérité à notre auteur le titre de père et de fondateur de la Science. Qu'on ne m'accuse donc pas d'être le panégyriste outré d'Hippocrate : rien n'est mieux ordonné que le plan qu'il a conçu ; rien ne prouve mieux en sa faveur que la clarté de sa méthode. L'art de guérir, débarrassé pour toujours de l'échafaudage des systèmes est enfin le fruit de l'expérience et du raisonnement.

Cependant nous voyons les sectes se succéder rapidement après Hippocrate. Sérapion et Philinus, de *Cos*, renouvelèrent la secte des *Empiriques* à Alexandrie ; mais ayant eu seulement pour but d'expérimenter le *raisonnement*, il ne faut pas les confondre avec les *Empiriques* de *Cnide*, qui s'interdirent absolument cette ressource. Asclépiade, à Rome, met à contribution les systèmes de Démocrite et d'Epicure ; il a pour disciple *Thémison*, auteur de la secte *méthodique*, dont un savant critique a dit finement, que si elle n'avoit pas eu d'utiles résultats pour l'art de guérir, du moins, par les épreuves multipliées d'une patience sans borne, elle étoit la pierre de touche pour connoître ceux des Romains qui pouvoient devenir de bons soldats.

Quoi qu'il en soit, *Thémison* avoit rapporté toutes les causes des maladies à trois genres principaux : au genre *lâche*, au genre *resserré*, et au genre *mixte* : classification qui, dans la suite, donna l'idée aux *solidistes* et aux sectateurs de Brown, de bâtir leurs systêmes tout aussi vainement qu'auparavant. N'oublions pas de remarquer que *Thémison* fut le disciple d'un maître qui se vantoit d'enseigner la médecine en six mois ; qui traitoit de chimérique la doctrine d'Hippocrate, et ses observations des Épidémies, de méditations sur la mort : qui croiroit qu'une si étrange folie se fût réitérée dans le seizième siècle ? Paracelse eut l'audace de brûler publiquement les ouvrages d'Hippocrate ! Cette basse jalousie étoit bien digne d'un tel charlatan.

Mais un illustre Romain, du temps même de Thémison, sut apprécier les chefs-

24....

d'œuvres d'Hippocrate : Cornélius Celse, le Cicéron des médecins, né d'une famille noble, cultiva baucoup les lettres grecques, et imita sur-tout Hippocrate, dont il traduisit les plus beaux passages. Il composa un Traité complet de Médecine, en huit livres, chef-d'œuvre de latinité, d'érudition et de goût, cité dans le siècle d'Auguste, et qui mérite sur-tout un rang honorable dans l'enseignement médical. Celse, d'après l'usage reçu, admit le partage du domaine de la science en trois branches : la diététique ou médecine proprément dite, la chirurgie et la pharmacie. Dans la préface il n'hésite pas à donner la préférence à la première branche, qu'il regarde comme la plus difficile et la plus étendue ; et c'est par elle qu'il commence l'exposition lumineuse des débats entre les *empiriques*, les *dogmatiques* et les *méthodiques*. Il se range du parti de l'expérience réunie au raisonnement, et admet en principe la recherche des causes des maladies.

On peut dire avec vérité que cet auteur

fût *Eclectique*. Mais il faut arriver à Archigène, pour prouver l'existence de la secte
eclectique, si réellement on peut qualifier de
ce nom la noble ambition de choisir dans
les systêmes reçus tous les argumens basés
sur les faits qui conduisent à la vérité.
Aussi *cette secte*, que *Prosper Alpin*, un des
meilleurs et des plus judicieux observateurs, voulut rajeunir, dans le seizième
siecle, a-t-elle remis sur la voie, pour étudier Hippocrate. On doit sur-tout recommander la lecture du Traité *de Præsagiendâ
vitâ et morte*.

Aucun médecin ne fit plus d'impression
après Hippocrate, que le célèbre Galien.
Doué d'une imagination ardente, et de connaissances très-profondes, à l'âge de trente-
quatre ans, il fut médecin de l'empereur
Marc-Aurèle. Il se mit à commenter et à
traduire les ouvrages de notre illustre auteur : s'il ne se fût égaré dans les longs dé-
tours du péripatétisme, et s'il n'eût pas eu
l'ambition d'expliquer toutes les causes des
maladies, d'après les intempéries des hu-

meurs ; le mélange et la combustion de la
bile et du sang ; leur composition et recom-
position , en y ajoutant les qualités du sec ,
de l'humide , du froid et du chaud , et mille
autres subtilités sur lesquelles repose à ses
yeux l'action même des médicamens ; son
système de classification des maladies , de
leurs causes et de leurs effets; la division des
signes et des symptômes; tous ses immenses
travaux , dis-je , renfermés dans un cadre
plus concis, eussent été bien plus utiles aux
progrès de la médecine.

Les longues digressions de Galien sont
toujours instructives ; son langage , lourd
et prolixe, est semé de toutes les arguties des
rhéteurs ; mais quelle richesse d'imagination ; que de traits étincelans de génie ;
quelle solide nourriture pour les lettres et
la philosophie, on trouve dans les écrits de
ce Médecin ! Il régna seul et sans rivaux
pendant près de six cents ans, sur toutes les
écoles de médecine : mais réellement sous
son empire , l'art de guérir cessa d'être le
vrai domaine d'Hippocrate. Nous verrons

ce même défaut, encore trop sensible de nos jours, reproché à l'un des plus fameux auteurs de nos écoles modernes, au célèbre Boerhaave : mais du moins, désabusé par une longue expérience, il remit la couronne sur la tête d'Hippocrate ; et dans un long discours académique, où il fait particulièrement l'éloge de ce prince des médecins, il recommande sur-tout aux jeunes élèves de suivre ce guide fidèle dans la pratique médicale. Cependant, qui eut plus de droit que Boerhaave de se prévaloir d'une gloire sans borne? Son nom étoit parvenu jusqu'aux confins du monde. On lui écrivait de la Chine : « A Boerhaave, médecin, en Europe. »

Il fit plus, il établit à Leyde une école de médecine clinique, en l'honneur d'Hippocrate : que pourrais-je ajouter à toutes ces preuves ?

Continuons à feuilleter les pages de l'histoire ; après avoir vu la médecine entièrement soumise à l'autorité de Galien, elle ne fait plus que languir, pendant environ

trois cents ans, impatiente du joug que lui
firent supporter les Arabes. Ceux-ci renché-
rirent encore sur leur maître : ils ajoutèrent
à toutes les subtilités de Galien, tout ce que
l'imagination orientale a de plus outré; et
ils adaptèrent les connaissances occultes de
l'alchimie et de la métaphysique, sans assigner aucun but à ces idées irréfléchies. Enfin,
jusqu'au quinzième siècle , l'art de guérir ,
à peine sorti du chaos , retombe encore dans
toutes les erreurs de la superstition.

Ici, une autre ère commence , et de grands
travaux signalent de grandes découvertes ;
une nouvelle impulsion est donnée à la
science. Elle est en quelque sorte replacée
sur ses anciennes bases. Mais en notant une
époque si remarquable , n'oublions pas de
rappeler que la régénération de l'étude
d'Hippocrate , eut lieu en même-temps que
la renaissance des lettres.

La découverte du Nouveau-Monde , si
funeste en elle-même , puisqu'elle apporta
des maladies inconnues , telles que la syphi-
lis , le scorbut de mer ; la variole et toutes
les maladies du même genre a beaucoup

contribué aux progrès de la science, la
prise de Constantinople, qui jeta en Europe une foule de savans, facilita d'autre
part leurs relations ; bientôt l'Italie devint
le théâtre de leur gloire. La découverte
de l'imprimerie multiplia de toute part les
sources d'instruction. Les Laurent et Come
de Médicis se liguèrent avec les Aldes, pour
la défense de cette cause sainte protégée
par Léon x, Charles Quint, et François 1er
de glorieuse mémoire, l'illustre aïeul de
notre bien – aimé Monarque. Ces Souve-
rains magnanimes favorisèrent sur-tout les
progrès des lettres, et méritèrent le titre de
protecteurs des sciences et des beaux-arts,
et de bienfaiteurs de l'humanité.

Tandis que les presses des Aldes gémis-
soient sous le poids des richesses qu'on ex-
ploitoit dans les ouvrages d'Hippocrate, la
médecine, livrée à la versatilité des systèmes, devoit cependant reparaître au jour avec
plus d'éclat ; et ce triomphe, elle le dut à la
célébrité des ouvrages d'Hippocrate. Mercuriali, Prosper Martian, Vallesio, enrichirent
de leurs observations les traités les plus im-

portans de l'illustre maître, dont la présence devoit faire cesser toutes les hérésies. Fabius Calvus, Cornarius travailloient en silence aux chefs-d'œuvres du grand hommé qui mit en honneur la célèbre école de Cos. Henry Etienne, de Haller, publièrent des éditions des princes des médecins, et ce grand œuvre fut couronné d'un plein succès, par la préférence qu'ils donnèrent à Hippocrate. Van-der-linden, Almeloveen firent don à la médecine du tribut de leurs veilles; des éditions portatives, répandirent par-tout le goût de la doctrine d'Hippocrate. L'immortel Foës donna sa belle édition, le chef-d'œuvre de l'art et de l'érudition (1). Le laborieux Chartier, dont le nom vient s'ajouter si dignement aux auteurs célèbres qui ont contribué le plus à la restauration de la médecine et à l'illustration de la Faculté de Paris, traduisit les ouvrages d'Hippocrate et exécuta l'immense projet de réunir en

-----

(1) Néanmoins nous avons fait remarquer que le texte grec n'était pas exact, ni même correct : nous avons donc préféré Van-der-linden.

treize volumes in-folio les œuvres d'Hippocrate et du célèbre Galien , son commentateur. Il obtint, pour cette belle entreprise, la
protection généreuse du duc de Richelieu ,
auquel il en fit honneur dans son épître dé-
dicatoire ; malgré l'envie et la critique , ce
grand ouvrage fait encore le principal ornement de nos bibliothèques de médecine.

La science ne remporta jamais un plus
beau triomphe, que lorsqu'elle reconnut son
immortel fondateur. De nouvelles découvertes vinrent encore ajouter à la somme
qui nous fut transmise par Hippocrate.
L'anatomie étoit sur-tout très cultivée en
Italie. On y donna les premiers signes de la
découverte de la circulation du sang. Cesal-
pin , Colombus , qui furent ensuite pillés
par Servet et Harvée, en firent les premiers
soupçonner l'important mécanisme. Mais
Harvée , auteur anglais , eut la gloire d'être
l'auteur de cette grande découverte , parce
qu'il l'avoit indiquée plus clairement qu'aucun de ses prédécesseurs. Quoi qu'il en soit,
la circulation du sang , qui bien connue ,

aurait dû apporter des améliorations si sensibles dans l'art de guérir, fut au commencement, suivie de résultats bien plus nuisibles qu'utiles. On ne parla plus que de vider
et de remplir les vaisseaux ; l'esprit de
système fut porté au point qu'on s'oublia
même jusqu'à mettre à exécution la péril-
leuse entreprise de la transfusion. La communication directe entre un individu malade et un autre bien portant ; entre un jeune
homme sain et un vieillard cacochyme, devoit, aux yeux des sectateurs, remplir les
vues de la fable ; l'on espérait se rajeunir
à la fontaine de Jouvence. Heureusement
un édit du Parlement mit fin à cette burles-
que nouveauté. Depuis, l'on a osé proposer d'injecter des substances médicamen-
teuses dans les vaisseaux, pour suppléer à
l'action de l'estomac, et d'autres expérimen-
tateurs ont mis le ventricule entièrement à
la disposition des muscles du bas-ventre ;
le cœur lui-même ne bat plus sous l'influence des passions, et en quelque sorte de la
volonté ; en un mot, parce que les organes

reçoivent des nerfs de la moëlle épinière,
ils ne vivent plus sous l'empire du cerveau ;
jusqu'où le raisonnement va-t-il s'égarer !

Mais enfin, les tentatives que l'on fit sur
la circulation, n'ont pas eu les succès qu'on
devoit espérer dans la pratique médicale :
les Botal et les Sylva devinrent des partisans
outrés de la saignée. Une nouvelle secte s'é-
leva au milieu de toutes ces disputes. Les
chimistes firent jouer leurs alambics et leurs
fourneaux, et trouvèrent, comme à présent,
des sels et du souffre dans le sang qu'ils
voulurent absolument dulcifier, atténuer,
changer à toute force dans le corps vivant ;
les compositions chimiques devinrent surtout à la mode; les besoards, les alcalis, et les
minéraux furent prodigués à l'excès dans le
traitement des maladies : on n'oublia pas
même les cinq pierres précieuses. Le seizième
siècle donna naissance à une *nouvelle secte*,
de laquelle sortit encore celle des *magnétiseurs*. Paracelse et Vanhelmont inventèrent
chacun un système, au moyen duquel ils
voulurent forcer la nature de se plier à

leurs explications tirées des causes occultes et de l'alchimie. Les chimistes ont encore essayé, de nos jours, de ressaisir le sceptre avec lequel ils ont gouverné jadis la science médicale. Mais Vanhelmont eut des idées plus saines que son maître ; il osa attaquer de front le Galénisme ; il reconnut un principe vital sous le nom d'archée, qui présidait à toutes les fonctions, et dont il plaça le siége à l'orifice supérieur de l'estomac. Ce système fut adopté ensuite et modifié par *Bordeu*, *Lacase*, *Barthèz*, médecins *animistes*, et par l'école de Montpellier, notamment dans le dix-huitième siècle. Dans le dix-septième parut Boerhaave.

Ce grand maître mit très-habilement à profit toutes les découvertes faites avant lui; il puisa dans toutes les sources connues, et fut à-la-fois médecin, *chimiste*, *mécanicien* et *humoriste*. Néanmoins, par ses vastes connaissances dans l'anatomie, la botanique, la physique, la chimie et la matière médicale, il ajouta beaucoup à l'art de guérir. Toutes ces ressources, puisées dans les sciences accessoires, ont été calculées finement par Boerhaave; il y joignit encore l'hydraulique, la statique, et toutes les explications tirées de la physique. Dans un aussi grand tableau, notre auteur classa avec beaucoup d'art et et un talent remarquable toutes ses idées de physiologie, de pathologie et de thérapeutique, dont il composa ses institutions de médecine. Son second ouvrage, qui est un chef-d'œuvre, est un cadre bien compassé, dans lequel il a décrit méthodiquement les signes, les causes, et la cure des maladies. Malgré tous les défauts reprochés au système de Boerhaave, on ne peut nier qu'il n'ait rendu de très-grands services à l'art de guérir.

En effet, on put dès-lors prévoir que la méthode analytique dont il avoit donné la clef pour toutes les sciences, serait suivie de très-grands progrès; et dès ce moment, on fut à la piste de toutes les découvertes. Mais, il faut en convenir, la médecine devenue raisonneuse, a cessé d'être le domaine d'Hippocrate. Boerhaave se livra à des explications infinies; son système de l'inflammation, il le tenoit d'Erasistrate, qui vivoit à Alexandrie, lequel Erasistrate avoit lui-même emprunté à Hippocrate ses deux ordres de vaisseaux, dans lesquels le sang et les esprits circulent, comme le veut le médecin Hollandais, *ab errore loci*; si ce n'est que du temps de ce dernier, l'anatomie, alors très-cultivée, avoit reconnu des vaisseaux blancs ou lymphatiques, et des vaisseaux rouges ou sanguins. Mais c'est assez nous arrêter sur ce système. Maintenant poursuivons l'examen des sectes dans les divers âges de la médecine. Staahl, Baglivi et Sydenham, achevèrent dans le dix-septième siècle, cette révolution heureuse, qui ramena de nouveau les esprits à l'étude d'Hippocrate. La médecine clinique fixa sur-tout l'attention de ces grands médecins, et leur pratique entièrement basée sur celle d'Hippocrate, leur valut des succès, qui se sont confirmés depuis sans aucune interruption.

Le dix-huitième siècle est un des plus

remarquables par l'importance et la multiplicité des découvertes, en anatomie, physiologie, physique, chimie, botanique, histoire naturelle, matière médicale, pharmacie et même par rapport à la psychologie. Cependant, il faut en convenir, on distingue encore dans ce siècle, plusieurs sectes dominantes : celle des *humoristes* de l'école de Boerhaave, dont le célèbre Van-swieten son commentateur, et l'illustre Sauvage, auteur d'une nosologie très-estimée, et Gaubius, firent ouvertement profession dans leurs écrits : les *Solidistes* de l'école de Vienne et d'Edimbourg, tels que Hoffmann, Cullen et Stool; les *Magnétiseurs*, au nombre desquels on compte deux célèbres charlatans, Mesmer et Cagliostro, sortis de la *secte* de Paracelse et de Thémisson; le système de Brown, auteur anglais, qui eut pour défenseur l'illustre Franck, en Allemagne; enfin, les *Animistes*, tels que les Barthèz, les Dumas, de l'école de Montpellier. Telles sont les principales révolutions de la médecine, jusqu'à la fin du dixhnitième siècle. Au commencement du dix-neuvième, les belles expériences de Bichat, par rapport à la physiologie et à l'anatomie, ont agrandi le domaine de la science, par de précieuses découvertes sur la sensibilité. Mais on voit encore de brillantes hypothèses sortir de cette source pure; et la théorie de l'irritation et du solidisme a été encore en quelque sorte le fruit des travaux entrepris avec tant d'ardeur par cet illustre médecin. Les chimistes ont rendu des services essentiels à l'art de guérir par les nombreuses analyses d'une foule de substances inconnues, pour ne parler ici que des corps soumis aux combinaisons chimiques; car les enthousiastes qui ont osé faire l'application des loix de la chimie (1) au corps humain, n'ont enfanté que des théories monstrueuses que repoussent les loix de la sensibilité. Il me seroit sans doute

____

(1) Je m'abstiens de citer ici les auteurs vivans.

très-facile de signaler les nombreuses erreurs des théoriciens habiles qui se sont laissé éblouir par les découvertes de la chimie (1). La médecine suit en général l'impulsion des autres sciences; un siècle auparavant, la physique avoit de même enfanté un système basé sur le degré de force des solides vivans; on connoît les travaux utiles des Keil, des Jurine, des Bernouilli : la chimie dont les progrès rapides ont été poursuivis sans relâche, et que nous avons pu juger sans enthousiasme, n'a réellement que très peu contribué à la connoissance de la saine physiologie. Il n'est personne qui ne sache, combien un médecin qui reconnoît les loix de la sensibilité, doit peu compter sur les analyses du sang, de la bile, de la salive et du sperme pour se rendre raison des

---

(1) On a vu, dans ces temps modernes, un auteur recommandable par une pratique éclairée, adopter un système de classification des maladies d'après les loix de la chimie.

25.

divers phénomènes qui accompagnent l'altération de ces humeurs, soumises aux loix de la sensibilité. La différence extrême qu'il y a entre la vie et la mort, doit nous convaincre de l'inutilité de ces expériences tentées sur les élémens de nos humeurs. Il faut être très sobre dans l'application des sciences accessoires à la pratique de la médecine ; et sans nier les avantages incontestables que l'on peut en retirer, je pourrois démontrer par les résultats les plus opposés, que la théorie de la médecine bien que très variable, se rectifie toujours par la pratique. Voilà la meilleure preuve que l'on puisse donner de la certitude de la médecine ; car s'il n'existoit pas de signes certains, il ne pourroit y avoir de science ni d'art dans l'application des moyens de guérison. Or on observe précisément le contraire : la médecine est aussi ancienne que le monde ; il faut donc s'en rapporter à l'étude particulière des maladies pour bien traiter les malades. Vouloir s'affranchir de cette loi imposée par la nature, c'est absolument

la même chose que si l'on vouloit bâtir
sans être architecte.

Dans l'état actuel de nos connoissances
mon intention n'est assurément pas de faire
oublier les services rendus à la science; mais
l'enseignement spécial d'Hippocrate me paroît indispensable, pour prévenir de nouvelles erreurs, puisque, d'après le propre
témoignage des fastes de la science, les
sentences de l'orale de Cos sont invariables;
leur certitude presque mathématique ne
permet donc pas d'attaquer les principes de
la médecine. Certes, les plus vastes connoissances dans les sciences dites médicales, peuvent nous frayer une fausse route
et nous égarer dans la pratique. En vain un
esprit prévenu voudra nier l'évidence des
faits; la vérité est une, et quelle que soit
la manière dont elle est exposée, il faut
la trouver pour s'en pénétrer. Or, il arrive
très-souvent, même dans les meilleurs
traités de médecine, que l'on est obligé,
pour se conformer au système que l'on
a adopté, de se livrer à de longue études

préliminaires sur toutes les sciences ; elles
rendent assurément le médecin très-instruit ;
mais on néglige trop l'observation. Celui
qui commence à se livrer à la pratique de l'art
de guérir est absolument maître de la santé
et de la vie des malades, comme le seroit un
médecin doué de la plus longue expérience ;
et le danger n'est pas moindre, s'il se trompe,
malgré ses brillantes connaissances dans les
sciences médicales et la foule d'expériences
qu'on lui a indiquées, que s'il n'en eût pas
été instruit. La clinique peut être influencée
par l'opinion de chaque médecin, suivant sa
méthode. La matière médicale n'a presque
pas de règles fixes ; l'anatomie et la physiologie peuvent bien conduire quelquefois à
la connoissance des causes des maladies ;
quoique l'ouverture même des corps, si
précieuse en apparence, ne remplisse pas
toujours le but qu'on se propose ; enfin la
nosographie a beau peindre dans un bel
ordre bien suivi les symptômes des maladies ; rien souvent n'est plus incohérent et
plus variable que le caractère des maladies :

mille circonstances peuvent en déranger le cours ; les anomalies suivent les impressions du sujet et les variations des saisons ; cette vérité est surtout remarquable dans les épidémies ; enfin les maladies, à la ville, où l'influence des passions joue un si grand rôle, n'ont point du tout ce caractère tranchant qu'on leur assigne avec tant de bonheur dans un cadre nosologique, auquel on rapporte arbitrairement toutes les classes des affections morbides. La nature ne reconnaît qu'une fièvre, qui varie et se complique suivant les tempéramens, les âges et les saisons. Pourquoi, par exemple, la fièvre quarte, qui survient avant l'âge de sept ans, délivre-t-elle pour toujours des fièvres intermittentes ? Si la clinique ne peut atteindre la guérison de l'anévrysme du cœur, les obstructions des viscères, la phthisie et d'autres affections semblables, on ne peut donc éviter des erreurs qu'en se laissant guider par l'expérience.

En un mot, ce sont toutes ces difficultés et ces bizarreries qui ont forcé de tous les temps

les observateurs à revenir toujours à Hippocrate. Les Aphorismes, ainsi que je l'ai dit,
sont le plus bel ornement d'une école de
médecine. C'est un code qui doit être sans
cesse sous les yeux des élèves. Voilà le seul
moyen d'empêcher de bonne heure des
fautes graves dans la pratique. La première
et la seconde section des aphorismes con-
tiennent toutes les règles qu'il faut prescrire
aux malades pendant leur convalescence,
notamment les précautions qui doivent être
observées sur la manière de les nourrir et la
coutume de leur ordonner certains médicamens purgatifs. La troisième section roule
entièrement sur la connoissance des effets de
l'air, de l'âge, des sexes, et des saisons,
pour la production des maladies qui y sont
annexées. La quatrième section et la sixième, sont exclusivement consacrées à
l'observation des signes sur l'emploi des médicamens, et sur les précautions à observer
pour qu'ils ne deviennent pas nuisibles. La
cinquième section a trait particulièrement
aux plaies et aux blessures; enfin la septième

est une récapitulation générale des objets déjà
traités en partie dans la cinquième. Toutes
ces sentences sont d'une haute importance
dans la pratique médicale, quelle que soit la
théorie que l'on veuille adopter ; c'est à ce
caractère inamovible qu'on reconnoît ici
l'expérience confirmée par l'autorité des
siècles. D'après les motifs que je viens d'exposer, on peut facilement juger la question
de savoir s'il est utile ou non de fonder une
chaire d'Hippocrate : à mon avis, le seul
moyen d'opérer la restauration complète
de l'édifice de la science, ce seroit de réunir
la médecine ancienne aux découvertes modernes.

FIN.

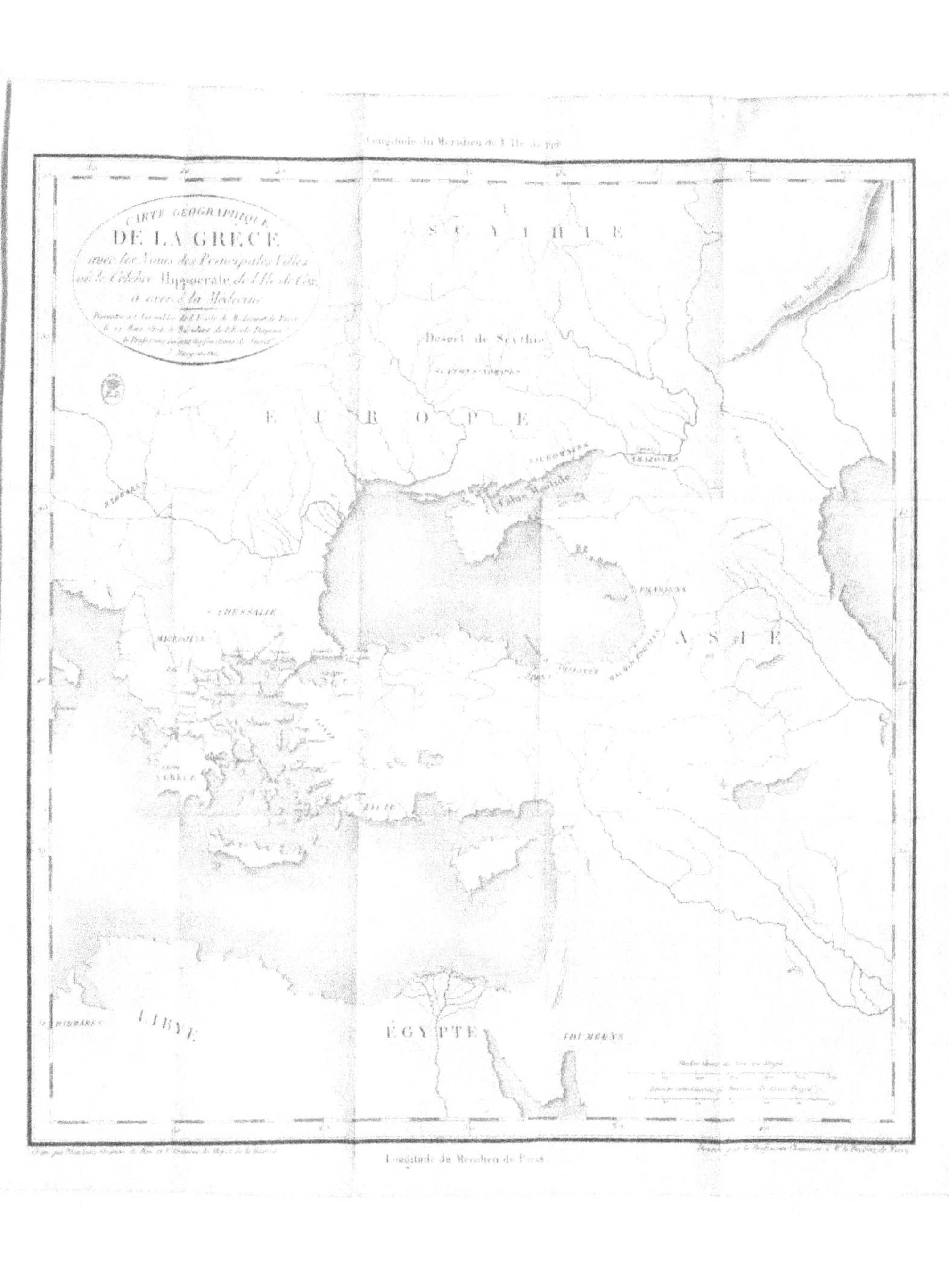

Longitude du Méridien de l'Ile de Cos
CARTE GÉOGRAPHIQUE
DE LA GRÈCE
avec les Noms des Principales Villes
où le Célèbre Hippocrate de l'Ile de Cos
a exercé la Médecine
SCYTHIE
Désert de Scythie
EUROPE
ASIE
THESSALIE
MACÉDOINE
Palus Méotide
AMAZONES
GRÈCE
LIBYE
ÉGYPTE
Longitude du Méridien de Paris

9 782329 240268